救急集中治療領域と外科領域における

実例に学ぶ 重症感染症治療

［監修］

橋本　悟・藤田直久

［編著］

小林敦子

克誠堂出版

執筆者一覧

― 監　修 ―

橋本　悟　　京都府立医科大学集中治療部
藤田直久　　京都府立医科大学臨床検査学

― 編　集 ―

小林敦子　　大阪府済生会吹田病院集中治療部

― 執筆者（執筆順）―

志馬伸朗　　京都府立医科大学集中治療部・感染対策部
佐田　誠　　国立循環器病センター心臓血管内科・呼吸器内科
小谷　透　　東京女子医科大学麻酔科学教室・集中治療室
清水恒広　　京都市立病院感染症内科
宮良高維　　近畿大学医学部附属病院安全管理部感染対策室
大曲貴夫　　静岡県立静岡がんセンター感染症科
具　芳明　　静岡県立静岡がんセンター感染症科
岸田直樹　　静岡県立静岡がんセンター感染症科
冲中敬二　　静岡県立静岡がんセンター感染症科
藤田崇宏　　静岡県立静岡がんセンター感染症科
池田宇次　　静岡県立静岡がんセンター血液幹細胞移植科
髙倉俊二　　京都大学医学部附属病院感染制御部
賀川義規　　市立豊中病院外科
清水潤三　　市立豊中病院外科
小林敦子　　大阪府済生会吹田病院集中治療部
黒川正夫　　大阪府済生会吹田病院整形外科
小阪直史　　京都府立医科大学附属病院薬剤部

監修のことば

感染症はすべての診療科において遭遇する疾患であるにもかかわらず、これまで医学教育において、重要視されずに看過されてきた経緯がある。その結果医学生は、感染症の診断と治療を系統的に教育されずに卒業する。さらに、研修医は、感染症専門の医師のいる一部の研修病院を除けば、研修期間中はただただ上級医の選択する抗菌薬の投与方法を門前の小僧として覚える。重症ならばカルバペネム、CRPが上がれば広域セフェムを使用するという、悪しき習慣を身につけてしまう。血液培養をせずに抗菌薬の投与が開始され、CRP陰性まで抗菌薬は続けるといった抗菌薬の乱用はMRSA、VRE、ESBL産生グラム陰性桿菌、MDRPなどの多剤耐性菌を作り出す原因になったのではないかと思うのは、私だけであろうか？　そして、感染部位を探すこと、起炎菌検出のために感染部位から検体を採取すること、2セットの血液培養を採取すること、グラム染色所見を大事にすること、治療は十分量行うこと、など感染症診療の基本的な部分が、今の感染症の治療において欠落している。それをなんとか補いたいというのが私の思いである。幸いにも全国的にその動きは高まり、研修医のみならず医師全体の感染症への興味は高くなっている。

本書の目的は、外科領域と集中治療部門を中心とした重症患者における感染症治療を、現場で働く医師から学び、自分たちの診療に生かせるようにしたいということで企画した。編集者である小林敦子先生は、重症集中治療の最前線で活躍され、執筆者の選択には、「現場で感染症治療を実施され、かつ指導的立場にある」医師を選ばせて頂いた。そのおかげで、予想よりもボリュームが多くなってしまった。しかしながら、その中身は執筆者のこれまでの診療のエッセンスが詰め込まれており、どの章も学ぶことの多い症例ばかりである。治療方法を学ぶことも大事であるが、患者の状態を十分に把握し、その診断から治療までのプロセスを是非本書で学んで欲しい。

最後に、多忙のなか、本書の執筆に心血を注いで頂いた先生方に厚く御礼申し上げるとともに、本書が多くの感染症に苦しむ人々を救うための一助となり、笑顔で退院される方が増えることを心から祈念する。

2009年4月

京都府立医科大学感染制御・検査医学　藤田直久

編集のことば

近代医療は臓器移植、再生医療など目覚ましい進歩を遂げ、現場では質の高い医療サービスを求められています。日本の平均寿命は増加の一途をたどり、患者の高齢化はとどまるところを知りません。

一方、国家の懐具合は年々悪化しており、現行の保険制度の継続が危ぶまれるようになっています。この数年、厚生労働省からは医療に対するコストを削減する法案が次々に打ち出されています。DPC包括評価制度が導入され、実質的に高額医療には一定の制限が設けられるようになりました。

このような厳しい状況を生き残る唯一の術は院内感染対策を含む業務の効率化でしょう。院内感染は医療コストを引き上げ、患者の満足度を低下させるのみならず、医療スタッフの負担を強いる深刻な社会問題です。「感染をいかに制御するか」がすべての病院にとって全力を挙げて取り組むべき課題であることは疑うべくもありません。

このような世相を反映して、感染症の予防と治療は近年大きな注目を浴びています。国内外でさまざまな感染症に関するガイドラインが発表され、感染症に関する著書も爆発的に増えています。ところが、臨床で経験する実例を呈示したものはあまり多くありません。教科書やガイドラインでは一般論や総論を語れても各論に踏み込むのは難しいと思います。もちろん、教科書やガイドラインなどで基本的な知識を得ることは非常に大切です。しかしながら、若い先生方はガイドラインや教科書だけでは飽き足らず、感染症の専門家や経験を積んだ先輩が、実際にどのような抗菌薬を選択し、何を指標に治療したかを詳しく学びたい、もう一歩踏み込んで実践的な知識を得たいと思われているのではないでしょうか？

そこで本書は、各施設で感染症治療に日々従事し、活躍されている先生方に症例を呈示し、分かりやすく解説していただくことにしました。また、巻末には米国サンフォードガイドラインの抗菌薬投与量と日本における保険適応投与量の比較表を掲載しました。

本書が若い先生方の日々の感染症治療にお役に立てればと心から願っています。

2009年4月

大阪府済生会吹田病院ICU科長兼ICD　小林敦子

目 次

I ICUの実例に学ぶ

I

ICUの実例に学ぶ

I ICUの実例に学ぶ

① 心臓血管外科領域の感染症 —手術部位感染症を中心に—

▶ケースシナリオ

【症例】

65歳、男性。身長165cm、体重80kg。

【主訴】

悪寒、意識障害。

【既往歴】

糖尿病に対して経口血糖降下剤による治療を受けていたが服薬コンプライアンスに乏しく、Hb_{A1C} 7%、空腹時血糖 200mg/dLとコントロール不良であった。

【現病歴】

狭心発作を生じ、主冠動脈を含む3枝の冠動脈狭窄に対して、体外循環下に準緊急的に冠動脈バイパス手術が施行された。手術中、止血に難渋し出血量が多く、赤血球輸血を20単位行った。

手術後集中治療室に入室したが、血糖値のコントロールに難渋(血糖値250〜300mg/dLで経過)した以外には術後経過は良好で術翌日には集中治療室から退室、術後2週間で退院した。周術期の予防的抗菌薬はセフメタゾールが術当日より5日間投与されていた。緊急手術のため、術前鼻腔前庭の細菌培養検査は行われていなかった。

退院翌日、胸部正中創の発赤疼痛があり膿排出を認めたので、近医を受診し、創部消毒とガーゼ貼用、セフカペンピボキシルの内服処方を受けた。

翌日、強い悪寒を訴え、意識状態が朦朧としているのを家人が発見、救急車で救急外来を受診した。

【来院時所見】

呼吸困難感、全身の皮膚色不良、悪感戦慄があり、意識状態は$E_3V_3M_5$。動脈血圧80/50mmHg、心拍数130bpm、呼吸数30rpm、Sp_{O_2}は測定不能、体温39.5℃。

胸部正中創は一部が哆開しており、創周囲の腫脹/発赤と黄色の膿排出を認めた。

ただちに集中治療室へ入室となった。

【入院後経過】

創部より膿性分泌物を採取、グラム染色を行ったところ、多数の白血球の存在とこれに貪食されたグラム陽性球菌を認めた。同時に末梢静脈路を確保した。胸部造影CT検査を施行したところ、皮下から胸骨下面に及ぶ液体貯留所見を認め、胸骨は一部離開していた。集中治療室入室後、ただちに酸素投与を開始、動脈ライン、中心静脈ラインを確保し、動脈血ガス分析でpH 7.28, Pa_{CO_2} 29 mmHg, Pa_{O_2} 70 mmHg、乳酸値4.7 mmol/L、血糖値340 mg/dLであった。尿道バルーンカテーテル挿入で濃縮尿が30 mLのみ排出された。Severe sepsisと判断し、生理食塩水の急速投与(1,000 mL/時)を開始した。血液培養を2セット提出し、ただちにテイコプラニン400 mgおよびセファゾリン1 gによる経験的抗菌療法を開始した。

輸液療法により末梢循環はやや改善したが、動脈圧は90/50 mmHgと低く、上大静脈酸素飽和度は65%であったため、ノルエピネフリン0.1 μg/kg/分を追加投与するとともに輸液負荷を継続した。以後、動脈圧の上昇と尿排出の増加、意識状態の改善、乳酸値の低下を認めた。血糖値は150〜200 mg/dLを目標に持続インスリン療法を行った。

2日目：手術室で胸骨正中創部の開放、洗浄、デブリドメントを行った。

3日目：創部膿培養、血液培養2セットより、いずれもメチシリン耐性黄色ブドウ球菌が分離同定されたので、抗菌薬をテイコプラニン400 mg/日のみに狭域化し、テイコプラニンのトラフ値を20 μg/mL前後に維持した。

その後の経過：創部は持続開放洗浄を継続し、急性炎症所見は消退したものの、膿性分泌物は持続して排出され、白血球とグラム陽性球菌を認めた。また37℃後半〜38℃程度の微熱が持続し、入室1週間後のフォローアップ血液培養でメチシリン耐性黄色ブドウ球菌が依然検出されたため、抗菌薬をリネゾリド600 mg × 2/日に変更し、以後血液培養は陰転化した。

3週間後、創部の閉鎖が遅延していたためvacuum-assisted closure (VAC) 療法を開始、以後創部の良好な肉芽の発育と閉鎖が得られた。リネゾリド開始2週間後には血小板値が30,000個/mm^3まで低下したため、リネゾリドを中止とし、テイコプラニンとスルファメトキサゾール・トリメトプリム合剤の併用療法へと変更、合計で6週間治療した。

▶背　景

近年の心臓血管外科手技の進歩により、成人領域ではより高齢、より多くの慢性基礎疾患を有する患者群に対して、小児領域ではより低年齢、未熟、複雑な解剖学的奇形を有する患者群に対して、手術適応が広がっている。

手術前の患者重症度・複雑度が高いことは手術そのものの難易度を高くし、手術時間の延長や術後の心機能低下をもたらすとともに、術後感染性合併症の発生率を高めることにより患者予後を悪化させる危険性を有している。成人領域では集中治療患者の予後予測指標であるAPACHE IIスコアと術後感染リスクとの関係が知られており、スコアが20点を超えるような重症例での感染性合併率は有意に高くなる。一方小児領域でも、心臓手術の複雑性を示す手術複雑度カテゴリーが術後感染性合併症発生率と有意に相関するとの報告がある[1]。

このように近代心臓手術はその発展の対価として感染性合併症を必然的に背負っているといっても過言ではない。1997年米国のKollefらは心臓手術後患者の20%に術後院内感染症が発生すると報告した[2]（表1）。その多くは抗菌薬耐性菌により引き起こされ、感染合併患者の術後死亡率は非合併患者の4倍に有意に増加する。近年の欧州での大規模多施設共同研究によれば心臓手術後感染症の発生率は10%であり、寄与死亡率は22%となっている[3]（表1）。心臓手術患者は多くの集中治療室、特に外科系集中治療室や心臓系集中治療室における大きな管理対象患者群である。つまり心臓手術患者の感染性合併症をいかに制御するかが、集中治療全体における極めて重要な問題である。

しかしながら、心臓手術後感染症に特化して詳細に記述された日本語の成書や文献は過去にあまり多くない。本項では、心臓手術患者における感染症に関して、手術前から術中、さらには手術後までを俯瞰した周術期における感染症の発生予防策と治療介入を中心に考察する。なお、小児心臓手術の術後感染症に関しては、成人にも増して知見の乏しい領域である。ここでは小児独自の思考判断や介入形式を必要とするものに関しても追加記述を加えた。

表1　心臓手術後の感染症発生率

著者	Bouza (ESGNI 007)	Kollef	Rebollo	Michalopoulos	Levy
発表年度	2007	1997	1996	2006	2003
施設	多施設	単施設	単施設	単施設	単施設・小児
n	11,915	605	970	2,122	335
すべての感染症（%）	9.9	21.7	12.4	5	21
人工呼吸器関連肺炎（%）	3.8	5.5	3.2	2.3	1
浅部創感染症（%）	1.8	4.1	5.6	0.9	10
深部創感染症（%）	1.1		0.9		
心内膜炎	0.2	N/A	N/A	0.4	N/A
尿路感染症（%）	0.6	4.9	1.8	0.4	0.3
菌血症（%）	1.3	2	0.7	1.3	10

N/A：該当なし

▶心臓手術後の感染症

1. 分類

心臓手術後に発生する感染性合併症には**表1**に挙げたものがある。最も発生率が高く、死亡率も高い合併症は人工呼吸器関連肺炎（ventilator-associated pneumonia：VAP）である。VAPに関しては、他に詳細な記述があると思われるので該当項を参照されたい。心臓手術の特性を考慮した場合、ひとたび発生すれば極めて重篤で生命予後を脅かす感染症は、深部創感染症としての縦隔洞炎と、臓器/体腔合併症としての人工弁置換後の心内膜炎である。この2つの感染性合併症については以下に別に項をもうけて考察する。

2. 危険因子と予防

Kollefらが報告した心臓手術後感染症の独立危険因子を**表2**に示す[2)]。これは心臓手術後感染症に限った話ではないが、集中治療室における感染症の多くは体内に挿入されたデバイスに関連した感染症である。心臓手術後患者は、特に多くのデバイスが挿入されるため、そのことが感染症発生の危険性を高めていることを認識する必要がある。デバイスの存在意義を日々監視、評価し、不必要と思われるデバイスは可及的早期に抜去する姿勢が極めて重要である。近年普及してきた早期抜管を中心としたfast-track管理は、感染症発生予防の面からも意義のあるものと考える。2007年の欧州多施設研究での肺炎発生率の低さには人工呼吸期間の短さ（93.3%が術後24時間以内に人工呼吸器から離脱）が寄与している可能性も示唆されている[3)]。また、集中治療室では抗菌薬の投与を余儀なくされる場合が多いが、抗菌薬投与は耐性菌選択という負の側面をもち、これが間接的にVAPをはじめとする耐性菌による感染症発生リスクを高めている。感染症専門医

表2　心臓手術後感染症の独立危険因子

菌血症	• CVC挿入期間 • PAC挿入期間 • 手術時間
人工呼吸器関連肺炎	• 人工呼吸期間 • 経験的抗菌薬の投与 • 多臓器不全症
尿路感染症	• 尿道カテーテル挿入期間 • 女性
創感染症	• 予防的抗菌薬の非使用 • うっ血性心不全 • 女性 • 手術時間

CVC：中心静脈カテーテル、PAC：肺動脈カテーテル。
〔文献2）を参考に日本語訳し、一部改変〕

によるベッドサイドコンサルテーションや、抗菌治療のプロトコル化などを通じた抗菌薬の適正使用推進が重要である。最後に、欧州の多施設検討ではICU1ベッドあたりの専従医師数の多さ(のみ)が術後感染症減少に関連する独立因子であった。医療スタッフを充実させることの重要性が示唆される[3)]。

3. 診断・治療

❶術後感染症全体に対する診断治療アプローチとして重要なのは、患者重症度と、感染巣、起炎菌を適切に評価することである。患者重症度が高ければ高いほど、初期の迅速かつ適切な治療介入の重要性が増す。特にsevere sepsis/septic shockを早期に診断することは重要で、その場合はseptic shockの治療アルゴリズムに則った迅速な治療介入が要求される(これに関しては該当章を参照されたい)。Severe sepsisの評価には意識状態、尿量、末梢循環、血清乳酸値を迅速に把握する。心臓術後患者では心機能が低下している場合もまれではなく、ショックの評価、あるいは治療介入において特別な配慮が要求される。Septic shockの初期治療としての大量輸液負荷の重要性は心臓手術後患者においても変わることはないが、負荷速度に関しては各種血行動態指標や超音波検査などを参考に調節する必要がある。

❷一方、感染起炎臓器を同定する試みは極めて重要である。感染起炎臓器が正確に類推できればグラム陰性菌、陽性菌のいずれを、あるいは、どの菌を主要な治療標的にするのかを絞り込むことが可能になる(図1)[4)]。図1に示したのは米国NNISによる内科系・外科系を含む集中治療室の疫学データであるが、感染巣により治療標的起炎菌が異なることを知っておく。なお、小児集中治療室の疫学データでは、成人に比べ尿路感染症の発生率が低く、逆に血流感染症の発生率が高いことが指摘されている。すべてのデバイスの挿入部位、排液の性状や所見を肉眼的あるいは細菌学的に評価する。また、感染起炎臓器から膿性検体を適切な手技で採取し、グラム染色を行うことは、起炎菌診断に極めて重要な意味をもつ。後述するが心臓手術後患者において特に重要視すべき合併症は深部創、あるいは臓器/体腔創感染症であり、主要な起炎菌と

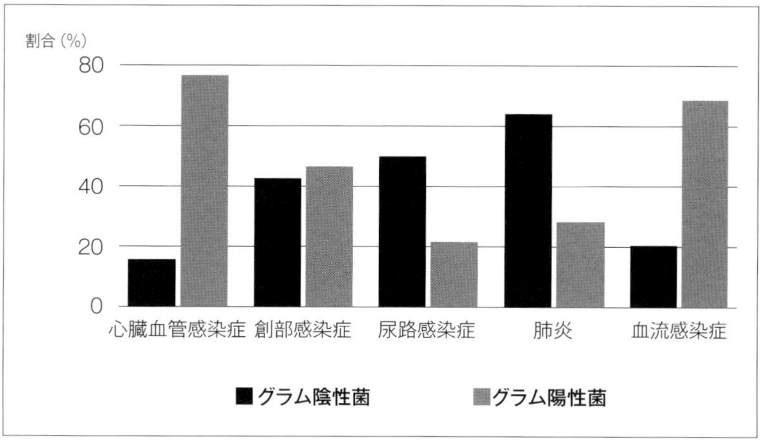

図1　感染起炎臓器別の起炎菌

しては黄色ブドウ球菌に注目すべきであり、血液培養を2セットあるいは3セット以上採取することはとりわけ重要である。

❸感染症治療の基本は、感染巣のドレナージ、デブリドマンと適切な経験的抗菌薬の迅速な投与である。局所感染あるいは菌血症の疑いのある時は血管内デバイスは可及的早期に抜去する。経験的抗菌薬の選択に際しては、前述の感染起炎臓器検体からの膿性検体のグラム染色所見とともに、患者の抗菌薬使用歴、保菌状況、免疫抑制状況、施設内のアンチバイオグラムが重要な情報になる。具体的には、グラム陰性桿菌、陽性球菌のいずれをあるいは双方をカバーすべきか、メチシリン耐性のブドウ球菌群をカバーすべきか、緑膿菌をカバーすべきか、嫌気性菌をカバーすべきか、真菌をカバーすべきかなどを迅速に熟考する。なお、この思考アルゴリズムにおいて、わが国の臨床医が好んで使用するCRPの存在意義は高くない。

▶手術部位感染症：縦隔洞炎

1. 分類

心臓手術後の創感染症は、浅部(皮膚、皮下組織)、深部(胸骨、縦隔洞)、臓器 / 体腔(心内膜炎、人工血管感染)に分類する。浅部創感染症の発生率は2～6%、深部創感染症(縦隔洞炎)の発生率は成人で0.25～4%(約1%)[5) 6)]、小児では0.04～3.9%とされている[7)]。特に縦隔洞炎は極めて重篤な合併症であり、その関連死亡率は7～20%に及ぶ。

2. 起炎菌

創感染症の起炎菌に関しては手術内容に加え、地理的条件や時代の変化による影響を受けると考えられるが、最も重要な起炎菌はブドウ球菌、特に黄色ブドウ球菌である。各種報告をまとめると黄色ブドウ球菌は起炎菌の34～54%を、表皮ブドウ球菌は12～44%を占めている[8)]。ブドウ球菌のメチシリン耐性に関しての考慮が必要であり、米国NNISサーベイランスデータでは集中治療室での院内感染を引き起こす黄色ブドウ球菌の約40%、表皮ブドウ球菌の約65%がメチシリン耐性であるとされる。わが国の臨床現場では分離された黄色ブドウ球菌の60%以上が、表皮ブドウ球菌の80%以上がメチシリン耐性と考えられる。しかもメチシリン耐性菌による感染症は不良予後と強く関連していることが問題となる。

3. 危険因子

各種の報告より得られた創感染症の危険因子を**表3**に示す[8)]。報告により多様な危険因子が抽出されているものの、問題は現代の心臓手術患者はかなり高率に複数の危険因子を有していること、また介入可能な危険因子には限りがあるということである。高齢、肥満、糖尿病、心不全の患者割合は着実に増加しており、近年では慢性透析患者や免疫抑制治療を受ける患者群に対する手術介入の割合も多くなっていることが問題である。

表３　術後縦隔洞炎の危険因子

• 男性	• 冠動脈病変・冠動脈手術
• 肥満・重症肥満	• 両側内胸動脈の使用
• 糖尿病	• 長時間手術
• 喫煙	• 再手術
• 慢性閉塞性肺疾患	• 再開胸
• NYHA クラス３～４の心不全	• 輸血
• 左室駆出率の低下	• 人工呼吸期間の延長
• 腎不全	• 強心薬投与期間の延長
• 末梢血管病変	• ICU滞在＞2日間

〔文献８）を参考に日本語訳し、一部改変〕

一方、小児においては、成人でみられるような慢性併存病態の関与が少ない代わりに、特有の危険因子が存在する。残念ながら対象症例数の少なさなどにより解析が十分でない報告が多いが、年齢因子ことに新生児、染色体異常、あるいは手術の複雑性などが危険因子となる(表1)。Levyらの分類で手術複雑度カテゴリーが3以上では、それ以下の場合に比べ感染症発生率は3倍以上になる[1)]。一期的胸骨閉鎖が不可能な場合、術後胸骨開放による感染危険性が危惧されるが、これが明らかな危険因子であるか否かについては結論が出ていない。また、小児特有の併存病変に無脾症の存在がある。無脾症では細菌夾膜多糖体に対する抗体産生能が低下しており、肺炎球菌に代表される夾膜を有する病原体に対する抵抗力が低下しているとされる。しかし、これまで無脾症が術後感染症の明らかな独立危険因子であるとの報告は見あたらない。

4. 予防

1）術後創感染症の予防

術後創感染症を減少させるためにとるべき予防策として重要なものを表4に挙げた[9)]。いずれもすべての外科手術後創感染症を減少させるための共通的な介入方法である。可及的に介入可能な因子として、術前の糖尿病に対する内科的コントロール、周術期の厳密な血糖コントロールがある。手術手技としては、可及的に両側内胸動脈グラフトを回避すること、丁寧な止血手技により再開胸リスクを下げること、胸骨への電気メスによる過剰な止血手技やボーンワックスの多用を避けることなどが重要である。病原菌伝播を適切に制御することは極めて重要であり、基本的な標準予防策を中心とした感染制御プログラムの導入が心臓手術後創感染症の発生率を減少させうる。また、手術前より術翌日まで0.12%クロルヘキシジンによる口腔衛生を行ったところ、創感染症の発生率が低下したとする報告がある。製剤の適用上日本では同一のプラクティスは適用できないが、心臓手術周術期のオーラルマネジメントの重要性を示唆するものと考えられる。

2）予防的抗菌薬

心臓手術時の予防的抗菌薬に関しては、米国胸部外科学会によるガイドラインが参考になる[5) 10)]。

表4　創感染症の予防策

創部の汚染を防ぐ	• 黄色ブドウ球菌の保菌状態をチェック • 皮膚の他部位に感染症があれば手術延期を考慮 • 術前抗菌薬の使用を避ける • 術前入院期間を短く • 術前のクロルヘキシジンシャワー※ • 剃毛をしない • 適切な手指消毒(手術時手洗い、衛生的手洗い) • ２重手袋 • 手術室の適切な換気、人の出入りや動きの制限 • 創は術後24時間は閉鎖	
適切な予防的抗菌薬の使用		
局所感染防御能の維持	• 丁寧な手術 • 電気メスの過剰使用を避ける • 正確な止血	• 死腔や血腫を作らない • 異物をできるだけ残さない
全身感染防御能の維持	• 栄養状態を良好に保つ • 減量	• 禁煙 • 周術期低体温、低酸素を避ける

※わが国では一般的でない。
〔文献９)を参考に日本語訳し、一部改変〕

本ガイドラインは、主に成人の心臓手術患者を対象としたエビデンスに基づいた予防的抗菌薬投与ガイドラインである。以下、このガイドラインの記述を中心にまとめた。

予防的抗菌薬の選択：

●黄色ブドウ球菌を標的とする

●第一世代セフェム薬であるセファゾリンを使用する

・執刀開始前60分以内に1g(体重＞60kgでは2g)を投与

・術中3〜4時間ごとに1gを追加投与

・術後48時間あるいは24時間あるいは術当日のみ投与継続する

●メチシリン耐性黄色ブドウ球菌の危険性が高ければセファゾリンに加えてグリコペプチドを追加使用する

・執刀開始前60〜120分以内にバンコマイシンは1g(あるいは15mg/kg)、テイコプラニンは400mg(あるいは10mg/kg)を1時間以上かけて投与

・体外循環中に追加投与(初期量の半量)を考慮してもよい

●β-ラクタム系薬剤へのアレルギーのある患者ではグリコペプチドとアミノグリコシドの併用を考慮する

・グリコペプチドに加え、ゲンタマイシン4mg/kgを執刀60分前以内に投与

●ムピロシンによる鼻腔内除菌を考慮する

・手術前後合計5日間を目安とする

術後創感染症の起炎菌の大多数を、ブドウ球菌が占める。なかでも黄色ブドウ球菌は病原性が強く、これによる感染症は重篤であり予後も悪い。したがって、予防的抗菌薬は黄色ブドウ球菌に対する感受性を有するものを選択する。Bolonらによる大規模なメタ解析は、心臓手術後の予防的抗菌薬としてβ-ラクタム薬を推奨しており[8)]、なかでも最も狭域の第一世代セファロスポリンであるセファゾリンを選択することが適切である。この場合、当然ながらメチシリン耐性ブドウ球菌群に対するカバーはなされていないことを考慮する必要がある。グリコペプチド系薬剤はメチシリン耐性ブドウ球菌群に対して感受性を持ち、メチシリン耐性ブドウ球菌群による創感染症の発生を有意に低下させる。しかしながら、グリコペプチド系薬剤はメチシリン感受性ブドウ球菌群に対する抗菌力が劣っており、メチシリン感受性ブドウ球菌群による創感染症の発生率が相対的に高くなるため、総合的にはβ-ラクタム系薬剤よりもその効力が劣るという結果が得られている[8)]。具体的には、メチシリン耐性ブドウ球菌群による感染症発生のリスクが非常に高いセッティングや、あるいは個人に対して選択的にグリコペプチドを使用することが妥当である。この場合、どの程度であればリスクが高いといえるのかに関しては議論が残る。ある報告では100新規入院中2.5人以上の感染症あるいは保菌患者のいる状況というのがリスクの高いセッティングとされている。別のガイドラインでは、黄色ブドウ球菌の中でメチシリン耐性菌(MRSA)の割合が20%を超えている施設は高リスクとしている[12)]。個人レベルにおいては、過去のメチシリン耐性ブドウ球菌群による感染症の既往のほかに、保菌が重要な危険因子となる(**表5**)[12)]。特に鼻腔前庭への黄色ブドウ球菌の定着は全患者の2割程度に

表5　メチシリン耐性黄色ブドウ球菌感染症の危険因子

患者関連	• 鼻腔を含む保菌 • 肥満 • 末期の腎疾患 • 免疫抑制治療 • 糖尿病 • 脊髄疾患 • 肝疾患 • Anergy(免疫反応不顕性) • 慢性の開放創 • 多臓器不全
治療関連	• 過去の抗菌薬使用 • 在院日数＞2日 • 侵襲的処置 • 中心静脈カテーテルなど血管内デバイス • 長期療養施設入室 • 長期人工呼吸 • ハイリスクエリアへの長期入院

〔文献12)を参考に日本語訳し、一部改変〕

みられるとされ(当施設でもほぼ同様の値である)、手術前の鼻腔前庭への黄色ブドウ球菌の保菌は術後創感染症の発生リスクを2〜9倍高めることが分かっている[13]。よって、すべての患者に対して手術前に鼻腔前庭における保菌状況をチェックする必要がある。保菌患者に対してはムピロシンによる除菌が創感染症の予防に寄与するという報告がある[13]。耐性菌への懸念や、近年のRCTでは否定的な報告もあるが、少なくとも現在のところは心臓手術患者の周術期の短期間に限定した使用は支持されると思われる。以上の状況を総合的に判断し、リスクと判断した患者群に対してはβ-ラクタム系薬剤に加えてグリコペプチドを併用投与することになる。

外科手術時の予防的抗菌薬の投与に関しては、執刀前60分以内の投与が何よりも増して重要である(グリコペプチドの場合は、1時間以上かけて投与する必要があり、60〜120分前に投与開始する)。

投与期間に関しては、手術前の単回投与の有用性も報告されているが、心臓手術でのエビデンスは強固なものではない。施設により単回投与、手術中のみの投与、24時間以内の投与などの選択肢を考慮することも可能と考える。48時間を超えての長期投与は、48時間以内の投与に比べて創感染症発生予防の有効性を高めるとはいえず、耐性菌選択・感染症発生の危険性を高める可能性もあるため、推奨されない。また、ドレーンあるいは中心静脈カテーテルを抜去するまで抗菌薬を継続するというプラクティスは根拠がなく、抗菌薬投与期間を延長させる危険性があるため、推奨されない。

5. 診断

創感染症の発生時期はおおむね手術後9〜11日目であるといわれている。この時期に発熱を含む全身性炎症反応があり、創部の発赤、疼痛、腫脹、排膿、胸骨の動揺が存在すれば創感染症を疑うことができる。鎮静・人工呼吸下におかれた患者群では、主観的症状がマスクされやすいので注意が必要である。また、小児特に新生児・乳児では、自他覚症状が成人に比べて乏しい場合があり、不機嫌、哺乳不良や嘔吐、末梢循環不全などの所見に注意する。創部からの膿の排泄

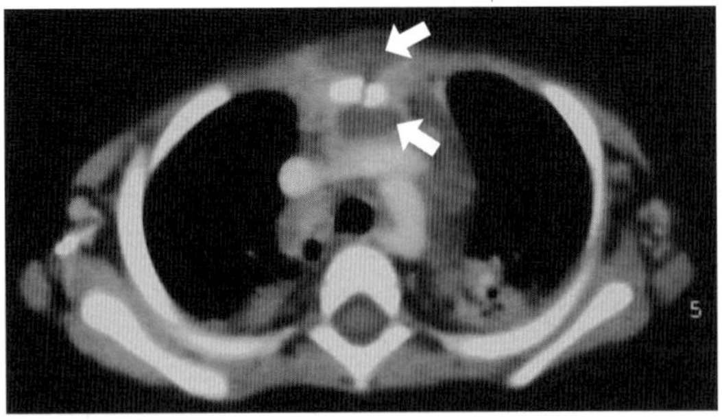

図2　縦隔洞炎のCT所見

生後10カ月の女児。心室中隔症閉鎖術後9日目に、39℃台の発熱と胸部正中創の発赤、腫脹を認めた。切開したところ膿汁排液が認められ、グラム染色ではグラム陽性球菌の貪色像を認めた。CT検査にて皮下および胸骨下に液体(膿)貯留と、胸骨の離開を認める。

は全体の70～90%で生じるとされるので、創部の日々の評価が重要である。創部が観察しやすい透明フィルムで創部をドレッシングし、日々観察する。画像診断としては胸部単純X線所見の診断価値はあまり高くなく、胸部CT撮影がより有益である（図2）。胸骨下の膿貯留を認めた場合、縦隔洞炎の存在を疑うことができる。創部の開放・ドレナージ処置により得られた膿性排液は、ただちにグラム染色を行うことで、起炎菌の推定を可能にし、経験的治療開始の指標になる。同時に、血液培養を最低2セット以上提出する（小児に対しても複数セット採取が必要）。縦隔洞炎ことに黄色ブドウ球菌による縦隔洞炎は菌血症を伴いやすく、血液培養は重要な起炎菌および重症度診断の指標になる。逆に原因不明の黄色ブドウ球菌菌血症が生じた場合、縦隔洞炎の存在を強く疑うことができる（もちろん心内膜炎の可能性も忘れてはならない）。なお、採血量は成人では1セットあたり20mL、小児では1mL/kgが推奨される。

6. 治療

治療は抗菌療法とドレナージ、デブリドメントによる局所療法の組み合わせが必要となる。抗菌療法あるいは局所療法単独での治癒率は高くない。創部を解放し、膿をドレナージすることは早期の起炎菌診断にも寄与する。

1）局所療法

図3に示すような介入方法がありうる[6)9)]。いずれの方法をとるべきかについてのコンセンサスは得られていない。創部を開放する場合、可能であればワイアや縫合糸を可及的に除去し、壊死組織を十分にデブリドメントする。局所洗浄に用いられる洗浄液としては、生理食塩水が好ましい。ポビドンヨードや、過酸化水素水などの消毒薬は組織障害性の危険性があり創傷治癒を遅延させる危険性もある。その他のさまざまな“魔法の水”に関しての使用根拠は見あたらない。

近年注目を集めている治療法にvacuum-assisted closure（VAC）療法がある[9)]。VAC療法は1995年頃より臨床使用されてきた開放創ケアである。創部に吸引チューブを留置し、密着性

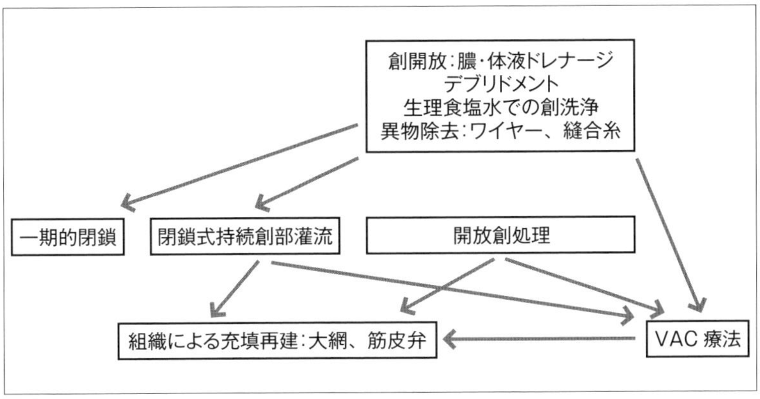

図3　縦隔洞炎の局所治療

〔文献6）9）を参考に日本語訳し、一部改変〕

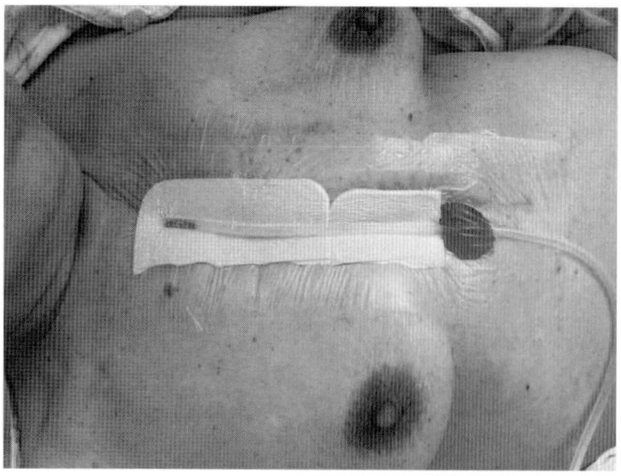

図4　VAC療法

〔京都府立医科大学形成外科・沼尻敏明講師より提供〕

のドレーピングをした後に－125 cmH_2Oの陰圧で持続吸引する。創部からの浸出液の持続ドレナージ効果、創部の湿潤環境維持と血流増加による創傷治癒促進効果、胸骨の安定性強化効果、浮腫軽減効果などがある。これまでの多くの後方視的報告から、本方法により創部処置頻度が減じ、再手術が回避でき、創部治癒率が高まるなどの有効性が示唆されるものの、本療法とその他の伝統的な治療法（局所灌流、皮弁再建など）とを直接的に比較したRCTは存在していないことに注意する。図4にVAC療法の自験例を示す。

2）抗菌療法

グラム染色所見、予防的抗菌薬を含む先行抗菌薬投与状況、患者の保菌状況などを総合的に勘案し経験的治療薬を投与する。患者がショックあるいは臓器不全に陥っている場合、経験的治療の妥当性は患者予後に直結する因子である。なお、ショックに陥っている場合にはセプシス救命ガイドラインに准じて治療することが重要であるが、これについては該当項を参照されたい。

予防的抗菌薬としてセファゾリンを適切に使用していた場合、起炎菌としてはメチシリン耐性ブドウ球菌群を考慮しなければならない。一方、グリコペプチドを使用していた場合には、メチシリン感受性ブドウ球菌群を考慮する必要がある。複数の研究がグラム陰性桿菌群の関与を指摘している。グラム陰性桿菌群、ことに緑膿菌をカバーする経験的治療を必要とするか否かは、患者の背景（免疫不全、COPDなど）や、創部のグラム染色所見、あるいはseptic shockの合併などが参考になる。経験的治療に用いるメチシリン耐性ブドウ球菌群に効力のある薬剤として、グリコペプチドが第一選択になる。

起炎菌および薬剤感受性判明後は、標的治療に移行する。標的治療としては起炎菌に感受性をもつ可及的狭域の薬剤へと変更する（狭域化：de-escalation）ことが重要である。ことに縦隔洞炎においては長期（4～6週）の治療が必要となるため、耐性化防止とコスト削減のために狭域化は重要である。

メチシリン感受性ブドウ球菌群に対する標的治療は、セファゾリンを使用する。メチシリン耐性ブドウ球菌群への治療オプションとして、グリコペプチド系薬剤の他にリネゾリド、あるいは他の抗MRSA補助薬と呼ばれる薬剤(ST合剤、リファンピシン、ミノサイクリンなど)が選択対象となる[14]。グリコペプチドの選択において、いずれの薬剤がより有効かを直接比較評価した報告はない。ただしテイコプラニンは1日1回投与での維持が可能であり、特に血管路確保に難渋する小児では使用しやすい。また、高いトラフ値での安全域が広く腎障害を来しにくいことも心臓手術後患者では有利と考えられる。リネゾリドは組織移行性に優れた薬剤で、深部組織感染症に対する有用性が示唆される。グリコペプチドでの治療にもかかわらず反応の不良な例に対してリネゾリドを使用することで良好な反応を得た例を経験している。手術創部を含む皮膚軟部組織感染症を対象とした近年のRCTでは、起炎菌がMRSAであった場合、バンコマイシンに比べリネゾリドの治癒率が高く、究極的な医療コストが低下するなどの優位性が支持されており、標的治療として良い選択になる[15]。ただし、リネゾリドには骨髄抑制特に血小板減少や下痢などの消化器症状という副作用があり、14日間を超える長期投与でその危険性が高くなるとされている[14]。このような場合、リネゾリドとグリコペプチド＋他の補助薬の組み合わせを適宜ローテーションしながら治療を継続することも考慮する。**表6**にメチシリ

表6　心臓手術周術期使用するメチシリン耐性ブドウ球菌群に有効な薬剤

薬剤名		バンコマイシン	テイコプラニン	リネゾリド
投与量	周術期予防	手術開始前に1回投与 成人：1g(15mg/kg) 小児：15～20mg/kg 1/2量(小児では同量)を体外循環中に追加投与してもよい	手術開始前に1回投与 成人：400mg(10mg/kg) 小児：10mg/kg 1/2量(小児では同量)を体外循環中に追加投与してもよい	—
	治療的投与	成人：1g×2/日 小児：15mg/kg×3/日	成人　初日：0.4g×2/日、 以後：0.4g×1/日 小児　初日：10mg/kg×2/日、 以後：10mg/kg×1/日	成人：0.6g×2/日 小児※：10mg/kg×3/日
	目標値トラフ	10～20μg/mL†	15～25μg/mL†	—
特徴		トラフ値により投与量調節 Red man's 症候群、腎障害	トラフ値により投与量調節	経口投与で同様の効果 血小板減少、下痢：14日以上で生じやすい 静注製剤：容量負荷

薬剤名		アルベカシン	スリファメトキサゾール・トリメトプリム	リファンピシン	ミノサイクリン
投与量	周術期予防	—	—	—	—
	治療的投与	成人：200mg×1/日 小児：4~6mg/kg×1/日	成人：2T(2g)×2/日 小児※：トリメトプリム量として3~5mg/kg×2/日	成人：300mg×2~3/日 小児※：7.5mg/kg×2/日	成人：100mg×2/日 8歳以下は原則禁忌
	目標値トラフ	<2μg/mL			
	ピーク	9~20μg/mL			
特徴				耐性化しやすいので単独では用いない	

※小児投与量はわが国の薬剤添付文書では明記されていない(海外成書での投与量を示す)。
†わが国の薬剤添付文書での推奨量はこれより低い。

ン耐性ブドウ球菌群に効力のある薬剤の特徴を示した。心臓手術後患者では腎障害の併存や体外式心肺補助、血液浄化療法などの適用により血中濃度が変化するおそれがあり、薬剤血中濃度モニタリング（TDM）を行いながら厳密に投与量を調節する。小児の中で特に新生児期は腎機能が未熟であり、同様にTDMが必須である。また、わが国のグリコペプチド系薬剤の添付文書に記されている推奨血中濃度を目標にすることは、特に重症感染治療においては適切でない可能性も指摘されており、注意が必要である。

▶手術部位感染症：臓器/体腔

1. 心内膜炎

1）背景

心臓手術後の感染性心内膜炎で最も重要なのは、人工弁置換手術の術後早期に臓器/体腔感染症として発生する感染性心内膜炎である。

2）起炎菌

術後感染症としての心内膜炎の起炎菌は、手術中あるいは血管内デバイス留置に関連して生じた汚染が原因と考えられ、主要起炎菌はブドウ球菌であり、メチシリン耐性ブドウ球菌群の関与が大きい。

3）診断

基本的にはmodified Duke criteriaを用いて診断する（**表7**）[16]。手術後に生じた弁の機能不全と、心不全所見に加えて、遷延する全身性炎症反応所見がある場合、心内膜炎を疑い、血液培養を施行する。心内膜炎の最も重要な所見は血液培養の陽性所見であるので、3セット以上採取する。また、カテーテル関連血流感染症で、治療にもかかわらず持続菌血症を生じている場合、

表7　感染性心内膜炎のmodified Duke診断基準

大項目	1. 血液培養陽性 • 典型的微生物が2セット陽性 • 持続陽性 2. 心内膜病変の存在（心臓超音波検査） • 疣贅、膿瘍、人工弁動揺、新規逆流
小項目	1. 基礎疾患 2. 38℃以上の発熱 3. 血管病変 4. 免疫学的異常：糸球体腎炎、オスラー結節、ロス斑など 5. 微生物学的所見陽性：大項目に当てはまらない血液培養陽性など

心内膜炎の臨床的確定診断

大項目2つ陽性、あるいは、大項目1つ陽性＋小項目3つ陽性、あるいは小項目5つ陽性

〔文献16）を参考に日本語訳し、一部改変〕

心内膜炎の合併を疑う必要がある。黄色ブドウ球菌による菌血症の場合、心内膜炎の評価は特に重要である。血液培養陽性所見は心内膜炎の最も重要な診断根拠であり、陰性所見は重要な除外根拠である。さらに、塞栓性合併症による臓器虚血所見：脳梗塞、心筋虚血所見は、感染性心内膜炎の症状であることが多い。血液培養採取とともに、心エコー検査を行う。経胸壁エコーでの感度は高くなく、経食道エコーでの感度は100%とする報告もあり疑診例では積極的に行う。血液培養が陽性で治療を開始した後は、24～48時間毎に血液培養を再検し、陰転化を確認する。

4)治療

❶手　術：心不全症状が強い場合、早期の手術介入(再置換術)が必要とされる。抗菌療法の期間や血液培養の陰転化にかかわらず、心不全治療としての手術介入が予後規定因子となる。

表8　術後人工弁心内膜炎の起炎菌別治療

対象菌名	薬剤名	投与量(1日あたり)	投与期間(週)
メチシリン感受性ブドウ球菌(MSSA, MS-CoNS)	セファゾリン	2g×3	6
	リファンピシン	300mg×3	6
	ゲンタマイシン	1mg/kg×3	2
メチシリン耐性ブドウ球菌(MRSA, MR-CoNS)	バンコマイシン※	15mg/kg×2	6
	リファンピシン	300mg×3	6
	ゲンタマイシン	1mg/kg×3	2
腸球菌：ペニシリン感受性(*E.faecalis*など)	アンピシリン	2g×6	6
	または		
	ペニシリンG	300～500万単位×6	6
	ゲンタマイシン	1mg/kg×3	6
腸球菌：ペニシリン耐性(*E.faecium*など)	バンコマイシン※	15mg/kg×2	6
	ゲンタマイシン	1mg/kg×3	6
連鎖球菌：ペニシリン感受性(MIC≦0.12μg/mL)	ペニシリンG	400万単位×6	6
	または		6
	セフトリアキソン	2g×1	6
連鎖球菌：ペニシリン耐性(MIC>0.12μg/mL)	ペニシリンG	400万単位×6	6
	または		
	セフトリアキソン	2g×1	6
	ゲンタマイシン	1mg/kg×3	6
培養陰性	バンコマイシン※	15mg/kg×2	6
	ゲンタマイシン	1mg/kg×3	2
	リファンピシン	300mg×3	6
	セフェピム	2g×3	6

※バンコマイシンの代替として：テイコプラニン　初日10mg/kgx2、以後10mg/kgx1

〔文献16)およびサンフォード感染症治療ガイド2008を参考に日本語訳し一部改変〕

❷**抗菌薬**：経験的治療：治療開始前に血液培養が適切に採取されていることが大前提である。術後心内膜炎に対する経験的治療としては、グリコペプチドを選択すべきで、必要に応じて抗緑膿菌活性を有するβ-ラクタム剤を併用する。血液培養所見により標的治療へ移行するが、可能な限り起炎菌にのみ有効な狭域スペクトラムの薬剤にde-escalationして治療を続ける。治療の目安は、血液培養陰転化の後4週間(人工弁感染は6週間)が基本となる。**表8**に起炎菌別の標的治療の目安を示した[16)]。

2. 人工血管感染

人工血管感染の発生危険因子として、一般的な周術期危険因子に加えて、下肢のグラフトや鼠径部切開創の関与を考慮する必要がある。また、異物に親和性が高く、動脈硬化病変の血管や関連リンパ節に定着しているといわれるコアグラーゼ陰性ブドウ球菌群の存在を考慮する。治療としては手術的にグラフトを完全に除去することが理想ではあるが、解剖学的側副路のない状況では困難なことも多い。特に、偽動脈瘤がなく血流が開存している場合、手術を回避する選択もありうる。手術が選択された場合、感染グラフトと周囲の壊死組織を完全に切除し、膿性部分を細菌検査に提出する。手術介入のない場合、血液培養を2セット採取するが、感染巣部分からの直接的検体採取は極めて困難である。経験的抗菌治療としては、他の手術部位感染症と同様にグリコペプチドを含むことが推奨されるが、鼠径部切開や下肢グラフト感染の場合、消化管に存在する嫌気性菌をカバーする抗菌薬の追加投与が考慮される。

▶おわりに

心臓手術後感染症は、発生頻度は決して高くないものの、ひとたび発生すると極めて重篤である。心臓手術後患者は集中治療患者の大きな割合を占めており、これに対する適切な予防・治療介入は集中治療室全体の感染制御に重要な意味をもつ。手術前(時として入院前)より始まる周術期の多角的な介入により、その発生を防止し重篤化を防ぐことが可能と考えられる。心臓外科医を中心に、集中治療医、麻酔科医、感染症医、看護師、臨床工学技士など多職種による複数部署での適切な介入を推進していくことが重要である。各種の診療ガイドラインを参考に施設の特殊性を加味したプロトコルやマニュアルを作成するとともに、これを臨床現場で推進していく努力が重要である。術後感染症全体の発生率を10%以下に、なかでも縦隔洞炎の発生率は限りなく0%に近づける努力が求められている。

参考文献

1) Levy I, Ovadia B, Erez E, et al. Nosocomial infections after cardiac surgery in infants and children： incidence and risk factors. J Hosp Infect 2003；53：111–6.
2) Kollef MH, Sharpless L, Vlasnik J, et al. The impact of nosocomial infections on patient outcomes following cardiac surgery. Chest 1997；112：666–75.
3) Bouza E, Hortal J, Muñoz P, et al. European Study Group on Nosocomial Infections； European Workgroup of Cardiothoracic Intensivists. Postoperative infections after major heart surgery and prevention of ventilator-associated pneumonia： a one-day European prevalence study（ESGNI-008）. J Hosp Infect 2006；64：224–30.
4) Richards MJ, dwards JR, Culver DH, et al. Nosocomial infections in combined medical-surgical intensive care units in the United States. Infect Control Hosp Epidemiol 2000；21：510–5.
5) Edwards FH, Engelman RM, Houck P, et al. Society of Thoracic Surgeons. The Society of Thoracic Surgeons Practice Guideline Series： Antibiotic Prophylaxis in Cardiac Surgery, Part I： Duration. Ann Thorac Surg 2006；81：397–404.
6) El Oakley RM, Wright JE. Postoperative mediastinitis： classification and management. Ann Thorac Surg 1996；61：1030–6.
7) Long CB, Shah SS, Lautenbach E, et al. Postoperative mediastinitis in children： epidemiology, microbiology and risk factors for Gram-negative pathogens. Pediatr Infect Dis J 2005；24：315–9.
8) Bolon MK, Morlote M, Weber SG, et al. Glycopeptides are no more effective than beta-lactam agents for prevention of surgical site infection after cardiac surgery： a meta-analysis. Clin Infect Dis 2004；38：1357–63.
9) Sjögren J, Malmsjö M, Gustafsson R , et al. Poststernotomy mediastinitis： a review of conventional surgical treatments, vacuum-assisted closure therapy and presentation of the Lund University Hospital mediastinitis algorithm. Eur J Cardiothorac Surg 2006 ；30：898–905.
10) Gårdlund B. Postoperative surgical site infections in cardiac surgery：an overview of preventive measures. APMIS 2007；115：989–95.
11) Engelman R, Shahian D, Shemin R, et al. Workforce on Evidence-Based Medicine, Society of Thoracic Surgeons. The Society of Thoracic Surgeons practice guideline series： Antibiotic prophylaxis in cardiac surgery, part II： Antibiotic choice. Ann Thorac Surg 2007；83：1569–76.
12) Solomkin JS, Bjornson HS, Cainzos M, et al. A consensus statement on empiric therapy for suspected gram-positive infections in surgical patients. Am J Surg 2004；187：134–45.
13) Perl TM. Prevention of Staphylococcus aureus infections among surgical patients： beyond traditional perioperative prophylaxis. Surgery 2003；134：S10–7.
14) 橋本章司．抗MRSA薬をどう使い分けるか？EBMジャーナル 2008；9：72–7.
15) Weigelt J, Itani K, Stevens D, et al. Linezolid CSSTI Study Group. Linezolid versus vancomycin in treatment of complicated skin and soft tissue infections. Antimicrob Agents Chemother 2005；49：2260–6.
16) Baddour LM, Wilson WR, Bayer AS, et al. Committee on Rheumatic Fever, Endocarditis, and Kawasaki Disease； Council on Cardiovascular Disease in the Young； Councils on Clinical Cardiology, Stroke, and Cardiovascular Surgery and Anesthesia； American Heart Association；Infectious Diseases Society of America. Infective endocarditis： diagnosis, antimicrobial therapy, and management of complications： a statement for healthcare professionals from the Committee on Rheumatic Fever, Endocarditis, and Kawasaki Disease, Council on Cardiovascular Disease in the Young, and the Councils on Clinical Cardiology, Stroke, and Cardiovascular Surgery and Anesthesia, American Heart Association： endorsed by the Infectious Diseases Society of America. Circulation 2005；111：e394–434.

（京都府立医科大学集中治療部・感染対策部　志馬伸朗）

I ICUの実例に学ぶ

② 院内肺炎

▶総　論

はじめに

肺炎は大きく市中肺炎と院内肺炎に分けられる。市中肺炎と院内肺炎では原因菌の構成が異なるだけでなく、宿主(患者)の免疫状態も大きく異なる。救急集中治療領域や外科領域では特にその差が大きくなると考えられる。重症化しやすい院内肺炎をいかに予防するか、不幸にも発症した場合にはいかに早期に診断し的確な治療を開始するか、は極めて重要な課題である。本稿では、2008年6月に発表された日本呼吸器学会「成人院内肺炎診療ガイドライン」[1)]をふまえながら、実例とともに院内肺炎の診断と治療について概説する。

1. 院内肺炎とは

院内肺炎とは、「**入院48時間以降に新しく出現した肺炎**」と定義される。感染経路としては上気道・口腔内細菌叢の下気道へのたれ込み(誤嚥)が最も多く、気管内挿管などの行為に伴うものもある。免疫状態の指標としては、好中球数、γ-グロブリン低下、CD4低下などがあるが、これらのみでは評価できない側面がある。血液系悪性腫瘍、抗癌剤使用、脾臓摘出後、HIV感染者、ステロイドなどの免疫抑制剤使用、糖尿病、腎不全などは免疫不全状態の代表例としてよく挙げられるが、これら以外にも免疫低下を招来する病態は多数存在する。例えば、基礎疾患の増悪時や術後は免疫状態は低下すると考えられるし、輸血や高血糖自体が免疫機能を低下させる。つまり、入院患者の多くは程度の差こそあれ免疫状態が低下した状態にあると考えてよいだろう。

入院患者は何らかの基礎疾患を有しており、多くの場合全身状態は不良である。病院内は抗菌薬が多用されることにより選択圧がかかり、おのずと耐性菌が多い環境となり、患者を取り巻く環境はさらに悪化する。入退院を繰り返す患者が多いとさらに耐性菌の増加に拍車がかかる。こういった環境は不可避であり、われわれはそうした耐性菌の多い環境で患者を診ているという認識を十分にもつことが重要である。

免疫状態の低下した患者に発症した感染症は当然のことながら重症化しやすい。特に院内肺炎は頻度も高いだけでなく死亡率も高い[1) 2)]。一方、日本の院内肺炎は人工呼吸器関連肺炎（VAP）のような重症例が多い米国に比べ、軽～中等症が比較的多いと考えられている。そのため、米国のガイドラインをそのまま日本の医療現場で実行すると、広域で強力な抗菌薬の濫用になりかねないともいわれている。しかし、近年日本の医療界でも、医療訴訟においては米国並みの対策が必要になってきている現状も無視できない。さらに、患者の高齢化が進むことによって病態の多様性・複雑性も増し、数時間～数日の的確な感染症治療の遅れが命取りとなる症例も確実に増加している。院内肺炎の治療については、常に効果(救命)と耐性菌出現阻止がペアで議論されるところであるが、もちろん効果(救命)が最優先であることを忘れてはならない。

2. 院内肺炎の診断

❶**院内肺炎は、新たなに出現した胸部異常陰影に加えて、38℃以上の発熱、白血球増加あるいは低下、膿性気道分泌物のうち2項目を満たせば診断される**[2)]。ただし、免疫不全患者ではこうした炎症反応が十分でなく、肺炎であってもこれらの所見が軽微であったり、認められなかったりすることがあるので十分に注意する。また、胸部異常陰影が必須条件であるが、肺炎以外で胸部異常陰影を呈する病態が多数あるのできちんと鑑別をすることが重要である(表1)[1)]。

表1　呼吸器感染症以外で肺炎様陰影を呈する主な疾患

・薬剤性肺炎	・うっ血性心不全
・器質化肺炎	・ALI/ARDS
・好酸球性肺炎	・肺梗塞
・放射線性肺炎	・肺胞出血
・間質性肺炎	・無気肺
・悪性腫瘍	

❷**原因微生物の特定**は極めて重要である。多忙な臨床現場では、結果を重視するあまり広域の抗菌薬を投与するのみで、原因菌を特定する努力を怠りがちである。適切な検体が採取できない場合、採取しても原因菌がなかなか特定できない場合があることも事実であるが、そうした状況であっても原因菌を特定する努力を怠ってはいけない。結果良ければすべて良しという治療姿勢は厳に慎むべきである。**院内肺炎の原因微生物を特定するためには、下気道由来の検体の採取が理想的**であることはいうまでもない。しかしながら、下気道由来の検体は、**保護的標本擦過(protected specimen brush：PSB)や気管支肺胞洗浄(BAL)**といった侵襲的な検体採取方法によらないと採取できない。院内肺炎に罹患する患者はもともと全身状態が好ましくない場合が多いので、これらの侵襲的検査によりさらに全身状態が悪化する可能性もあり、適用は慎重に判断されるべきである。PSBやBALが難しいと判断した場合は、喀痰など非侵襲的に採取された気道分泌物によって原因微生物を特定せざるをえない。この場合、**分離菌種だけでなく、菌量(定量的・半定量的評価)や白血球による貪食像有無の評価などにより原因菌を推定していく**ことが重要である。ベッドサイドですぐに施行できる**グラム染色は、保菌と感染を区別し、原因菌がグラム陽性菌かグラム陰性菌かの判断を迅速にできるという点で極めて有用**である。原因菌の可能性が高いと判断する菌量は、気管内吸引物、BAL、PSBで、おのおの10^6 cfu/mL(半定量評価：3＋以上)、10^4～10^5 cfu/mL(2＋)、10^3 cfu/mL(1＋)と報告されており、一応の目安となる[1)]。検査部から報告される分離菌における抗菌薬感受性のデータ(MIC

値あるいはSensitive, Intermediate, Resistantの表示）は有用であるが、あくまで試験管内（*in vitro*）の菌に対する抗菌薬感受性であることを忘れてはならない。つまり、実際の臨床効果に大きく影響する抗菌薬の組織・細胞内移行性や吸収の程度などは評価されていない。

❸肺への組織移行率の高い抗菌薬はキノロン系、マクロライド系、オキサゾリジノン系薬剤である。一方、β-ラクタム系、アミノ配糖体、グリコペプチド系薬剤では組織移行率はあまり高くない（組織移行の項参照）。このため重症例では組織移行を考慮した抗菌薬の選択が必要となる。

❹**院内肺炎における代表的な原因微生物の種類と頻度**を表2に示したが、黄色ブドウ球菌、緑膿菌、グラム陰性腸内細菌（クレブシエラ属、エンテロバクター属、大腸菌）の頻度が高い[1]。多剤耐性菌が多く、院内肺炎の治療の難しさがうかがえる。ただし、各施設によって院内における耐性菌を含めた細菌検出状況が異なると考えられるので、その施設のデータに基づいた対策や対処が必要である。

表2　院内肺炎における代表的な原因微生物の種類と頻度（%）

• 黄色ブドウ球菌	20.4～49.1
• 緑膿菌	11.3～24.4
• クレブシエラ属	2.2～8.3
• エンテロバクター属	2.1～11.3
• ステノトロフォモナス	1.0～4.0
• セラチア属	1.7～6.7
• インフルエンザ菌	1.9～9.8
• 肺炎球菌	1.7～5.0
• アシネトバクター属	0.7～14.9
• 大腸菌	2.1～4.7
• 他の連鎖球菌	1.0～13.9

〔文献1）より引用〕

3. 院内肺炎の治療

❶2005年に発表された米国胸部医学会（ATS）と米国感染症学会（IDSA）合同の院内肺炎ガイドラインで、“**de-escalation**”という治療概念が提唱され大きな話題となった[2]。つまり、**重症度に関わらず耐性菌の関与する可能性の高い院内肺炎に対しては、初期から耐性菌をカバーする広域の抗菌薬を投与することによって治療の「はずれ」をなくす一方、培養結果が出たらすみやかに原因菌のみを標的にした狭域の抗菌薬に変更する**、という治療戦略である。確かに「はずれ」はなくなるが、培養で原因菌が判断できなかった場合には漫然と広域の抗菌薬投与が続くことになりかねない。また、重症院内肺炎の多い米国に対して、日本の院内肺炎は軽～中等症が比較的多く、必ずしも広域で強力な抗菌薬投与が必要でない症例が少なくないと考えられている。**2008年版日本呼吸器学会「成人院内肺炎診療ガイドライン」**では、この点をふまえ、米国の“de-escalation”の理念を尊重しつつも、本邦独自の治療戦略の構築の重要性を強調している。

❷本邦の「**成人院内肺炎診療ガイドライン**」では、院内肺炎の重症度分類を新たに設定し(**図1**)、これに基づいて抗菌薬を選択していくことが推奨されている(**表3**)[1)]。MRSA感染が疑われる場合は抗MRSA薬を併用する(**表4**)。重症の院内肺炎になるほど緑膿菌やMRSAといった耐性菌の関与が大きくなり、初期治療の適切性がその後の予後を左右する可能性が高い、というのが本邦のガイドラインの基本的な考え方であり、ATS/IDSAのガイドラインの理念を踏襲しているといえる。ただ、**良質の検体を採取することが重ねて強調**されており、気管内吸引、BAL、PSBにより得られた検体に比べ、喀痰は質により大きく信頼性に差が出るので、良質の喀痰を採取することが肝要である。初期に広域の抗菌薬投与を余儀なくされた場合、良質の検体からの培養情報をもとに、常にde-escalationを意識して治療にあたることが大切である。逆に、軽症例(A群)であっても初期の治療で十分な効果が得られない場合は、耐性菌の関与を考えB 群の抗菌薬や抗MRSA薬を選択することも十分ありうる。

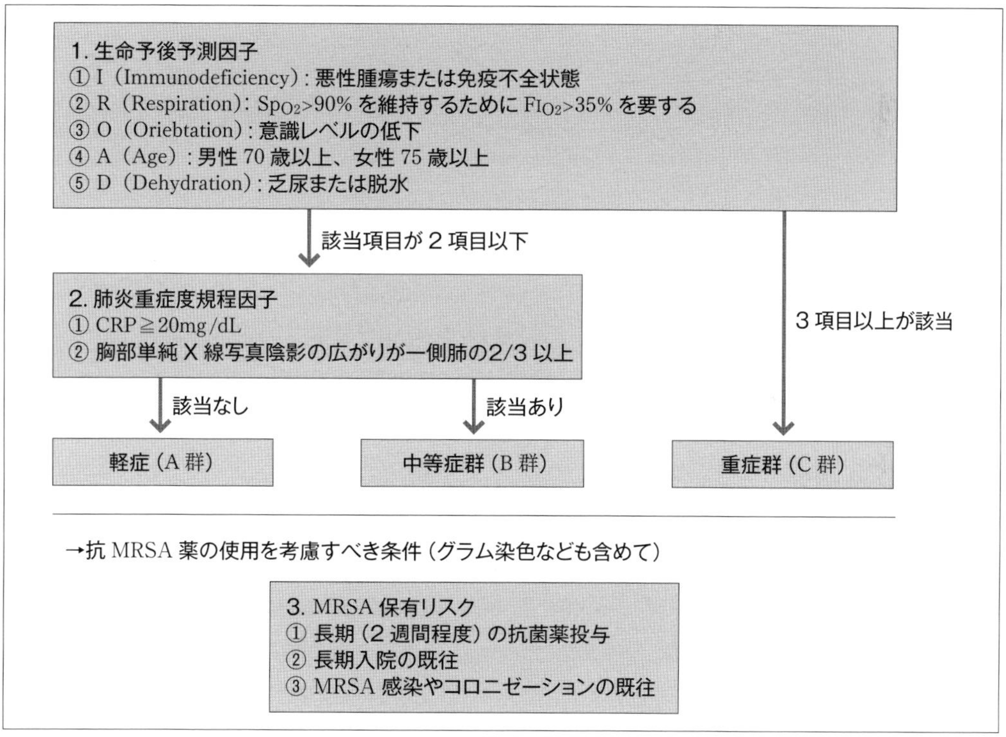

1. 生命予後予測因子
① I（Immunodeficiency）: 悪性腫瘍または免疫不全状態
② R（Respiration）: Sp_{O_2}>90% を維持するために F_{IO_2}>35% を要する
③ O（Oriebtation）: 意識レベルの低下
④ A（Age）: 男性 70 歳以上、女性 75 歳以上
⑤ D（Dehydration）: 乏尿または脱水
該当項目が 2 項目以下
3 項目以上が該当
2. 肺炎重症度規程因子
① CRP≧20mg/dL
② 胸部単純 X 線写真陰影の広がりが一側肺の2/3 以上
該当なし
該当あり
軽症 (A 群)
中等症群 (B 群)
重症群 (C 群)
→抗 MRSA 薬の使用を考慮すべき条件 (グラム染色なども含めて)
3. MRSA 保有リスク
① 長期 (2 週間程度) の抗菌薬投与
② 長期入院の既往
③ MRSA 感染やコロニゼーションの既往

図1　院内肺炎の重症度分類
〔文献1)より引用〕

表3　群別抗菌薬選択

1. A（軽症）群

• セフトリアキソン（CTRX：ロセフィン®）：1回1～2g、1日1～2回点滴（極量1日4g）
［→代替薬：セフォタキシム（CTX：クラフォラン®）］

• スルバクタム/アンピシリン（SBT/ABPC：ユナシンS®）：1回3g、1日2～4回点滴

• パニペネム/ベタミプロン（PAPM/BP：カルベニン®）：1回0.5～1g、1日2～4回点滴（極量1日2g）

2. B（中等症）群

①単剤投与

• タゾバクタム/ピペラシリン（TAZ/PIPC：ゾシン®）：1回4.5g、1日3～4回点滴

• イミペネム/シラスタチン（IPM/CS：チエナム®）：1回0.5～1g、1日2～4回点滴（極量1日2g）
［→代替薬：ドリペネム（DRPM：フィニバックス®）、ビアペネム（BIPM：オメガシン®）］

• メロペネム（MEPM：メロペン®）：1回0.5～1g、1日2～4回点滴（極量1日2g）
［→代替薬：ドリペネム（DRPM：フィニバックス®）、ビアペネム（BIPM：オメガシン®）］

②条件により併用投与（誤嚥か嫌気性菌の関与が疑われる場合）

• セフェピム（CFPM：マキシピーム®）：1回1～2g、1日2～4回点滴（極量1日4g）
［→代替薬：セフピロム（CPR：ケイテン®、ブロアクト®）、セフォゾプラン（CZOP：ファーストシン®）］
±
クリンダマイシン（CLDM：ダラシンS®）：1回600mg、1日2～4回点滴（極量2,400mg）

③原則併用投与

• セフタジジム（CAZ：モダシン®）：1回1～2g、1日2～4回点滴（極量1日4g）
［→代替薬：アズスレオナム（AZT：アザクタム?）、ビアペネム（BIPM：オメガシン®）］
＋
クリンダマイシン（CLDM：ダラシンS®）：1回600mg、1日2～4回点滴（極量2,400mg）

• シプロフロキサシン（CPFX：シプロキサン®）：1回300mg、1日2回点滴
［→代替薬：パズフロキサシン（PZFX：パシル®、パズクロス®）］
＋
スルバクタム/アンピシリン（SBT/ABPC：ユナシンS®）：1回3g、1日2～4回点滴
［→代替薬：クリンダマイシン（CLDM：ダラシンS®）］

3. C（重症）群

B群の抗菌薬選択に以下を併用
＋
• アミカシン（AMK：アミカシン®、ビクリン®）：1日量200～400mgを1日2回分割投与
［→代替薬：ゲンタマイシン（GM：ゲンタシン®）、トブラマイシン（TOB：トブラシン®）、イセパマイシン（ISP：イセパシン®、エクサシン®）、アルベカシン（ABK：ハベカシン®）］

あるいは（B群でキノロン系を用いていない場合）
＋
• シプロフロキサシン（CPFX：シプロキサン®）：1回300mg、1日2回点滴
［→代替薬：パズフロキサシン（PZFX：パシル®、パズクロス®）］

〔文献1）より引用〕

表4　各種抗MRSA薬の特徴と用法・用量

	特徴、注意点	TDM	用法・用量
バンコマイシン(VCM) (塩酸バンコマイシン®)	腎障害に注意	ピーク値：25～40μg/mL トラフ値：15前後	0.5～1g×2～4回 (1日量2g)
テイコプラニン(TEIC) (タゴシッド®)	VCMに比べ半減期長く、 腎毒性軽い	トラフ：15～20μg/mL	初日1回400mg、12時間おきに2回投与、その後24時間おきに
アルベカシン(ABK) (ブルバトシン®)	緑膿菌活性もある	ピーク：9～20μg/mL トラフ：≦2	150～200mg×1回
リネゾリド(LZD) (ザイボックス®)	高い組織移行率 TDM不要、腎毒性少ない 骨髄抑制に注意 経口薬あり	必要なし	1回600mg×2回

❸抗菌薬投与による臨床所見の改善は何らかの形で通常は72時間以内に認められるので、**いったん抗菌薬投与を始めたら急激な病状の悪化でもない限り3～4日間は抗菌薬を変えるべきではない**[3)]。抗菌薬の投与期間は臨床所見の改善状況をみながら判断することになる。種々のガイドラインでは、重症例や耐性度の強い菌による肺炎などを除き、7～10日間の投与を目安にしているようである[1) 2) 4)]。ただ、これはあくまで目安である。明らかに効果が認められていたのに、抗菌薬中止を急ぐあまり再燃させ難治化することによって耐性菌に感染させてしまった、では本末転倒である。CRP陰性化を待つ必要はないが、患者の免疫状態を慎重に評価しながら抗菌薬の中止タイミングを決めるべきである。CRPは過信してはいけない。もちろん有用な指標であることに変わりはないが、感染症以外の病態でも変動するし、肝機能が低下している患者ではCRP蛋白の合成自体が減少しているため、実際の重症度よりも値が低く出る可能性がある。あくまで補助診断用と考えるべきである。

4. 誤嚥性肺炎と人工呼吸器関連肺炎

誤嚥性肺炎と人工呼吸器関連肺炎はともに嚥下性肺疾患であり、院内肺炎のなかで大きな比重を占めている[5)]。院内肺炎の感染経路には、血行性感染や隣接臓器からの感染もあるが、ほとんどが経気道感染であり、その中でも誤嚥によるものは最も多いと考えられている。嚥下性肺疾患にはこの他に、画像上は明らかな肺炎像を示さない、**びまん性嚥下性細気管支炎**という病態もある。胸部単純X線写真では明らかな浸潤影が認められないので肺疾患を否定しがちだが、肺炎への移行の可能性もあり常に念頭におくべき疾患である。

1）誤嚥性肺炎（嚥下性肺炎）

文字通り誤嚥によって生じる肺炎である。誤嚥には2種類あり、**食事中にむせるような明らかな誤嚥（顕性誤嚥）**と**夜間睡眠時などにむせることなく知らないうちに起こる静かな誤嚥（不顕性誤嚥）**とがある。こうした誤嚥を生じやすい病態として、**急性および陳旧性脳血管障害、高齢**

者、変性神経疾患、神経筋疾患、意識障害、認知症、鎮静薬・睡眠薬・向精神薬投与、胃瘻造設、経鼻胃管留置、気管カニューレ挿入、胃切除後、イレウスなどがある。最も頻度が高いのは急性および陳旧性脳血管障害である。急性期は顕性誤嚥が主体だが、慢性期(陳旧性)では不顕性誤嚥が多いと考えられている[6)]。また、睡眠自体も咳反射や嚥下反射を抑制するので、夜間に不顕性誤嚥が多くなることにも留意すべきである。これらの病態を有する入院患者の比率は年齢とともに増加すると考えられるので、入院患者の多くが誤嚥のリスクをもっていると考えるべきである。原因菌は、***Streptococcus sp.***(レンサ球菌属)、***Staphylococcus sp.***(ブドウ球菌属)、***Enterococcus sp.***(腸球菌属)、嫌気性菌などの口腔内常在菌が多いが、インフルエンザ菌、クレブシエラ属、緑膿菌などのグラム陰性桿菌も関与する。**嫌気性菌は空気に触れると死滅するので、喀痰検査から証明するのは極めて困難である。**経皮的アプローチなどで直接病巣肺から検体を採取しすみやかに培養液に入れるのが理想的であるが、臨床現場での実施は極めて難しい。**誤嚥の関与を疑う院内肺炎では、嫌気性菌を含めた上述の菌を想定して抗菌薬を選択する。**複数菌感染も多いため、まだ原因菌が同定できていない初期には、クリンダマイシン(CLDM)とともにグラム陰性菌をカバーする薬剤を考慮する(表3)。さらに***Acinetobacter sp.***(アシネトバクター属)や***Enterobacter sp.***(エンテロバクター属)などの多剤耐性菌もカバーする必要がある時はカルバペネム系抗菌薬投与(単剤)を考慮する。

2) 人工呼吸器関連肺炎(ventilator-associated pneumonia:VAP)

❶気管挿管による人工呼吸開始48時間以降に新たに生じた肺炎のことである。発症率は9～24%と報告されている[7)]。気管挿管による人工呼吸管理中の患者では、気管カニューレにより喉頭挙上が障害されており、**口腔内の病原微生物が気管チューブの外側からカフをすり抜けて気管内に到達(silent aspiration)しやすく、これがVAPの主な原因**と考えられている。気管挿管による人工呼吸管理では、鎮静剤や筋弛緩薬などの投与により咳嗽反射が抑制され、さらに高濃度酸素や湿度の低い吸入気などにより粘液線毛クリアランスが障害されているため、気道からの微生物を含めた異物除去能が著しく低下しており、気道に流れ込んで来た病原微生物を排除できないため肺炎を発症しやすくなると考えられる。

❷VAPの原因菌の多くは**グラム陰性桿菌**であり、**複数菌感染**も少なくない。最近は、嫌気性菌の関与はそれほど多くないと考えられている[8)]。治療としての早期からの的確で十分な量の抗菌薬投与が重要であることはいうまでもないが、できる限りの予防も大切である。

❸**標準予防策の徹底**はもちろん、**口腔ケア、セミファーラー位(30～45°上体挙上)、腸管運動抑制制限、気管切開への移行(2週間以上の人工呼吸管理時)、経鼻挿管の回避、血糖コントロール(目標血糖値:150 mg/dL)、不必要な輸血の回避(目標Hb値＞7.0 g/dL)**、などはいずれも有効と考えられ、可能な限り実施すべきである。

❹以前、制酸薬であるH_2ブロッカーのストレス潰瘍予防目的での投与は、胃内容pHを上昇させ腸内細菌コロニゼーションを助長し、VAPのリスクを高めるとされたが、それを立証するエビデンスは出ていないようである。

▶症例1　心原性脳塞栓症治療経過中に発症したMRSA肺炎

【症例】

92歳、女性(図2〜4)。

【主訴】

左上下肢脱力。

【既往歴】

高血圧、脂質代謝異常。

【入院時現症】

身長150cm、体重 53kg。血圧148/72mmHg、心音・呼吸音異常なし。

意識状態：JCS 10、左不全麻痺、嚥下障害あり、構音障害あり。

【現病歴】

もともとADLは自立しており、ゲートボールなどを楽しんでいた。朝、起床時間になっても起きてこないため家人が見に行ったところ、左上下肢脱力で動けなくなっていたため入院となった。入院時の心電図は心房細動で、頭部CT, MRIで右中大脳動脈領域に梗塞所見があったため、心原性脳塞栓症と診断された。

【入院後経過】(図2)

入院後は内科的治療により病態も安定し、第5病日にはリハビリ、経管栄養も開始となった。しかし、自然排尿がなく導尿や尿道カテーテル留置を行っていたためか、この頃から尿路感染症が出現し(尿培養：大腸菌≧10^5)、**スルバクタム/アンピシリン(SBT/ABPC) 3g×2回(12時間ごと)1日6g**が投与された。しかし数日経過しても臨床所見は改善せず、大腸菌の薬剤感受性や誤嚥の関与も考えて、抗菌薬は**セフタジジム(CAZ) 1g×2回(12時間ごと)1日2g＋クリンダマイシン(CLDM) 300mg×4回(6時間ごと)1日1,200mg**に変更された。いったんは改善したが、約3週間後に再燃、この時の尿からは***Pseudomonas aeruginosa*** **(緑膿菌)**(≧10^5)、***Enterobacter cloacae***(≧10^5)、***Enterococcus faecalis***(≧10^5)が検出された。また、同時期の喀痰からは**MRSA**、***Stenotrophomonas maltophilia***、***Enterococcus faecalis***が検出されていた(入院時の喀痰培養:MSSA 2＋)。その後、**メロペネム(MEPM) 0.5g×2回(12時間ごと)1日1g**の投与により炎症所見はいったん改善したが、再び38℃前後の発熱が出現するようになった。すでに、これまでの喀痰検査により**MRSA**、***Stenotrophomonas maltophilia***、***Enterococcus faecalis***が検出されていることが分かっていたので、まずVCMが投与された。胸部単純X線写真・胸部CTで右上葉に浸潤影の出現を認めた(図3, 4)。途中***Stenotrophomonas maltophilia***が原因菌である可能性も考えて**パズフロキサシン(PZFX) 500mg×2回(12時間ごと)1日1g**も併用されたが、抗菌薬投与前の喀痰よりMRSA(3＋)と***Stenotrophomonas***

maltophilia（1＋）が検出されたことが判明したため、パズフロキサシンを中止しVCMの単独投与とした。TDMにより、有効血中濃度を維持するようにVCMの投与量・投与方法を調整していったところ、次第に解熱傾向となり、CRPも陰性化に向かった(図2)。

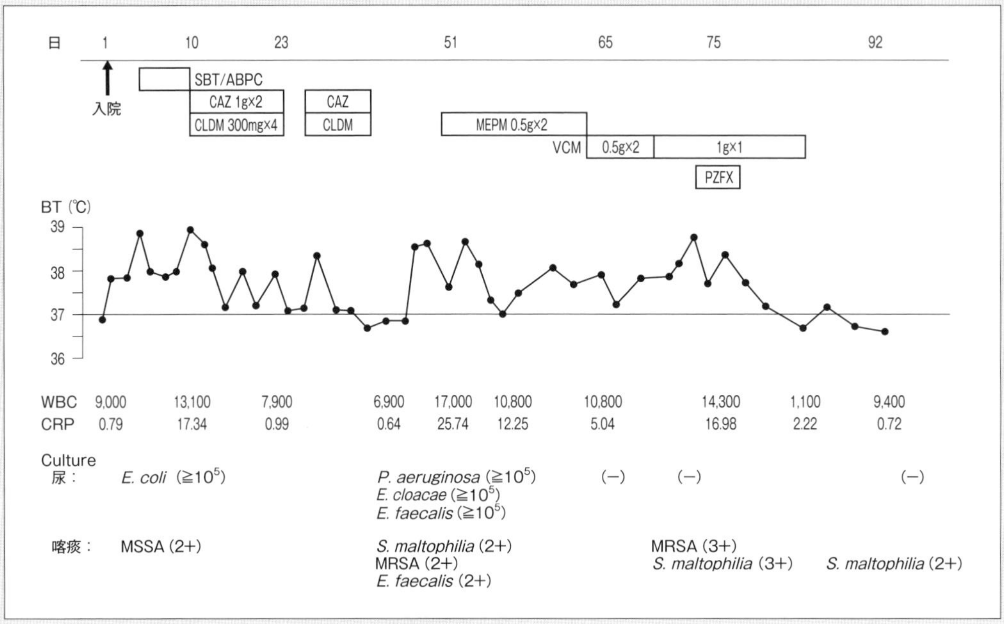

図2　症例1：心原性脳塞栓症治療経過中に発症したMRSA肺炎症例の臨床経過

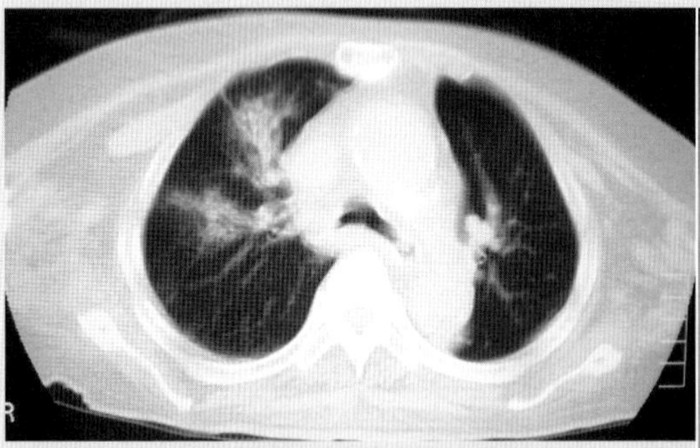

図3　症例1：胸部CT所見

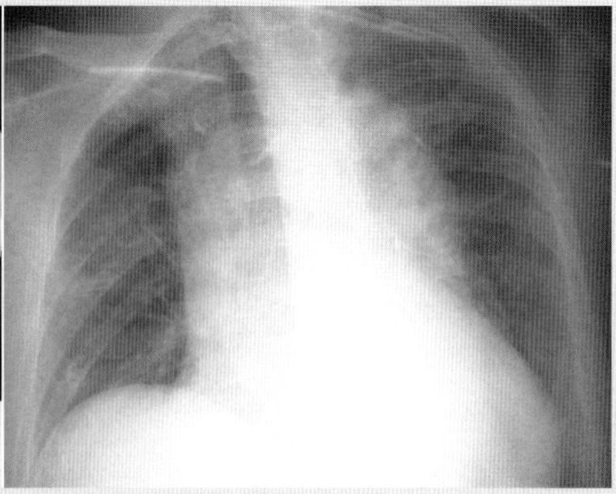

図4　症例1：胸部単純X線写真

【起炎菌に関するコメント】

***Pseudomonas aeruginosa*；緑膿菌**

グラム陰性桿菌。シュードモナス属は土壌や汚水など環境に広く生息している。*P. aeruginosa*は院内感染の代表的な起炎菌であり、特に病院の汚物処理場や手洗い場などの水場を好む。容易に耐性を獲得することが知られており、**多剤耐性緑膿菌(MDRP)**は多くの病院で社会問題となっている。

巻末の*P. aeruginosa*の項を参照。

***Enterobacter cloacae*、*Enterococcus faecalis*；腸球菌属**

巻末の腸球菌属の項を参照。

***Stenotrophomonas maltophilia*；ステノトロフォモナスマルトフィリア**

ブドウ糖非発酵グラム陰性桿菌。土壌や汚水に生息する多剤耐性菌。β-ラクタム系や抗緑膿菌作用をもつアミノグリコシド系を長期に使用することにより菌交代現象として検出される。ただし免疫不全の患者以外では本菌が検出されても多くは保菌であり治療の必要性がない場合が多い。

MRSA

巻末のMRSAの項を参照。

【考　察】

❶本症例は、心原性脳塞栓症で入院、その治療経過中に尿路感染症とMRSAによる院内肺炎を発症した。「成人院内肺炎診療ガイドライン」の重症度分類によれば中等症(B)群に相当し(92歳、CRP 25.74 mg/dL)、MRSA保有リスク(長期抗菌薬投与)もあった症例である。脳塞栓症のため左不全麻痺や嚥下障害があり、誤嚥していた可能性が高く、尿道カテーテルも使用していたことから尿路感染も惹起しやすい状況であったと考えられる。

❷入院時の尿培養では大腸菌、喀痰からはMSSAが検出されているのみであったが、その後の培養では、尿からは***P.aeruginosa*、*Enterobacter cloacae*、*Enterococcus faecalis*、喀痰からはMRSA、*Stenotrophomonas maltophilia*、*Enterococcus faecalis***が検出されるようになっている。抗菌薬使用による菌交代として増殖してくる菌種もあるが、院内での徹底した接触感染対策が極めて重要である。院内で問題となる細菌の多くは薬剤耐性が強く、選択すべき抗菌薬も限定されてくる。

❸本症例では尿路感染再燃時にMEPMの投与を余儀なくされた。MEPMは尿から検出された***P. aeruginosa*、*Enterobacter cloacae*、*Enterococcus faecalis***のすべてをカバーしており、投与によりいったんは解熱もしたが、投与1週間後あたりから再び

発熱が認められ、CRPの低下も止まった。臨床の現場でよくみられるこの現象の原因の一つは菌交代であり、本症例ではMRSAの増菌と考えられた。こうした状況ではそれまで投与されていた抗菌薬を迅速に見直す必要がある。

❹MRSAの感染臓器は、胸部単純X線写真・胸部CTで浸潤影が確認されたことから肺と考えられた。VCMの血中濃度モニタリングでは、**0.5g×2回（12時間ごと）1日1g**の投与ではトラフ値：13.8μg/mLと良好であったが、ピーク値：20μg/mLとやや低めであった。そこで投与方法を**1g×1回（24時間ごと）**としたところ、ピーク値：30〜40μg/mL、トラフ値：12〜13μg/mLとなり、臨床効果も得られた。VCM使用時には、トラフだけでなく、十分なピーク値を得ることを忘れてはならない。

▶症例2　心臓弁置換術後に発症した人工呼吸器関連肺炎（VAP）

【症例】

61歳、男性（図5〜11）。

【主訴】

下腿浮腫、心窩部不快感、全身倦怠感。

【既往歴】

リウマチ性弁膜症に対して直視下交連切開術（OMC）を施行。その後、大動脈弁狭窄・閉鎖不全症、僧帽弁狭窄・閉鎖不全症、三尖弁閉鎖不全症の増悪あり、両弁（大動脈弁および僧帽弁）置換術施行。

【現病歴および入院後経過】（図5）

2年前から下腿浮腫を認めるようになり、右心不全のため入退院を繰り返すようになった。心エコー上、三尖弁の逆流が著明であり、新たに僧帽弁にも逆流が認められたため、両弁に対して弁置換術が施行された。その後経過は良好で人工呼吸器離脱に向けてウィーニングを進めていたが（図7）、術後5日目頃から喀痰量が増加し、胸部単純X線写真上右下肺野に浸潤影の出現が認められた（図8）。同時に白血球、CRPの上昇を認めたため、人工呼吸器関連肺炎（VAP）と考えられた。術前のスクリーニング検査（咽頭粘液）ではMRSAは検出されなかったため、抗菌薬としてまず**セフタジジム（CAZ）1g×1回（24時間ごと）**が開始された（Ccr 1.2〜1.8で腎障害あり）。しかし、CAZ投与後4日経過してもCRPの低下傾向は認められず、画像上はむしろ増悪傾向にあった。術後5日目の喀痰からは***Klebsiella pneumoniae***（2＋）（CAZに感受性あり）が検出されていたが、CAZを**メロ**

ペネム（MEPM）0.25g×4回（12時間ごと）1日1gに変更するとともに、MRSA感染のリスクが高いと判断してVCM **0.5g×2回（12時間ごと）1日1g**の併用も開始した。その後、同時期の喀痰からMRSA（2＋）が検出された。また、VCM投与開始後、もともと悪かった腎機能（Crea 1.2〜1.8）がさらに増悪し（Crea 2.0〜2.26）、血中濃度もトラフ値：21〜23μg/mLと高値であったため（ピーク値35〜40μg/mL）、血中濃度モニタリングを継続し、最終的に**0.5g×1回（24時間ごと）**という投与方法となった。画像上すりガラス状陰影が両側肺に出現しARDSへの移行も懸念されたため（図9, 10）、シベレスタット（好中球エラスターゼ阻害薬）も併用するとともに、術後2週間目には気管切開を施行した。MEPM＋VCM開始後は次第に画像所見も改善、CRPも低下傾向を示した。MEPM＋VCM開始1週間後の喀痰からはMRSA, *Enterococcus*属のみの検出であったためまずMEPMは中止とした。その後はVCM投与のみを継続し、約4週間後にはCRPも陰性化したため中止とした。

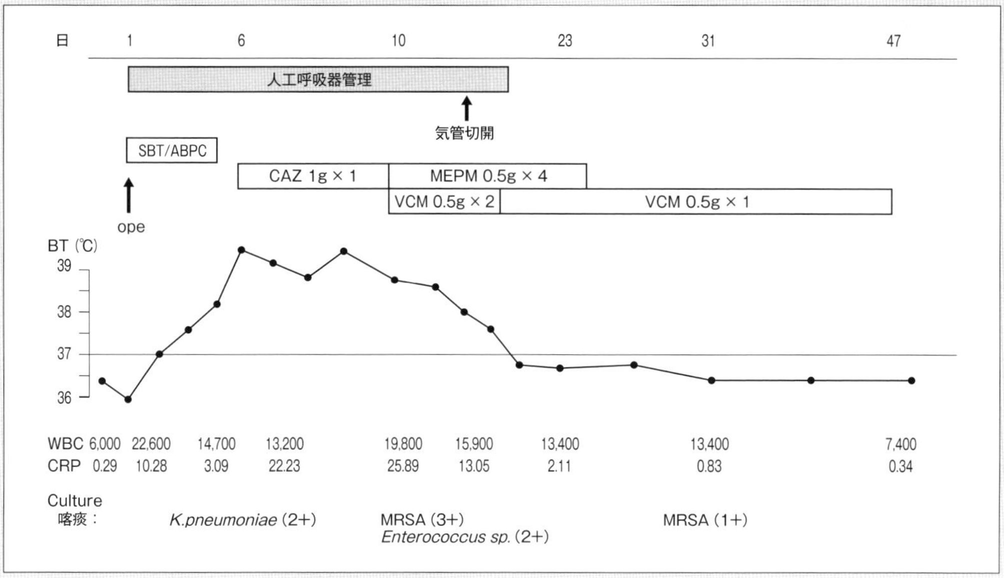

図5　症例2：心臓弁置換術後に発症した人工呼吸器関連肺炎（VAP）症例の臨床経過

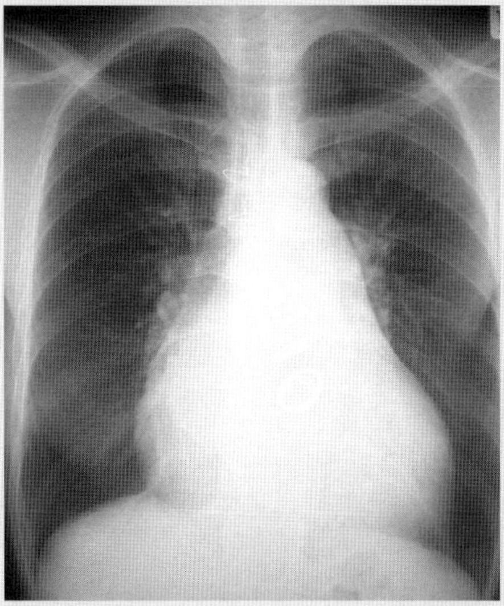

図6　症例2：術前の胸部単純X線写真

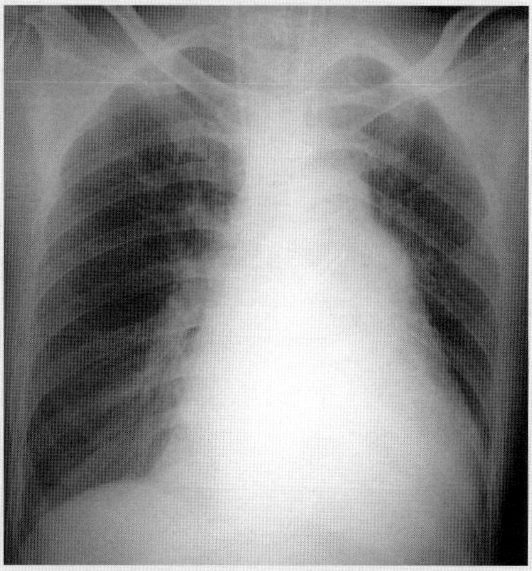

図7　症例2：術後（人工呼吸管理開始後）3日目の胸部単純X線写真

肺野に新たな浸潤影の出現を認めない。

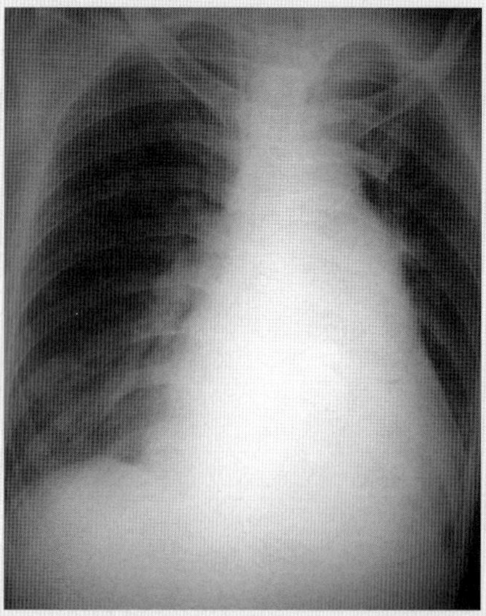

図8　症例2：術後（人工呼吸管理開始後）5日目の胸部単純X線写真

喀痰量の増加とともに胸部単純X線写真上右下肺野に浸潤影の出現が認められた。

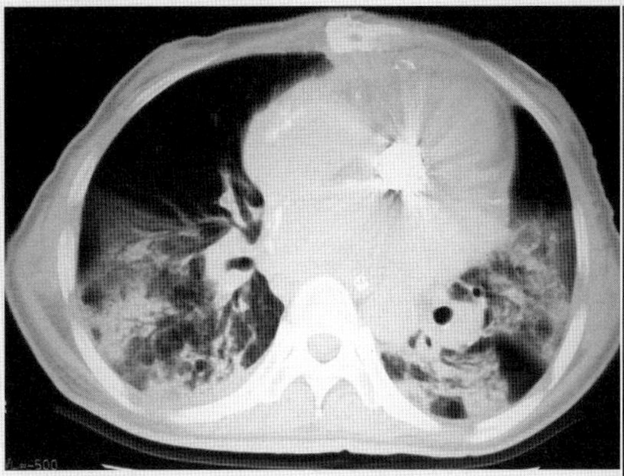

図9　症例2：術後（人工呼吸管理開始後）約10日目の胸部CT

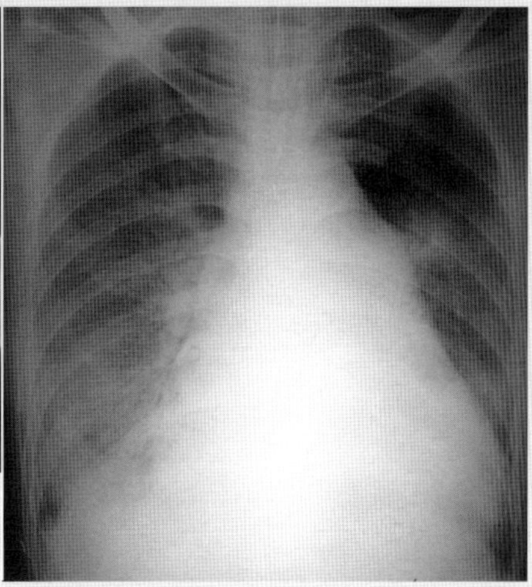

図10　症例2：術後（人工呼吸管理開始後）約10日目の胸部X線写真

陰影は拡大し、すりガラス状陰影が両側肺に出現している。

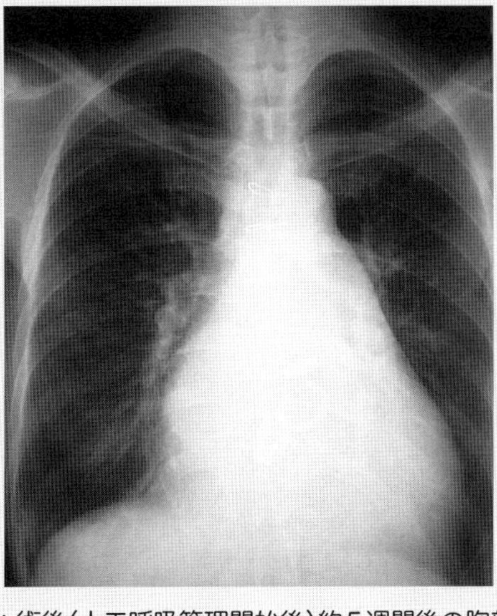

図11　症例2：術後（人工呼吸管理開始後）約5週間後の胸部単純X線写真

両肺野の浸潤影はほぼ消失している。

【起炎菌に関するコメント】

***Klebsiella pneumonia*；肺炎桿菌**

巻末の*Klebsiella pneumonia*；肺炎桿菌の項を参照。

MRSA

巻末のMRSAの項を参照。

【考　察】

❶本症例は、典型的なVAPの症例と思われる。気管挿管(手術)後5日目発症なので、早期型VAPということになろうか。重症度分類では重症群(C群)に相当すると考えられる(腎障害、心臓弁置換術後、F_{IO_2}：50%、CRP 25.89 mg/dL、両側肺炎)。

❷当初は原因菌として***Klebsiella pneumoniae***(2＋)が考えられたようだが、CAZへの反応性を見る限り疑わしい。その後、喀痰からMRSAが検出、抗菌薬変更後は確実に病状も改善しており、MRSAが当初から原因菌であった可能性は否定できない。本症例は長期入院の既往があり、また12時間以上に及ぶ人工心肺装置を使用した大手術後でもあった。MRSA保有リスク、術後感染防御能低下を考慮し、初期から積極的に抗MRSA薬を使用してもよかったかもしれない。

❸本症例では術後2週間目に気管切開術が施行されている。気管切開は喉頭機能に問題がなければ、非挿管と同じ誤嚥阻止効果が期待でき、VAPの予防のみならず、発症したVAPの遷延阻止効果も望める。気管切開のタイミングについては明確なエビデンスはないが、人工呼吸管理の長期化(2週間以上)が予想されるのであれば、なるべくそれよりも早いタイミングで施行すべきかもしれない。

❹VAPの併発は死亡率を上げ、入院期間を長くする。本症例でも、入院の後半はほとんどがVAPの診療に費やされている。できる限りの予防策を講じるとともに、発症した場合はできる限り早期に的確な抗菌薬を投与することが重要である。

▶症例3 小脳梗塞治療経過中に発症した院内肺炎

【症例】

64歳、男性(図12〜15)。

【主訴】

構語障害、左麻痺。

【家族歴】

父：脳卒中、母：高血圧、いとこ：30歳台で脳出血(死亡)。

【嗜好】

喫煙：30本/日、飲酒：日本酒・焼酎1合/日。

【入院時現症】

身長166cm、体重55kg、血圧172/76mmHg、体温：36.6℃、心音・呼吸音異常なし。

意識状態：JCS 20、左上下肢完全麻痺、発語なし。

【現病歴および入院後経過】(図12)

深夜1：30頃右歯痛と激しい頭痛を訴え、家人がみると左口角が動きにくく、ろれつが回らなくなっていたため救急搬送され入院となった。頭部CTおよび脳MRIで小脳梗塞および両側後頭葉、右視床梗塞と診断された。脳浮腫が進行したため、第2病日には開頭減圧術を施行。抗菌薬は第2病日より**セファゾリン(CEZ)1g×2回(12時間ごと)1日2g**が開始となった。CRPは開頭減圧術後に上昇したが、次第に低下し2週間後にはほぼ陰性化した。呼吸状態も良好で、人工呼吸器からも第10病日には離脱できたが、離脱3日目頃から喀痰の排出が増加し、白血球やCRPも再上昇傾向を示した。胸部単純X線写真では明らかな陰影の出現は認められなかったが、**セフタジジム(CAZ)1g×2回(12時間ごと)1日2g**が開始された。しかし、CAZ投与後3日経過しても改善傾向が認められなかったため、**パニペネム/ベタミプロン(PAPM/BP)0.5g×2回(12時間ごと)1日1g**に変更された。同時期の喀痰からは、***Klebsiella oxytoca***(2+)が検出されていた。PAPM/BPは奏功し、投与10日後にはCRPもほぼ陰性化した。ところが、数日後に再び発熱、CRPも再上昇した。胸部単純X線写真上、右肺野に浸潤影が出現し肺炎と考えられた(図14)。喀痰からは、***P. aeruginosa***(2+)、***Serratia marcescens***(2+)が検出されたため、**メロペネム(MEPM)0.5g×4回(6時間ごと)1日2g**が開始された。途中人工呼吸管理も要したが、MEPM投与10日後には画像所見も改善し、CRPもほぼ陰性化した(図15)。

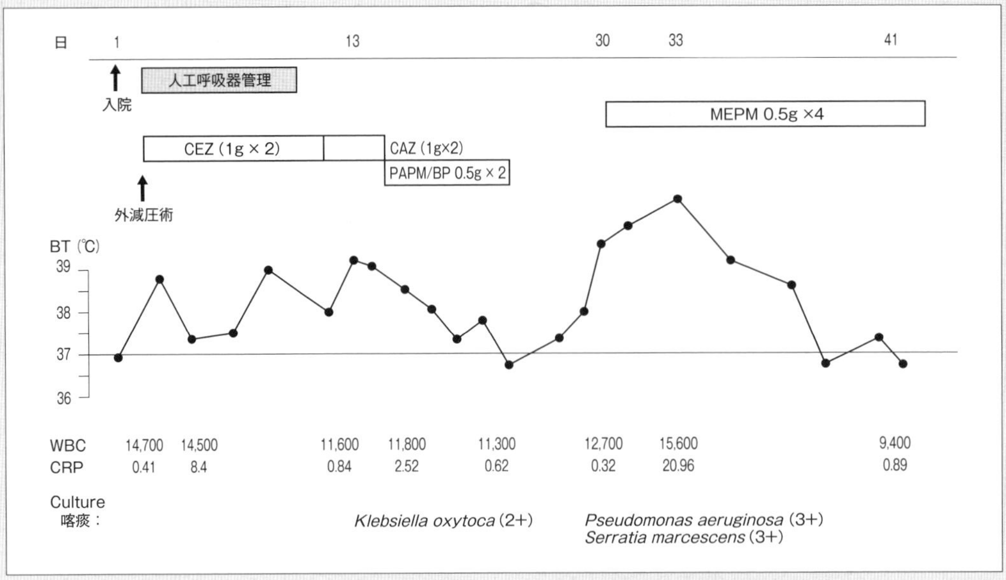

図12　症例3：小脳梗塞治療経過中に発症した院内肺炎症例の臨床経過

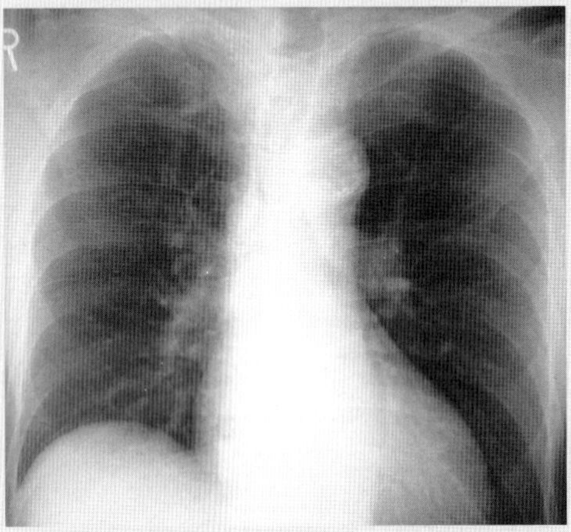

図13　症例3：入院時胸部単純X線写真

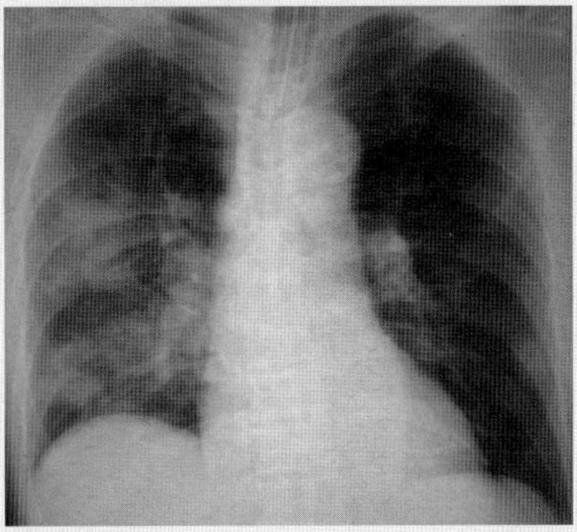

図14　症例3：入院1カ月後に発症した右肺炎の胸部単純X線写真所見

右肺野に浸潤影が出現している。

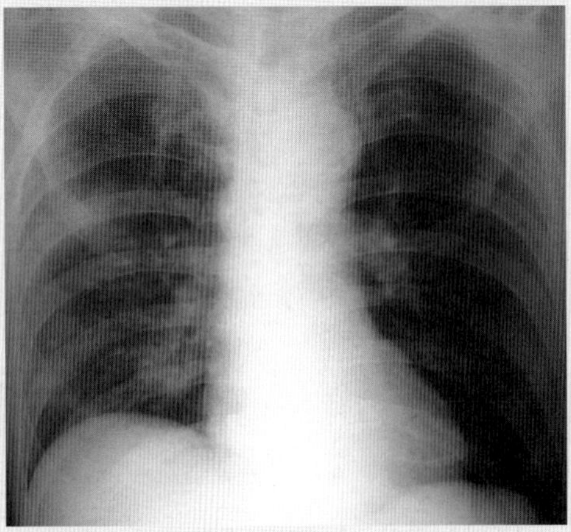

図15　症例3：MEPM投与10日後の胸部単純X線写真所見

MEPM投与により右肺野の画像所見も改善し、CRPもほぼ陰性化した。

【起炎菌に関するコメント】

Pseudomonas aeruginosa；緑膿菌　症例1を参照

Serratia marcescens；セラチアマルセッセンス

グラム陰性桿菌。水や土壌など湿潤した自然界に存在する。自然に耐性を獲得する多剤耐性菌。院内の日和見感染を起こす菌として免疫不全患者で問題となる。

【考　察】

❶本症例は、入院約1カ月後に発症した、グラム陰性桿菌によると考えられた院内肺炎の症例である。重症度分類では中等症群（B群）に相当する（F_{IO_2}：40%、CRP 20.96 mg/dL、一側肺2/3 以上の浸潤影）。肺炎発症前にはカルバペネム系のPAPM/BPが先行投与されており、耐性菌感染が生じやすい状況であったと考えられる。

❷人工呼吸器離脱後に発症した、肺炎発症前の感染症の感染臓器は不明で、胸部単純X線写真上も明らかな浸潤影は認められなかった。しかし、喀痰排出量が増加しており、何らかの呼吸器感染症と考えられる。脳梗塞後で、人工呼吸器離脱後ということも考えると、誤嚥のリスクは高く、画像上は明らかな肺炎像を示さない、びまん性嚥下性細気管支炎のような病態を来していた可能性は否定できない。まずCAZが投与されているが、緑膿菌感染のリスクを考えての選択であり妥当ではないかと考える。結果的にCAZは奏効せず、PAPM/BPに変更されているが、喀痰検査では***Klebsiella oxytoca***は、CAZに感受性がありと判定されており、臨床効果と矛盾する。つまり、この時の原因菌は***Klebsiella oxytoca***ではなかった可能性がある。この場合、喀痰検査では証明されにくい嫌気性菌が原因菌であった可能性は否定できない。CAZが無効でPAPM/BPが有効であった経緯もこれを支持する。良質の喀痰を採取することは極めて重要であるが、誤嚥が疑われる場合は常に嫌気性菌の関与を念頭に置くことも忘れてはならない。

▶おわりに

救急集中治療領域や外科領域に限らず、**院内肺炎には耐性菌の関与が大きく、重症化しやすい。**早期に診断し抗菌薬の投与を開始しても必ずしも良い結果が得られるとは限らない。大切なことは、**現行治療が適切かどうか、現在の原因微生物に対する評価は本当に正しいのかについて常に確認し、必要ならその都度軌道修正していく**ことである。もちろん救命が最優先であることはいうまでもないが、耐性菌の出現は後々その患者だけでなく周囲の人間をも苦しめることになりかねない。ガイドラインの理念を踏襲しつつ日々の診療にあたっていただきたい。

参考文献

1) 日本呼吸器学会呼吸器感染症に関するガイドライン作成委員会．成人院内肺炎診療ガイドライン．東京：日本呼吸器学会，2008.

2) American Thoracic Society, Infectious Diseases Society of America. Guidelines for the management of adults with hospital-acquired, ventilator-associated, and healthcare-associated pneumonia. Am J Respir Crit Care Med 2005；171：388–416.

3) Luna CM, Blanzaco D, Niederman MS, et al. Resolution of ventilator-associated pneumonia：prospective evaluation of the clinical pulmonary infection score as an early clinical predictor of outcome. Crit Care Med 2003；31：676–82.

4) Dellinger RP, Levy MM, Carlet JM, et al. Surviving Sepsis Campaign：International guidelines for management of severe sepsis and septic shock：2008. Crit Care Med 2008；36：296–327.

5) 嚥下性肺疾患研究会．嚥下性肺疾患の診断と治療．東京：ファイザー，2003.

6) Shigemitsu H, Afshar K. Aspiration pneumonias：under-diagnosed and under-treated. Curr Opin Pulm Med 2007；13：192–8.

7) Papazian L, Bregeon F, Thirion X, et al. Effect of ventilator-associated pneumonia on mortality and morbidity. Am J Respir Crit Care Med 1996；154：91–7.

8) Marik PE, Careau P. The role of anaerobes in patients with ventilator-associated pneumonia and aspiration pneumonia：a prospective study. Chest 1999；115：178–83.

（国立循環器病センター心臓血管内科・呼吸器内科　佐田　誠）

I ICUの実例に学ぶ
3 ARDS

▶総　論

はじめに

ARDS/ALIの診断基準は急性発症、非心原性肺水腫による胸部単純X線写真上両側浸潤影を認め、Pa_{O_2} /F_{IO_2}が200以下をARDS、300以下200以上をacute lung injury (ALI) と定義している。わが国における疫学は明らかではないが、米国ではARDS/ALIは年間10万人あたり78.9人に発症し、全体死亡率は38.5%との報告がある[1]。死亡率は年齢が増すごとに増加する。その原因となる背景疾患は多岐にわたるが、9割は敗血症と肺炎、すなわち感染症に起因するものが大半を占める[2]。よってARDS/ALIの治療においては原因臓器を見極め、原因となった感染症のコントロールが不可欠である。そのため末梢血2セット採取による血液培養は必須である。原因微生物が同定できた際には感受性のある抗菌薬を早期に十分量経静脈的に投与すべきである。多くの施設では検査部に検体を依頼しても薬剤感受性が判明するまでには数日を要する。ARDS/ALIを発症する患者ではその数日が命取りになるため、考えうる起炎菌をカバーした広域抗菌薬をempiricに開始し、後に感受性の結果に従い狭域の抗菌薬に変更するDe-escalationと呼ばれる戦略を用いる。起炎菌をすみやかに同定し、長期にわたる広域抗菌薬使用を回避することは、患者の予後を改善するだけでなくICUでの耐性菌蔓延を防止する。

1. ARDS/ALIの治療

1)原因となる感染症のコントロール

ARDS/ALIの原因の6割を占める敗血症の治療を優先することはいうまでもない。感染臓器を同定し、血液培養や喀痰培養により起炎菌を同定する。感染臓器が判明すれば培養の結果を待たず、感染の種類によって頻度の高い起炎菌をターゲットに抗菌薬をempiricに開始する。肺炎では喀痰のグラム染色、尿路感染では膿尿のグラム染色、他に膿瘍のグラム染色などから起炎菌をある程度想定し抗菌薬の選択に役立てる。

感染を合併していないARDS/ALIに対しては抗菌薬の使用は必要ないとされているが、実際の現場では人工呼吸器装着、カテーテル留置、ステロイド使用などにより感染を発症しやすい状況にあり注意を要する。

2)薬物療法

ARDS/ALIに対して欧米諸国を中心にこれまでさまざまな臨床試験が施行されてきたが、その有効性が明確に証明された薬物療法は今のところ存在しない。1980年代には早期ARDSに対するグルココルチコイド大量療法いわゆるステロイドパルス療法の有効性を検証する多施設臨床試験が行われてきたが、ARDSの患者の予後を改善しないばかりか感染の機会を増加させ致死率を上昇させることが明らかになり、その有効性は否定された。また発症から2週間以上経過した後期ARDSにおけるステロイド少量投与も予後を改善しないと報告されている[3]。ただし、ニューモシスチス肺炎など特殊な病態でステロイドの有効性を示唆す報告も散見する。

2. 人工呼吸管理

ARDS/ALIの死亡原因は低酸素ではなく、多臓器不全である。近年、不適切な人工呼吸が肺胞や血管内皮を障害し、SIRSは助長され、多臓器不全を引き起こし、死に至らしめるventilator-induced lung injury（VILI）という概念が一般的になり、その病態には感染症に伴う高サイトカイン状態が密接に関与していると考えられている。そこでARDS/ALIに対する人工呼吸において肺胞過伸展と虚脱を防止することを目的とした肺保護換気戦略という概念が重要視されている。肺保護換気戦略の基本は肺過伸展と虚脱の予防である。換気圧を小さく高い平均気道内圧を保ち肺の虚脱を防止する新たな方法として筆者はairway pressure release ventilation（APRV）をよく使用いている。APRVという換気モードの詳細は総説[4]あるいは解説書[5]を参照していただきたい。APRVの最大の目的はガス交換を行う開通した肺胞数の確保と自発呼吸の温存である。高圧により肺胞内圧を維持し肺水腫の進行を防止する。肺胞内圧を高く維持するには、十分高い気道内圧と十分長い加圧時間が必要である。従来型換気法でのPEEP設定はせいぜい15 cmH_2O程度であり、重症肺では呼気相に肺胞内圧が低下し虚脱を生じる可能性がある。APRVでは20 cmH_2O を超えるCPAPを用い、0.4〜0.7秒という極端に短い開放相を用いるので肺胞内圧が吸気呼気ともに低下せず開通状態の維持に適している。

本書は感染症をターゲットにしているが、ARDS/ALIに対する人工呼吸についても興味をもっていただければ幸いである。以下に実例を挙げ当院での具体的な治療法を呈示する。

▶ 症例1　肺炎によるARDS－敗血症性ショックとともに呼吸器症状が出現した症例

【症例】

77歳、男性。

【診断】

肺炎球菌による市中重症肺炎。

【主訴】

呼吸困難。

【起炎菌】

***Streptococcus pneumoniae*；肺炎球菌。**

【既往歴】

喘息、肺気腫。

【現病歴】

上気道症状、意識障害を主訴に救急外来受診し、緊急入院となった。2日後、呼吸不全、発熱、低酸素血症のためICUに搬入された。

【入院時所見】

身長168 cm、体重52 kg、体温39.4℃、ドパミン補助下に血圧80/40 mmHg、心拍数140（心房細動）、無尿。

呼吸数40/回かつ酸素吸入下でPa_{O_2} 42 mmHg、Pa_{CO_2} 29.4 mmHg、HCO_3^- 21.5 mmol/L、頭痛、麻痺、項部硬直なし。

【入院時検査】

末梢血液：白血球数680/mm^3（好中球50%）、血小板数11.3万、PT 17.8秒（PT% 51.7）、APTT 44.5秒、Fib 44 μg/L、ATIII 40%、FDP 12.1 μg/L

画像所見：胸部単純X線写真、CT像で両側浸潤影を認めた（図1）。

細菌学的所見：尿中迅速抗原、喀痰グラム染色、血液・喀痰培養でいずれも*S. pneumoniae*を認めた（第5病日にペニシリン感受性***PSSP***と判明した）。

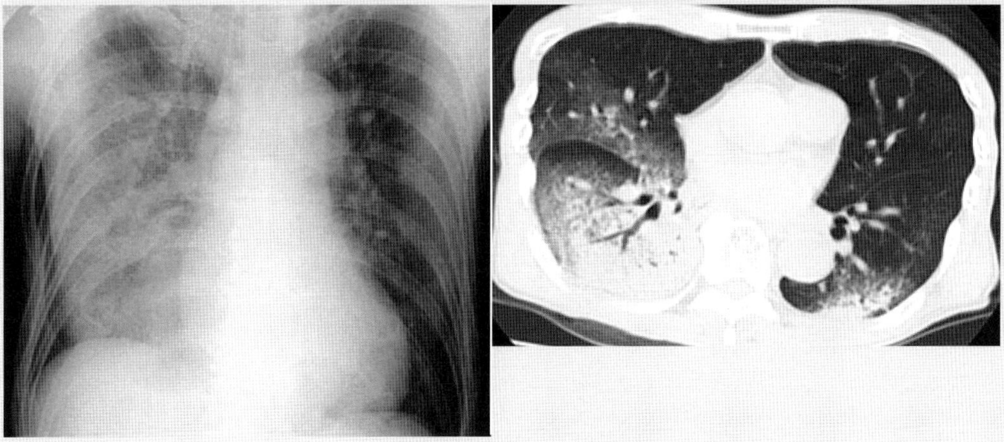

図1　症例1：入室時画像所見

両側浸潤影が確認できる。

【入院後経過】

❶ICU入室時のAPACHE IIスコア41点、SAPS IIで72点、推定死亡率は90%であった。

❷敗血症性ショックを呈していたため、気管挿管後surviving sepsis campaign guidelines[5]

のearly goal-directed therapy（EGDT）に従い、最初の5時間で約6Lの輸液負荷とドパミン8μg/kg/分、ノルアドレナリン0.18μg/kg/分の持続投与を行った結果、平均血圧＞65mmHg、中心静脈圧≧12cmH_2O、中心静脈血酸素飽和度＞65％を維持でき利尿も得られるようになった。

❸第2病日に白血球数が減少を続け（410/mm^3）、経胸壁心エコー（TTE）で左室駆出率（left ventricular ejection fraction：LVEF）が入室時40％（図2）から第3病日には26％と低下傾向を示したため、ドブタミン9μg/kg/分に加えアドレナリン0.01μg/kg/分を投与した。

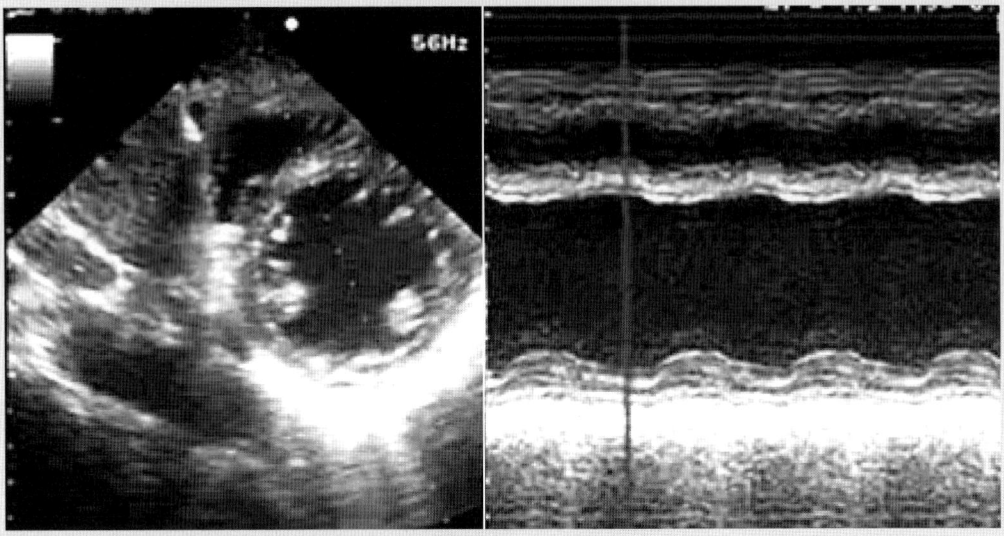

図2　症例1：心エコー図

❹人工呼吸管理では換気モードはairway pressure release ventilation（APRV）とし、TTEで右心機能を評価しながらP_{high} 22cmH_2Oで維持したところ、P/F比はAPRV開始時93.7から24時間後には337.7まで改善した（図3）。

❺抗菌薬は尿中抗原から肺炎球菌が起因菌として強く疑われたため**アンピシリン（ABPC）2g×6回（4時間ごと）1日12g**とし、ペニシリン中等度耐性肺炎球菌（penicillin-intermediate *S. pneumoniae*：PISP）に対して**パナペネム／ベタミプロン（PAPM/BP）1g×2回（12時間ごと）1日2g**も4日間追加した（図4）。

❻気管挿管後の気管支鏡では気管内にはまったく粘稠性のない鉄錆色の液体が大量に分泌されており、グラム染色で多数のグラム陽性双球菌が確認された。白血球はまったく認められなかった。

❼ポリミキシンB固着カラムによる直接血液浄化（PMX-DHP）を2日間各8時間以上行った。顆粒球コロニー形成刺激因子を2日間投与したところ、第3病日には好中球数は2,000

以上と回復し、それとともに全身状態も改善傾向となった。

❽心不全は好中球数の増加に並行して改善し第6病日にはカテコラミンからほぼ離脱(図5)した。第30病日に人工呼吸を離脱して一般病棟に転出、第62病日に独歩退院した。

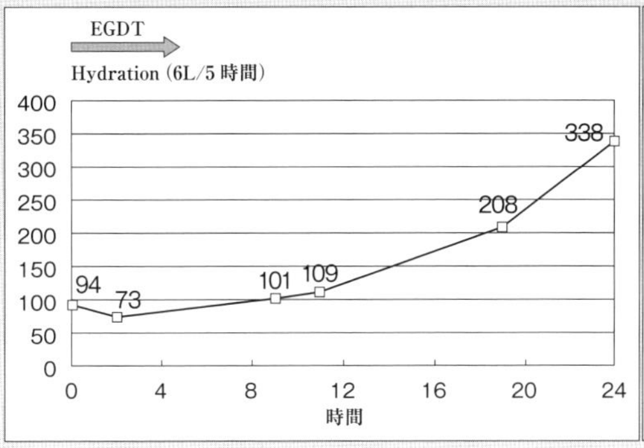

図3　症例1：人工呼吸開始後24時間のP/F値の推移

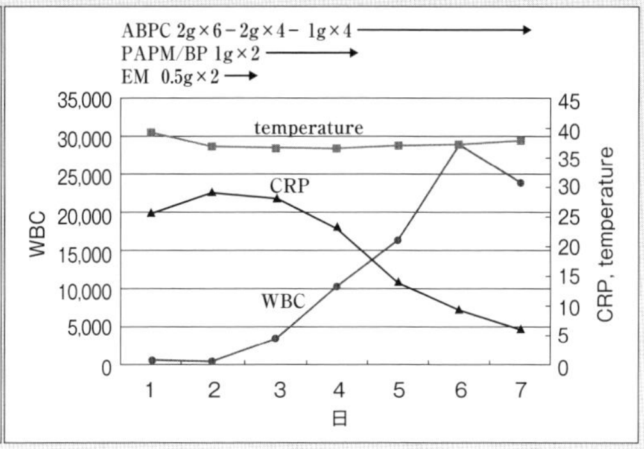

図4　症例1：末梢血白血球数、CRP、体温ならびに抗菌薬の投与推移

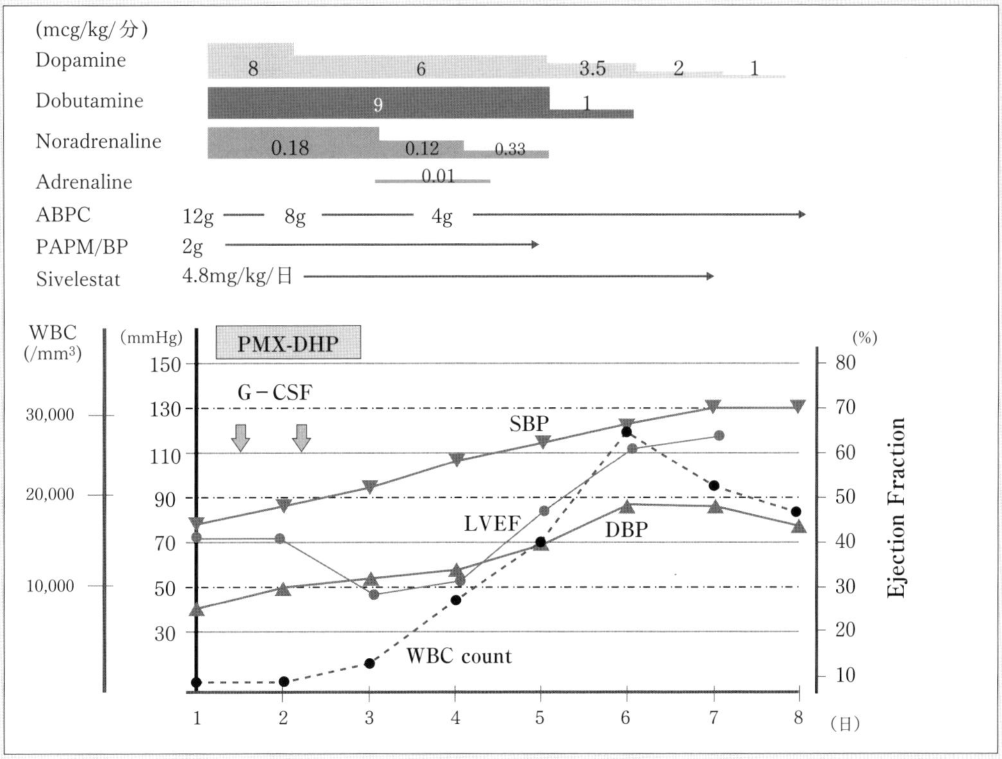

図5　症例1：循環動態と白血球数、左室駆出率との関係

3 PODに白血球数増加とともに循環動態の著明改善がみられた。

【起炎菌に関するコメント】

***Streptococcus pneumoniae*；肺炎球菌**

巻末の *Streptococcus pneumoniae*；肺炎球菌の項参照。

【症例に関するコメント】

本症例は喀痰のグラム染色でグラム陽性双球菌が多数検出された時点で、肺炎球菌をターゲットに初期治療を開始している。後にこれが培養でPSSPであることが判明し、PSSPによる重症肺炎と確定診断した。臨床症状から敗血症による心不全を合併したARDSと診断を下した。重症敗血症による中枢神経症状として意識障害、せん妄が高率に出現する。

【治療に関するコメント】

❶本症例は劇症化した肺炎球菌感染症にも関わらず、緊急入院からICUへの入室が2日後と初期治療が遅れていることから、状態が安定するまで考えうるあらゆる治療を施した。初期に行ったPMX-DHPには十分なRCTが存在せず、いまだ議論の分かれるところである。しかしながら、本症例のようなAPACHE IIスコアが41点と極めて予後不良の重症例では抗菌薬の効果が表れるまでの時間稼ぎとして選択されるべきと筆者は考えている。

❷ARDSの輸液療法では最近RCTが行われ[6]輸液制限が患者の予後を改善する。しかし、敗血症性ショックを起因とするARDSにおいては、敗血症ショック発症早期6時間以内についてはEGDTに基づいた大量輸液は臓器血流を維持しMOFを回避するために必須である。この二つの相反した治療を行うために、本症例ではAPRVという特殊換気モードを用いた。大量輸液の際も十分な酸素化を維持できた。APRVは通常のモードに比べ高い平均気道内圧を維持できるため、大量輸液で肺血管外水分量が増加しても肺酸素化能を維持できることが大いなる利点である。敗血症ショックにおける十分な循環血液量の維持とその副作用である低酸素血症をAPRVにより回避できたことは本症例の救命に大きく貢献した。

❸本症例でのもう一つの重要なポイントは心機能低下である。敗血症での心不全合併は珍しくない[7]がARDSの診断基準に心原性肺水腫の除外が含まれるためか認識が低い。その特徴はdiffuse hypokinesis（図5）で感染症の治癒に伴い自然に回復する。その評価に心エコーは欠かせない。本症例では、顆粒球コロニー形成刺激因子に反応し白血球数が増加するまでの3日間は心機能が悪化し続けたが、白血球数増加に伴い自然治癒

した。入室時のBNPは361 pg/mLで経過中大幅な変動はなく過去の報告[7]と一致した。このような場合、ARDSの人工呼吸戦略で推奨されている高いPEEPが右心系にとって大きな負荷となる[8]。ARDS治療では、ある臓器の治療が他臓器の負荷となる場面によく遭遇する。集中治療では治療のトリアージや優先度が非常に重要であり、その決断が運命を分けることは珍しくない。本症例では心機能を優先し、当初は酸素化能がギリギリ維持できる圧(22 cmH_2O)を設定し、抗菌療法が奏効したと判断できた4日目に十分な陽圧として27 cmH_2Oに設定しなおした。

❹腎不全は入室当初に限定された。EGDTにより十分な輸液負荷を行った後は利尿が得られ、抗菌療法も最大投与量で行うことができた。敗血症ショックでは大量輸液により十分な腎血流を維持しながら抗菌薬を十分量投与することが不可欠である。腎不全を恐れるあまり中途半端な量を投与していたのでは救命も腎保護もできないと筆者は考えている。

▶症例2　肺炎によるARDS－敗血症性ショックが先行し呼吸器症状が遅れた症例

【症例】

54歳、男性。身長176 cm、体重60 kg。

【診断】

肺炎球菌による市中重症肺炎。

【起炎菌】

***Streptococcus pneumoniae*；肺炎球菌。**

【既往歴】

胃癌で1年前に遠位胃切除術を施行。

【現病歴】

2日前より悪寒発熱あり。近医で胸部単純X線写真上右上中肺野に異常陰影を指摘され、当院受診。来院時低酸素血症もあり入院となった。

【入院時所見】

体温38.3℃、ドパミン8 μg/kg/分、ノルアドレナリン0.02 μg/kg/分補助下に血圧90/60 mmHg、心拍数90（洞調律）、呼吸数22～30/回、50%酸素吸入下（ベンチュリーマスク使用）でPa_{O_2} 96mmHg、Pa_{CO_2} 31mmHg、HCO_3^- 18.1 mmol/L。

大葉性肺炎の診断で入院後酸素化は維持され酸素療法で対応可能であった。その後血圧低下が顕著となり、意識障害も出現したためICUに搬入された。心エコー上前壁〜側壁の壁運動低下を認めた。ICU入室時のAPACHE IIスコアは21点、SAPS IIは38点であった。

【入院時検査】

末梢血液：白血球数3,080/mm^3（好中球84%）、血小板数8.5万、PT-INR 1.61、APTT 41.2秒、Fib 248μg/L、ATIII 49%、FDP 8.6μg/L、D-dimer 3.37μg/L、乳酸3.4mmol/L、CRP 18.51mg/dL、TP 4.4mg/dL、BUN 38.9mg/dL、Cre 2.78mg/dL。

画像所見：胸部単純X線写真では右大葉性肺炎。CT像で左下葉背側にも浸潤影を疑った(図6)。

細菌学的所見：尿中肺炎球菌迅速抗原陽性で、喀痰培養でも*S. pneumoniae*が確認された。

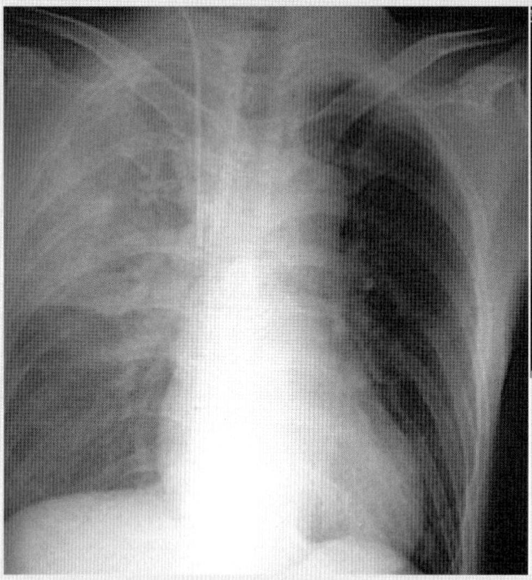

(a)胸部単純X線写真

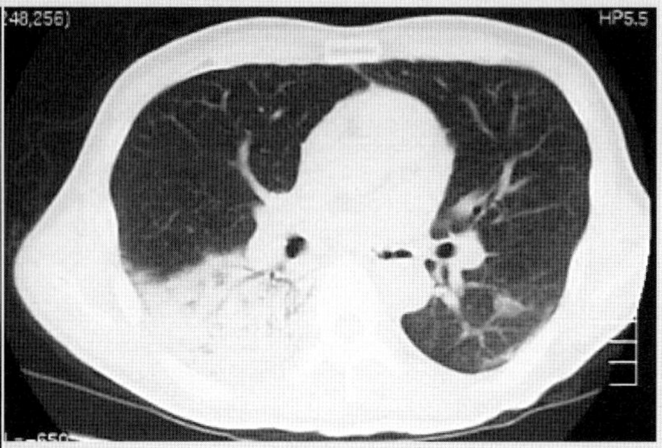

(b) CT像

図6　症例2：ICU入室直前

【入院後経過】

抗菌薬はMEPM 0.5g×3(8時間ごと)1日1.5g、**ミノサイクリン(MINO)1日200mg(経口分2)**であった。

第3病日　肝機能障害が出現したためMINOを中止した。

第4病日　酸素化が低下しはじめ、発熱と白血球増多も伴った。誤嚥を疑い**スルバクタム/アンピシリン(SBT/ABPC)1.5g×3(8時間ごと)1日4.5g、パズフロキサシン(PZFX)1,000mg×1(24時間ごと)**が2日間投与されたが、酸素化は悪化し続けた。

第6病日　**パニペネム/ベタミプロン(PAPM/BP)1g×2回(12時間ごと)1日2gとバンコマイシン(VCM)0.5g×4(6時間ごと)1日2g**が開始された。この経過中の血液・喀痰の培養はすべて陰性であった。酸素療法のみでの維持が困難となり一時的にNPPVを導入したが、悪化がとまらず5時間後に気管挿管となった。APRVでF_{IO_2} 0.7、P_{high} 25 cmH_2O、T_{high} 6秒、T_{low} 0.8秒で開始し、3時間後にはF_{IO_2} 0.5でPa_{O_2}は132と改善した。

第13病日　酸素化が安定したため人工呼吸の離脱が開始され、第15病日に抜管した(図7)。

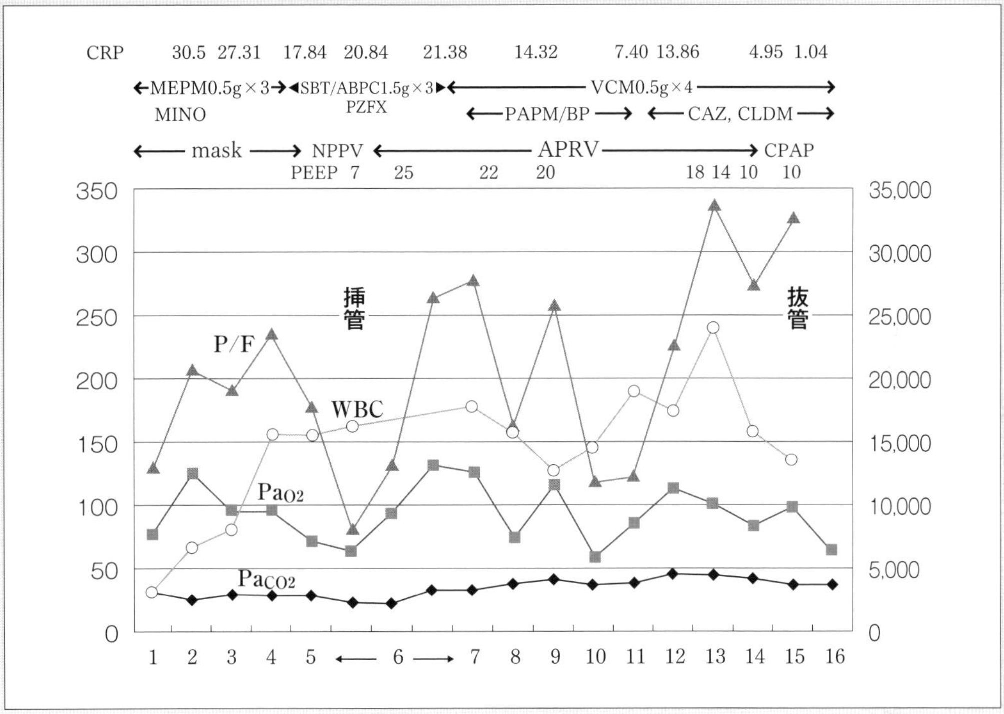

図7　症例2：経過

【起炎菌に関するコメント】

***Streptococcus pneumoniae*；肺炎球菌**

巻末の *Streptococcus pneumoniae*；肺炎球菌の項参照。

【治療のまとめ】

❶本症例の第一の反省点は入室当初呼吸器症状が顕著ではなかったにもかかわらず、入室5日目にARDSを発症したことである。この原因が抗菌療法によるのか、誤嚥性肺

炎を合併したせいなのか、すぐに挿管せずかつ呼吸器症状が改善しないにもかかわらずNPPVに固執しすぎた(delayed intubation)点にあるのか、あるいはそのいずれもが原因なのか検討を要する。肺炎球菌の肺胞への細胞傷害性は強く、たとえ感受性のある抗菌薬を適切に使用しても、ARDSだけが勝手に進行してしまうことも多い。

❷第二の反省点は抗菌薬を次々に変更したことである。後の培養がすべて陰性であったことから、初期治療で用いたMEPMが有効であった可能性は高い。有効な抗菌薬を用いても回復に時間を要する場合には、抗菌薬を変更せずに患者の回復を忍耐強く待つことも、重症感染症を治療する上では時に必要である。

❸第三の反省点は入室時にクレアチニンの上昇があり、腎不全への進行を危惧して抗菌薬が十分量投与されなかった点である。第2病日には1.14と正常化していたため腎機能の再評価を早期に行うべきであった。

▶症例3 腹腔内感染症によるARDS

【症例】

82歳、男性。身長160cm、体重50kg。

【診断】

小腸穿孔による汎発性腹膜炎。

【起炎菌】

腸内細菌による混合感染。

【既往歴】

30年前に遠位胃切除術施行。15年前よりDM。

【現病歴と術中所見】

突然腹部全体の痛みを訴え救急外来受診。イレウスと汎発性腹膜炎の診断で外科入院となる。WBC 1,670と白血球減少を認めたため緊急手術を行ったところ、小腸は一部穿孔し、イレウスのため腸管内容物が大量に腹腔内に流出していた。絞扼性イレウス解除、小腸切除、腹腔ドレナージを施行。術中循環動態が安定せず経食道エコーを施行したところ、左室の広汎な壁運動の低下を認め、代謝性アシドーシスが持続した。

【ICU入室時検査】

末梢血液：白血球数3,460(Neut 67%)、血小板13.8万、TP 3.6g/dL、Alb 2.4g/dL、T-Bil 2.1 mg/dL、BUN 31.4mg/dL、Cr 1.08mg/dL、CRP 7.08mg/dL、血糖234mg/

dL、PT-INR 1.37、APTT 41.4秒、Fib 182 μg/L、FDP 8.7 μg/L、AT-III 38 %、D-dimer 4.40 μg/L。

細菌学的所見＜術中腹腔内貯留液の培養結果＞：

Klebsiella oxytoca 1＋、***Citrobacter freundii*** 少数、***Enterococcus faecalis*** 1＋、好気性グラム陽性桿菌 少数、***Clostridium perfringens*** 数個。

【ICU入室後経過】(図8)

緊急手術後症状は安定していたが、挿管下にICUに入室した直後からショック症状が顕在化し、輸液負荷(1.5L)、ドパミン6 μg/kg/分、ノルアドレナリン0.02 μg/kg/分を投与しつつPMX-DHPを施行した。ICU入室後の血液、喀痰、カテーテルの培養はすべて陰性であった。

抗菌薬は**イミペネム/シラスタチン(IPM/CS) 0.5 g × 4 (6時間ごと) 1日2 g**を投与した。DMに対しインシュリン強化療法を行った。血圧低下はPMX-DHP療法によってすみやかに軽快し、PMX-DHP開始後1時間半でノルアドレナリンから離脱した。DICによるAT III欠乏に対しAT-III製剤を投与した。

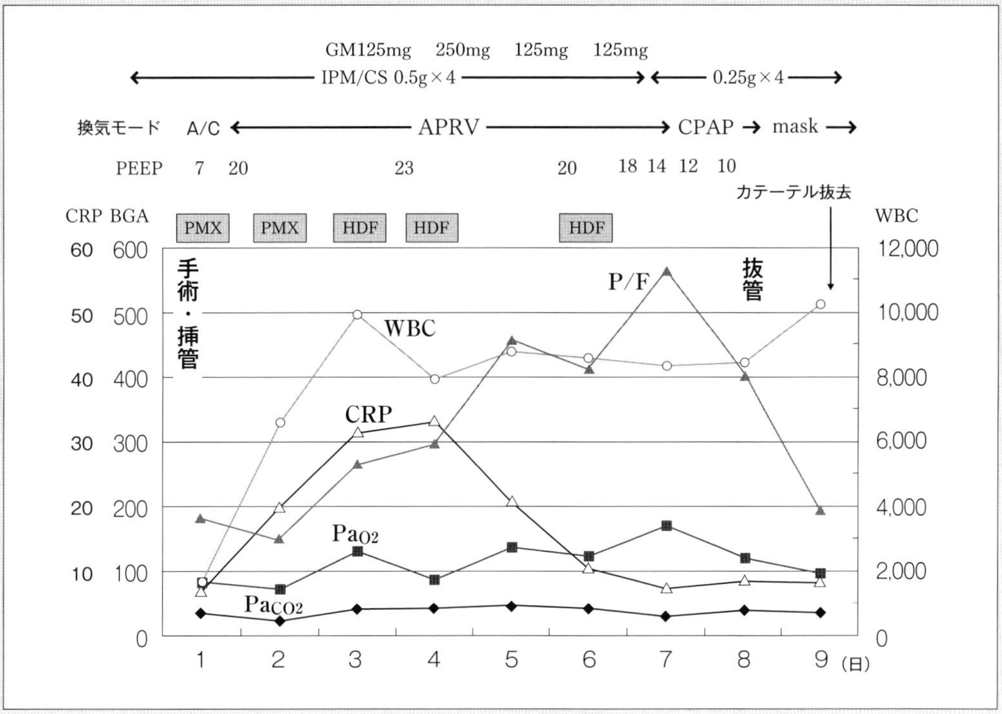

図8 症例3：経過

第1病日　再度血圧低下、尿量減少がみられた。血圧低下はカテコラミン抵抗性であったためバゾプレッシン2U/時の持続投与を開始し、再度PMX-DHPを施行。同時に腎保護のためHDFを3日間施行。敗血症ショックに対して**IPM/CS**に加え、**ゲンタマイシン(GM) 125mg**×1(24時間ごと)を4日間併用。

第2病日　白血球数は9,000を超えバイタルサインも安定したが、凝固系異常は遷延。胸部単純X線像でも両側浸潤影が出現し(**図9b**)、P/Fは150まで低下した。心エコーではLVEFは70%以上であった。換気モードをAssist/Control (A/C) モード (F_{IO_2} 0.6、換気圧30/7cmH_2O、吸気時間1.8秒)からAPRV(F_{IO_2} 0.5、$P_{high/low}$ 20/0cmH_2O、$T_{high/low}$ 13/0.8秒)に変更した。

第3病日　酸素化改善が進まないためP_{high} 23cmH_2Oとした。

第4病日　炎症データが改善傾向となり酸素化も改善してきた。鎮静を浅くして自発呼吸を出し、離脱に向けて調整を開始した。

第8病日　抜管し、以後呼吸補助は不要であった。

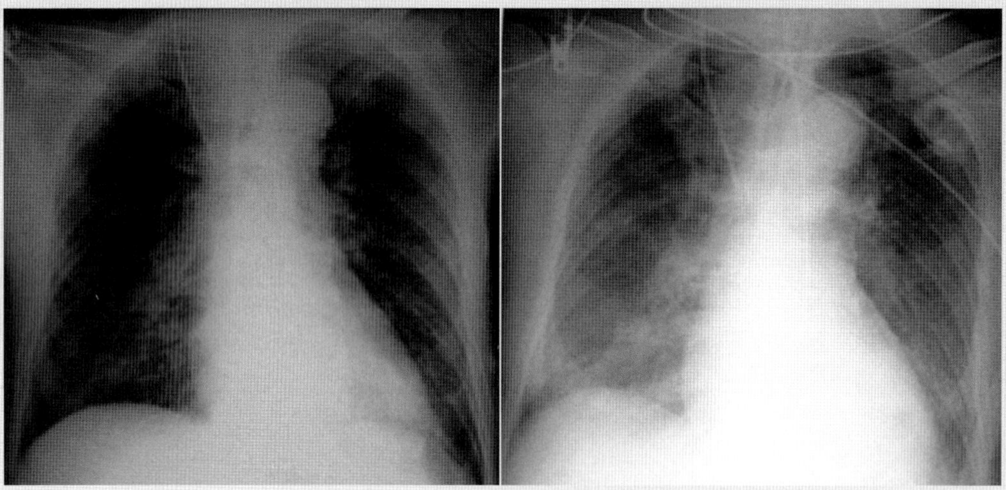

(a)術直後　　(b)術後2日目

図9　症例3：胸部単純X線写真

【起炎菌に関するコメント】

腸内細菌属

腸閉塞を合併した消化管穿孔による汎発性腹膜炎であり起因菌はグラム陰性桿菌や嫌気性菌を第一に考え、初期治療IPM/CS＋GMを開始した。

巻末の*Klebsiella oxytoca*；クレブシエラ・オキシトカ、*Citrobacter freundii*；シトロバクター・フロインディ、*Clostridium perfringens*；クロストリジウム・パーフリンゲンスの項を参照。

【腹腔内感染症に関するコメント】

腹腔内感染症ではグラム陰性桿菌と嫌気性菌が主として関与しており、腸球菌は通常の場合治療対象とはならない。既往に胃切除による入院歴と肺気腫・喘息に対する抗菌薬の投与歴もあることから比較的耐性の起因菌の存在も考慮した。

【治療のまとめ】

❶本症例は顆粒球減少を伴う重症例であり、さらに重症化する要素が多く予備力も少ない最重症と考えた。

❷抗菌薬はIPM/CSを保険最大投与量の2gを用いたが、汎発性腹膜炎による敗血症ショックを予防できなかった。そこで、抗菌薬の効果を待つ間PMX-DHPを2日間施行し、第3病日には相乗効果をねらってGMの1回投与を4日間行った。

❸酸素化の悪化は重篤ではなかったが、VILIの予防のために肺保護戦略としてAPRVを用い虚脱防止に努めた。

▶症例4　抗菌薬の変更により軽快したARDS

【症例】

75歳、男性。身長164cm、体重47kg。

【診断】

院内肺炎(hospital-acquired pneumonia：HAP)、誤嚥性肺炎。

【起炎菌】

***Pseudomonous aeruginosa*；緑膿菌、*Escherichis coli*；大腸菌、*Klebsiella pneumoniae*；肺炎桿菌**などによる混合感染。

【既往歴】

胸部大動脈瘤で弓部人工血管全置換術(TAR)施行。2年前に胃癌で胃全摘術施行。

【現病歴】

7日前TAR施行後第2病日抜管。一般病棟に帰室したが、未明に呼吸状態が悪化し誤嚥の疑いでICUに緊急搬送された。術前スクリーニングで鼻前庭にMRSAを保菌していた。

【ICU入室後経過】

気管挿管後人工呼吸が開始されたが、A/C下にPEEP 12 cmH_2Oでも酸素化の改善は悪かった。一時的に血圧が低下し、カテコラミンのサポートが必要であった。P_{high} 26 cmH_2OでAPRVを行ったところ、P/Fは169から290へと改善した。

胸部CTでは両背側に肺胞虚脱を認め、高圧により再開通した所見がみられた(図10b)。しかし、その後P/Fは増加せず再開通が不十分と考えられたので、APRVの圧を27～30 cmH_2Oに上昇させたがP/Fは300を超えなかった。

抗菌薬はMRSA保菌者用の古いプロトコールにより術直後から**テイコプラニン(TEIC) 400mg×1(24時間ごと)、アミカシン(AMK) 200mg×2(12時間ごと)1日400mg**が連日投与されていた。

再挿管後3日間観察したが酸素化も画像も改善がないため、感染巣の精査ならびに抗菌薬の再考が必要であった。CTでは明らかな縦隔洞炎の所見はなく血液培養も陰性であった。胸部単純X線写真では右肺内側の浸潤影が持続しており、この部位の感染の可能性が

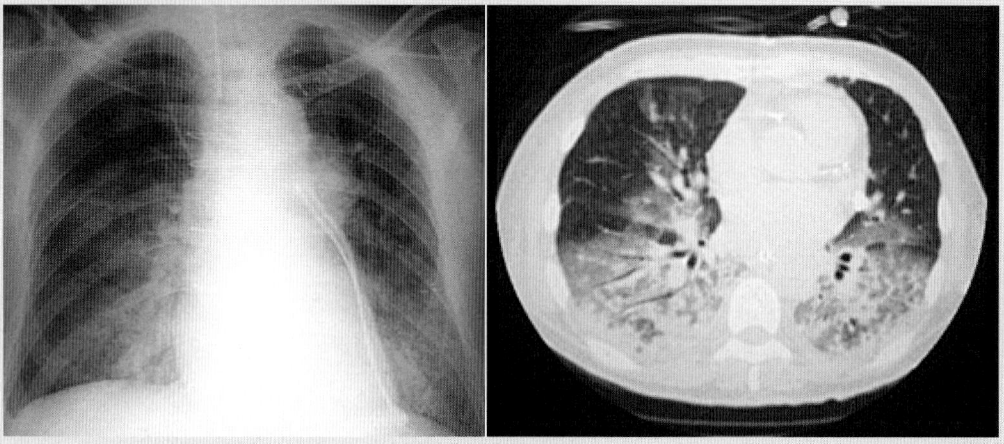

(a)胸部単純X線写真　　(b)CT

図10　症例4：画像所見

高いと考えた。

喀痰培養では、*P. aeruginosa*、*E. coli*、*K. pneumoniae* などグラム陰性桿菌が複数同定された。抗菌薬を**モダシジム（CAZ）2g × 2（12時間ごと）1日4g**への変更が行われた。CAZ投与3日後（人工呼吸開始8日目）に感染所見は改善し、人工呼吸から離脱した（図11）。

反回神経麻痺による声帯の可動性制限が認められ、経口摂取は危険と考えられた。

第23病日に気管切開し、嚥下訓練などを経て約6カ月後独歩退院した。

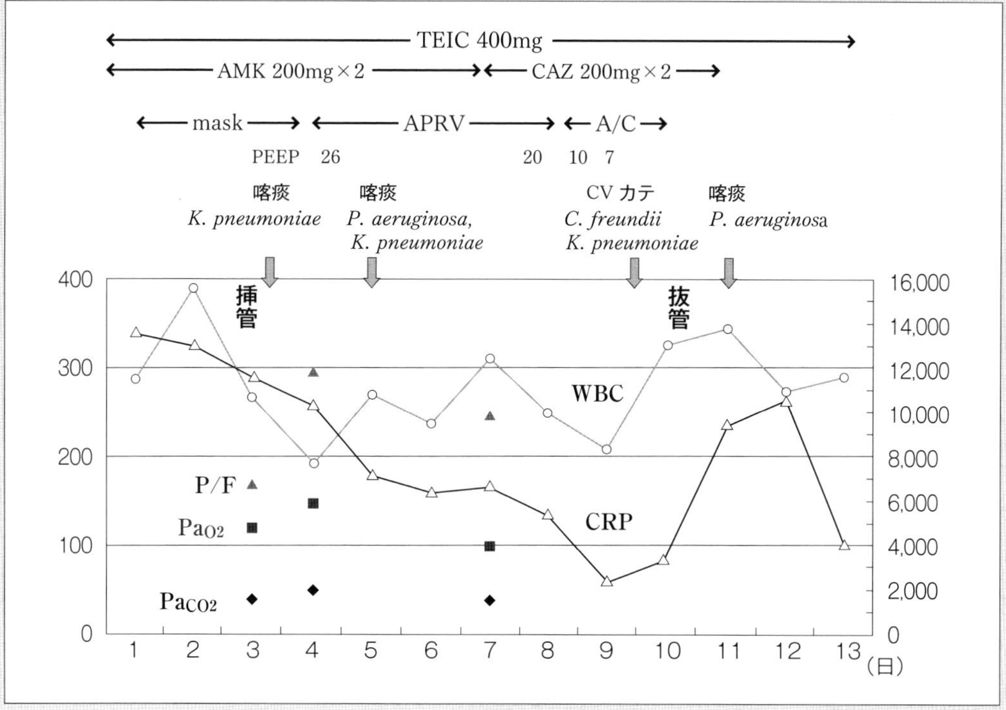

図11　症例4：経過

【起炎菌に関するコメント】

***Pseudomonous aeruginosa*；緑膿菌、*Escherichis coli*；大腸菌、*Klebsiella pneumoniae*；肺炎桿菌**などによる混合感染。

巻末の *Pseudomonous aeruginosa*；緑膿菌、*Escherichis coli*；大腸菌、*Klebsiella pneumoniae*；クレブシエラ・ニューモニエの項を参照。

【緑膿菌による院内肺炎に関するコメント】

❶抜管後院内肺炎の起因菌であるので緑膿菌を含むいわゆるSPACE属（**S**erratia marcescens、**P**seudomonas aeruginosa、**A**cinetobacter、**C**itrobacter、**E**nterobacter）と嫌気性菌を想定すべきであろう。近年、院内肺炎の起炎菌である口腔内嫌気性菌におけるCLDMへの耐性菌が増加している。嫌気性菌への対処であればSBT/CPZも十分な効果があるが、緑膿菌への効果が期待できないことから、誤嚥性肺炎への対策は緑膿菌を視野に入れるかどうかが決め手となる。

❷人工呼吸関連肺炎（ventilator-associated pneumonia：VAP）の予防はすみやかな人工呼吸からの離脱である。ただし、抜管後は一時的に声帯の可動性制限があり誤嚥のリスクとなるため、抜管後早期は十分な監視が必須となる。VAP防止策としてventilator bundleという安価でどこでもできる方法が推奨されている。これは、1）頭位挙上30～45度、2）毎日鎮静からの覚醒を確認（深鎮静の防止）、3）毎日人工呼吸からの離脱、4）深部静脈血栓症の予防、5）ストレス潰瘍の防止、から成り立っている。本症例もこのventilator bundleを使用し呼吸状態の改善が得られた。

【治療のまとめ】

❶本症例は誤嚥のため緑膿菌によるHAPあるいはVAPから敗血症性ARDSを生じたと考えられる。緑膿菌の耐性率は施設や地域で異なることからアンチバイオグラムに基づいた治療薬の選択が望ましい。当院のアンチバイオグラムではPIPCのほうがCAZよりも耐性率が低いが主治医科の希望でCAZを選択した。

❷心臓血管外科領域の感染症ではブドウ球菌対策は重要であり、施設によりさまざまな対策を行っている。当院では主治医科の旧プロトコールが使用され、MRSA保菌者である本症例に対してTEICとAMKが予防投与されていた。ただしAMKの投与量は4mg/kgと十分ではなかった。

❸本症例では、胃全摘の既往、反回神経が手術操作を受けた可能性、人工呼吸中という誤嚥ハイリスク患者であることから、通常の症例よりも誤嚥対策を十分に行う必要があった。鑑別のためにCT検査は必須であった。筆者は安全にCT検査ができるよう移動用の人工呼吸器（Oxylog 3000）とモニタリング装置を準備している。APRVの換気パターンはよほど習熟した医師でない限り用手的に行うことは難しく、移送用人工呼吸器は欠かせない。現在、Oxylog 3000の使用によりARDS全症例で必要な時期にCT検査を行うことが可能となり、ARDSの診断におおいに役立っている。

❹本症例で興味あるのは人工呼吸により「リクルートメント」と呼ばれる、虚脱肺胞の再開通を行った後の経過である。高圧による人工呼吸で虚脱部位が含気をとりもどし

たせいか、酸素化と胸部単純X線所見は改善したが、図で示したとおり、右下葉内側部の浸潤影は残存しP/Fは200台から上昇しなかった(肺胞虚脱に対しリクルートメントが十分に達成されると、通常P/Fは400以上となる)。本症例で用いた換気圧自体は十分なレベルであることから、ALI/ARDSによる肺血管透過性亢進が残存し酸素化改善が得られなかったと考えるべきであろう。このようにARDS治療において人工呼吸設定は病態の評価にも役立ち、治療戦略のなかで極めて重要な位置を占める。

❺人工呼吸による改善が思わしくない場合は、原疾患の治療が不十分でないか、細部にわたり検討を重ねる必要がある。感染性ARDS治療においては、感染のコントロールについて絶対に妥協してはならないことをあらためて痛感した1例であった。

▶おわりに

最近1年8カ月の集計では、30例のALI/ARDSのうち死亡6例、生存24例であった。この成績を支えているのは中央診療部門である感染症科、血液浄化部、麻酔科ICUチームによる連携である。感染症科の藤純一郎先生、平井由児先生、相野田祐介先生、血液浄化部の菊地勘先生にはこの場を借りて深謝したい。また、筆者らの時には過激な話に耳を傾けてくれた主治医科医師にも心から感謝している。

参考文献

1) Rubenfeld GD, Caldwell E, Peabody E, et al. Incidence and outcomes of acute lung injury. N Engl J Med 2005；353：1685-93.
2) Hemmila MR, Napolitano LM. Severe respiratory failure: advanced treatment options. Crit Care Med 2006；34：S278-90.
3) Steinberg KP, Hudson LD, Goodman RB, et al. Efficacy and safety of corticosteroids for persistent acute respiratory distress syndrome. N Engl J Med 2006；354：1671-84.
4) Habashi NM. Other approaches to open-lung ventilation: airway pressure release ventilation. Crit Care Med 2005；33：S228-40.
5) 小谷　透. ALI/ARDSに対するAPRV. 人工呼吸 2008；25-2：114-9.
6) Dellinger RP, Levy MM, Carlet JM, et al. Surviving Sepsis Campaign: international guidelines for management of severe sepsis and septic shock：2008. Crit Care Med 2008；36：296-327.
7) Wiedemann HP, Wheeler AP, Bernard GR, et al. Comparison of two fluid-management strategies in acute lung injury. N Engl J Med 2006；354：2564-75.
8) Maeder M, Fehr T, Rickli H, et al. Sepsis-associated myocardial dysfunction: diagnostic and prognostic impact of cardiac troponins and natriuretic peptides. Chest 2006；129：1349-66.
9) Jardin F, Vieillard-Baron A. Is there a safe plateau pressure in ARDS? The right heart only knows. Intensive Care Med 2007；33：444-7.

(東京女子医科大学麻酔科学教室・集中治療室　小谷　透)

④ 細菌性髄膜炎

▶総　論

はじめに

髄膜炎は「神経学的エマージェンシー」、「内科エマージェンシー」と呼ばれ、疑えば可及的速やかに必要な検査を行いつつ、遅れることなく治療を開始しなければならない重篤な感染症である。髄膜炎診療の詳細は、成書[1)2)]、欧米のガイドライン[3)]やレビュー[4)5)]、2007年発行の本邦の「細菌性髄膜炎の診療ガイドライン」[6)]などに譲り、この項では、成人の細菌性髄膜炎診療に重要なポイントを整理しておく。

1. 起炎菌

日本では、細菌性髄膜炎患者より分離された原因となる細菌を、大規模に集計した全国調査がないので、細菌性髄膜炎全国サーベイランス研究班(1999〜2004年)が収集した1000菌株以上の年齢別データが参考になる。これによると、6〜49歳の年齢層では、***Streptococcus pneumoniae***(肺炎球菌)が60〜65%、***Haemophilus influenzae***(インフルエンザ菌)が5〜10%、***Neisseria meninditidis***(髄膜炎菌)が5%未満、その他の細菌、真菌も5%未満となり、50歳以上では、*S. pneumoniae*が80%、その他の細菌、真菌が10%、***Staphylococcus aureus***(黄色ブドウ球菌)が5%を占める[6)]。成人では大半が肺炎球菌による髄膜炎で、インフルエンザ菌性は少ないと考えてよい。

2. 症状・所見

症状のなかで、**発熱、項部硬直、意識障害**が細菌性髄膜炎の古典的三徴であるが、細菌性髄膜炎患者なら事実上必ず一つは有する。逆に三徴すべてがなければ細菌性髄膜炎を否定できる。その他、頭痛、羞明、痙攣、神経学的局所症状、悪心・嘔吐などがみられる。頭痛に関しては、**Jolt accentuation of headache**(患者の頭部を水平方向に1秒間に2〜3回の速度で回旋させ、頭痛が増強する現象)が髄膜炎診断上、感度、特異度とも高く、疑い患者で陰性なら髄膜炎を除外してよいとされる[7)]。一方、髄膜刺激徴候(項部硬直、ケルニッヒ徴候など)は感度がいずれも低く診断に有用ではない。随伴症状として、点状出血や紫斑は、*N. meninditidis*菌血症、*S. pneumoniae*や*H. influenzae*による髄膜炎で出現することがあり注意したい。

3. 診断の流れ

呼吸や循環動態を安定させる処置をすみやかに実施しつつ、ただちに診断に移る。診断に必要な髄液グラム染色と培養を行うため、**髄液採取は原則実施すべき**である。しかし、腰椎穿刺による脳ヘルニアの危険を回避する目的で、①新たに発症した痙攣がある、②易感染状態にある、③頭蓋内占拠病変が疑われる(乳頭浮腫または神経学的巣症状)、④中等度以上の意識障害がある場合は、**腰椎穿刺前に頭部CT撮影**を実施する[5)]。占拠病変や重度の脳浮腫により生ずる脳偏位があれば腰椎穿刺は実施しない。ただ、**CT撮影前に、必ず血液培養2セット以上採取し、デキサメサゾンと抗菌薬を投与しておく**。CT撮影や入院手続きに時間が費やされ、治療が遅れることがあってはならない。**髄液のグラム染色の感度は50〜90%**と報告されているが、**特異度は100%**近いので、細菌性髄膜炎の確実な診断の助けとなる[5)]。細菌性とウイルス性髄膜炎を鑑別するべく、髄液中の白血球数、蛋白量、糖量の古典的な目安が成書に記載されているが、実際の診療上は判断に迷う場合も多く、細菌学的検査を基礎として、医師の総合的判断に委ねられる。

4. エンピリックに使用する抗菌薬

起炎菌として、*S. pneumoniae*、*H. influenzae*、*N. meninditidis*の3菌種を中心に、また、高齢者などでは***Listeria monocytogenes***(リステリア菌)も考慮に入れ、抗菌薬を含めた初回の静脈投与薬剤は、以下のような組み合せが標準的かつ実際的であろう[5)]。しかし、地域や施設の薬剤耐性菌頻度などのローカルファクターも考慮し最終決定したい。デキサメサゾンは、必ず抗菌薬投与の直前または同時に投与し、継続する場合は同量を6時間ごとに4日間まで使用する。

▷50歳未満の成人

- ●セフォトリアキソン(CTRX)2g またはセフォタキシム(CTX)2g
  - ・バンコマイシン(VCM)1g
  - ・デキサメサゾン(DEX)10mg

▷50歳以上の成人

- ●CTRX 2g またはCTX 2g
  - ・VCM1g＋アンピシリン(ABPC) 2g＋DEX 10mg

上記抗菌薬を初回以降も継続する場合は、CTRXは12時間ごと、CTXは4から6時間ごと、VCMは12時間ごと、ABPCは4時間ごとの投与が標準的である。

5. 起炎菌判明後に使用する抗菌薬

起炎菌が同定され、各種抗菌薬に対する感受性が判明すれば、その起炎菌による髄膜炎を治療するのに最も効果的で、かつ可能ならよりスペクトルが狭域の抗菌薬に変更する。詳細は米国感染症学会のガイドライン[3)]やサンフォード感染症治療ガイドライン[8)]に譲るが、ここでは、主要細菌別に第一選択となる抗菌薬を列挙する。

▷肺炎球菌

- ●ペニシリンG(PCG)MIC

- ＜0.1μg/mL　　ペニシリンG（PCG）またはABPC
- 0.1～1.0μg/mL　　CTRXまたはCTX
- ≧2.0μg/mL　　VCMおよびCTRXまたはCTX

●CTXまたはCTRX

- MIC≧1.0μg/mL　　VCMおよびCTRXまたはCTX

▷インフルエンザ菌

●β-ラクタマーゼ陰性　　ABPC

●β-ラクタマーゼ陽性　　CTRXまたはCTX

▷髄膜炎菌

●ペニシリンMIC

- ＜0.1μg/mL　　PCGまたはABPC
- 0.1～1.0μg/mL　　CTRXまたはCTX

▷リステリア菌　　ABPCまたはPCG

▷黄色ブドウ球菌

●メチシリン感受性（MSSA）　　CTRXまたはCTXまたはVCM

●メチシリン耐性（MRSA）　　VCM

▷表皮ブドウ球菌　　VCM

▷大腸菌その他の腸内細菌科　　CTRXまたはCTX

▷緑膿菌　　CAZまたはCFPM

6. 副腎皮質ステロイド薬の使用について

成人の細菌性髄膜炎治療において、抗菌薬に先行して投与ないし抗菌薬と同時に投与する副腎皮質ステロイド薬**デキサメタゾンは、肺炎球菌性髄膜炎の死亡率や後遺症率を有意に減少**させる。肺炎球菌以外の細菌性髄膜炎での有用性が確認されていないため、ガイドライン上も明確な言及は避けているが[3)]、初期評価時には起炎菌は不明のため、全症例での使用を推奨する専門家もいる。ただ、抗菌薬がすでに投与された症例では、結果を改善しないため投与すべきでないとしている。欧米のガイドラインでは、デキサメタゾンの1回投与量は10mgないし0.15mg/kgとなっているが、日本の臨床現場では2～3mgといったより少ない量で使用されることが多く、果たして患者の予後に影響を与えているのかどうか、適切に計画された研究もないため不明である。

7. ICUでのマネジメント

細菌性髄膜炎患者では、意識状態の変化、新たな神経学的所見の進展や微細な痙攣に注意し、興奮状態に適切に対応するため、ICUへの収容が推奨される。具体的なマネジメントは**表1**のような形となる。特に敗血症性ショックを伴う場合の循環動態の管理、合併する低ナトリウム血症への対応などが重要である。

表1　成人細菌性髄膜炎患者のICUでのマネジメント

●神経系ケア
• 脳ヘルニアの危険性：頭蓋内圧モニター、浸透圧利尿剤の投与 • 水頭症の危険性：髄液採取の反復、髄液ドレーン、脳室吻合術 • 痙攣の既往がある意識レベル変動患者：EEGモニタリング
●気道・呼吸器系ケア
• 意識状態が悪化する患者：人工呼吸器によるサポート
●循環系ケア
• 敗血症ショック患者：低容量ステロイド・カテコラミンなどの使用 Swan-Ganzカテーテル使用による血行動態の把握
●消化管系ケア
• 経管栄養の開始、proton-pump inhibitors予防投与
●その他のケア
• 深部静脈血栓症予防、血糖コントロール、体温管理

〔文献4)より引用、改変〕

▶症例1　肺炎球菌性髄膜炎

【症例】

30歳代、男性。

【主訴】

発熱、頭痛、悪心。

【既往歴】

20歳の時にバイク事故で**脾臓摘出**、食物・薬剤アレルギーなし。

【生活歴】

20歳頃まで喫煙歴あり(15本/日程度)、飲酒はしない。

【家族歴】

父に脳血管障害。

【現病歴】

入院2日前の夕方より37℃台の発熱あり、入院前日にかけて頭痛と悪心が出現し近医で点滴を受ける。しかし、発熱は38℃から39℃台となり、夜に頭痛が増強し鎮痛薬使用にても軽快しないため、翌未明に救急外来を受診し入院となる。

【入院時身体所見】

身長163cm、体重53kg、JCS10、体温38.5℃、脈拍116/分、呼吸数15/分、血圧140/94mmHg、Sp_{O_2} 99%。項部硬直陽性、ケルニッヒ徴候陽性、左上腹部に手術痕あり、深部腱反射は両肢とも亢進、出血斑を含む皮疹は認めず、その他特記事項なし。

【入院時検査所見】(異常値のみ)

末梢血液：WBC 15,700/μL、RBC 425万/μL、Hb 14.1g/dL、Ht 40.0%、Plt 19.4万/μL、PT(秒)11.7、PT(%)109.5、PT(INR)0.95、APTT(秒)31.0、Fib 537.0mg/dL、CRP 8.93mg/dL。

画像検査：頭部CTで出血性病変、腫瘍、脳室拡大などを認めず。

髄液：細胞数1,600/μL(多核球1,280単核球320)、蛋白239mg/dL、糖51mg/dL、Cl117mEq/L(深夜のため髄液グラム染色行われず)。

【入院後の経過】

❶臨床症候および髄液所見より細菌性髄膜炎と診断した。血液培養2セット採取ののち、**脾臓摘出歴**があることを考慮し、**肺炎球菌**、**インフルエンザ菌**、**髄膜炎菌**を起炎菌として想定し、抗菌薬としてセフトリアキソン(CTRX)とアミノベンジルペニシリン(ABPC)の2剤を選択し高用量ですみやかに投与された。**CTRX 2g×1回(24時間ごと)、ABPC 2g×6回(4時間ごと)1日12g**。

❷初回の抗菌薬投与前にデキサメサゾン(DEX)4mg/回も開始され、以後6時間ごとに4日間まで投与した。また、脳浮腫出現に備えてグリセオール200mL/回も8時間ごとに使用した。

❸入院当日、日中に実施された髄液グラム染色で起炎菌はグラム陽性双球菌と判明し、髄液ラテックス凝集迅速診断検査では肺炎球菌に凝集を認めた。

❹入院翌日には、髄液培養の結果**Penicillin susceptible *S. peumoniae* (PSSP)**：ペニシリン感受性肺炎球菌と判明した。また同日、入院時採取の血液培養2セットよりグラム陽性球菌が検出され、のちにこれもPSSPと判明した。髄液よりPSSPが検出されたことを受け、入院翌日にはCTRXを中止しABPCのみを同用量で続行した。

❺入院後に耳鼻科ならびに歯科口腔外科を受診するも、それぞれ副鼻腔炎・中耳炎や禹歯・歯周炎などは認められなかった。

❻入院当日中にはステロイド投与の影響もありほぼ解熱し以後ほぼ平熱となる。入院2日目に撮影された頭部MRIでも異常は認めなかった(図1)。

❼意識障害もなく悪心、嘔吐もみられず入院3日目には食欲も十分回復した。ただし、頭痛の軽快には1週間かかったが、ほぼ自制範囲のものであった。髄液所見の改善も極めて良好で、画像上も硬膜下貯留液、水頭症、脳膿瘍などはみられず、抗菌薬投与は14日間で終了した(図2)。

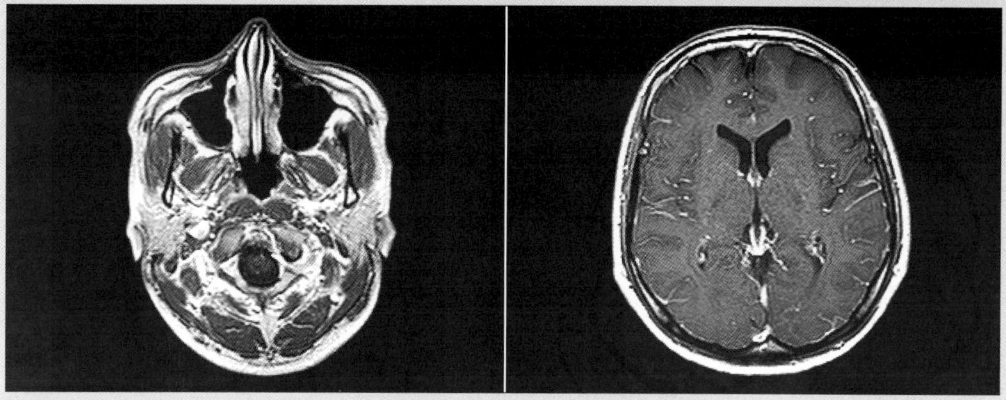

図1　症例1：入院2日目撮影の頭部MRI

髄膜炎として矛盾しない造影効果を脳表に認めるのみで、硬膜下貯留液、脳膿瘍、水頭症などは認めない。

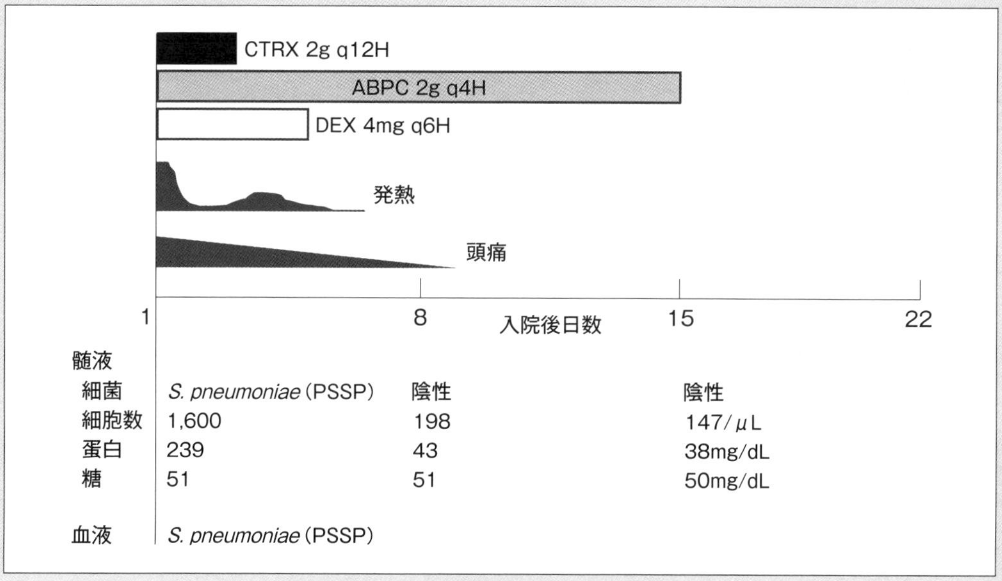

図2　症例1：経過表（肺炎球菌性髄膜炎）

髄液と血液からPSSPが検出された。起炎菌が同定され抗菌薬感受性も判明したため、ただちにエンピリック治療からABPCによる標的治療に変更した。約2週間の経過で髄液中の細胞数は減少し、蛋白量と糖量は正常化した。この所見により抗菌薬を終了した。

【治療に関するコメント】

❶30歳代とこのような若い症例の場合、エンピリックな抗菌薬選択は、VCM＋CTRXまたはCTXになると思いますが、何故CTRX＋ABPCを選択したのですか？

細菌性髄膜炎のかつてのエンピリック治療は、肺炎球菌、インフルエンザ菌、髄膜炎菌の3種にリステリア菌を加えてカバーする、このCTRX＋ABPCでよかったのですが、近年Penicillin resistant *S. peumoniae*（PRSP）：ペニシリン耐性肺炎球菌の検出増加からVCMと第3世代セフェムの組合せが使用されるようになりました。しかしわれわれの施設では、すべての細菌検査材料からのPRSPの検出は非常に少なく、2006年、2007年の2年間を合わせても、全肺炎球菌分離株のうち4.9%を占めるのみです。さらに、最近7年間でPRSPによる髄膜炎は1例もありませんでした。このような当施設のローカルファクターを考慮すると、エンピリック治療として、VCM＋第3世代セフェムの組合せを奨めてはいますが、PRSP保菌の可能性が推定される、難治性や反復性の中耳炎がある患者などでない限り、第3世代＋ABPCの使用も可としています。年齢からするとリステリア菌が起炎菌である可能性は低いので、第3世代セフェム単独を選択できるかもしれません。ただし、脾臓摘出の既往がありますので、VCM＋CTRXまたはCTXを選択する方が無難と思われます。このように、施設や地域ごとに、各検出菌の抗菌薬感受性を把握しながら、施設でのエンピリック治療の組合せを考えればよいと思います。

❷初回の抗菌薬投与前に使用したDEXは4mgと量が少ないようですが、これで良いのでしょうか？

総論にも少し記載しましたが、欧米のガイドライン上は1回10mgないし0.15mg/kgを使用します。しかし60kgの患者でも体重換算で1回投与量は9mg、1日投与量は36mgとなり、この量は日本での臨床上多すぎるのではないかと敬遠されるようです。日本での実際の使用量で十分効果があるのか、少量ではやはり効果はなく、ただ使用せずとも後遺症が残らなかっただけなのか、検討した研究がないのでよく分かりません。ただ、欧米の使用量にエビデンスがあることは間違いないでしょう。

▶症例2 髄膜炎菌性髄膜炎

【症例】

30歳代、女性。

【主訴】

発熱、頭痛。

【既往歴】

特になし。

【生活歴】

既婚、無職。

【家族歴】

特記事項なし。

【現病歴】

入院1週間前より軽度の咽頭痛があった。入院前日の夕方より頭痛と関節痛が出現し、特に頭痛が強かったが我慢をしていた。入院当日の未明から頭痛が強くなり、39℃台の発熱を認め、前頭部が割れるように痛むため、早朝救急外来を受診した。髄膜炎を疑われ入院となる。

【入院時身体所見】

身長153cm、体重44kg。JCS0、体温38.6℃、脈拍67/分、呼吸数16/分、血圧103/58mmHg、Sp_{O_2} 100%。項部硬直陰性、ケルニッヒ徴候陰性、深部腱反射は両肢とも異常なし、出血斑を含む皮疹は認めなかった。

【入院時検査所見】(異常値のみ)

末梢血液：WBC 11,800/μL、RBC 454万/μL、Hb 13.5g/dL、Ht 40.3%、Plt 15.6万/μL、CRP 7.00mg/dL。

画像検査：頭部CTで明らかな出血など頭蓋内病変を認めず。

髄液：初圧19.5cmH_2O、細胞数157/μL(多核球：単核球＝1：2)、蛋白390mg/dL、糖23mg/dL、Cl 116mEq/L、グラム染色でグラム陰性球菌(＋)(**図3**)。

【入院後の経過】

❶髄膜刺激徴候には乏しいが、髄液所見(細胞数増多、糖減少、蛋白増加、グラム陰性球菌陽性)より、髄膜炎菌性髄膜炎を疑い、**セフォタキシム(CTX) 2g×4回(6時間ごと) 1日8g**の投与を開始した。

❷入院2日目に、入院時採取の髄液から*Neisseria meningitidis*が分離され、同時に入院時採取の血液培養2セットからグラム陰性球菌が検出され、のちにこれも*N. meningitidis*と判明した。薬剤感受性は、PCG MIC≦0.06、ABPC MIC≦0.06、CTX MIC≦

0.25とペニシリンに十分感受性があった。ただし、鼻腔および咽頭拭い液からは*N. meningitidis*は検出されなかった。

❸抗菌薬投与開始後3日間は37℃台の発熱がみられ食欲もなかったが、4日目より解熱し以後平熱を維持し食欲も回復した。頭痛は徐々に改善し6日程度で消失した。

❹入院8日目、体幹から両肢にかけて、一部癒合傾向を見せる淡紅色の小丘疹・小斑状疹が広がり、CTXに対する薬疹を疑われCTXを中止した。この髄膜炎菌に感受性のある**アミノベンジルペニシリン(ABPC) 2g×4回(6時間ごと) 1日8g**に変更された。皮疹は徐々に消褪し、髄液所見の改善を参考にしつつ、最終的にCTXは8日間、ABPCは5日間使用し抗菌薬投与を終了した(図4)。

❺本患者との濃厚接触者である夫、2人の子供に対し、咽頭拭い液培養を採取したうえでリファンピシンを2日間投与したが、誰からも*N. meningitidis*は検出されなかった。

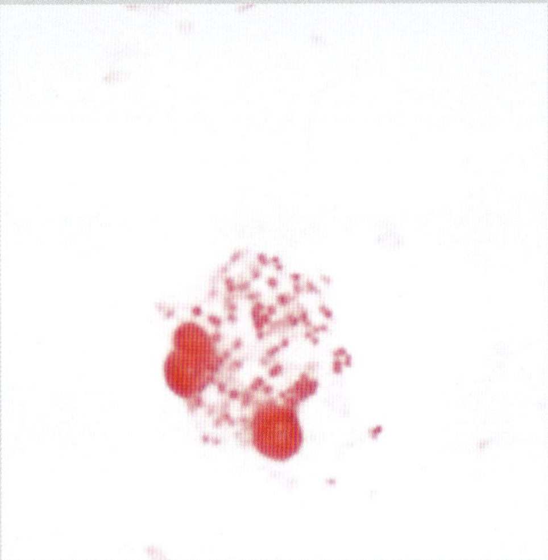

(a)髄液中の多核白血球(好中球)がグラム陰性球菌を貪食している。

(b) Aと同じくグラム陰性球菌を貪食の結果、胞体内に陰性球菌が充満している。画面の下方や右上方にフリーの陰性双球菌が見える。

図3　症例2：入院時に採取した髄液のグラム染色像

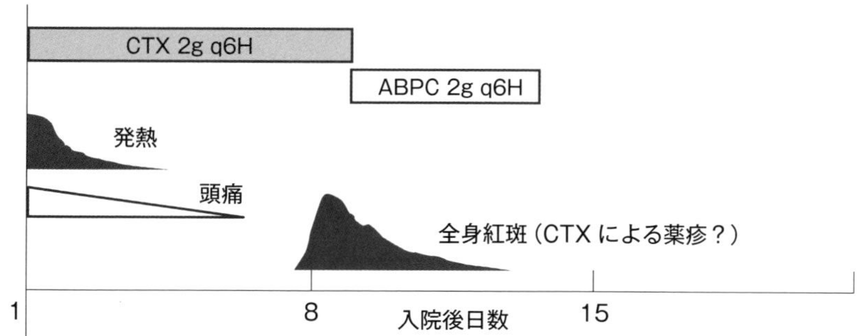

髄液			
細菌	*N. meningitidis*	陰性	陰性
細胞数	157	214	122/μL
蛋白	390	38	26mg/dL
糖	23	55	47mg/dL
血液	*N. meningitidis*		

図4　症例2：経過表（髄膜炎菌性髄膜炎）

髄液と血液から髄膜炎菌を検出した。入院時髄液グラム染色で髄膜炎菌が起炎菌と推定されたため、CTX単剤で治療を開始したが、使用1週間経過した頃に薬疹が疑われ中止した。その後はABPCに変更し治療を継続した。抗菌薬投与は約13日間にわたった。

【コメント】

❶髄膜炎菌性髄膜炎/菌血症症例ではよく皮疹が見られると聞きますが、どのようなものでしょうか？

髄膜炎菌性髄膜炎でのみ皮疹がみられるわけではなく、肺炎球菌、インフルエンザ菌、黄色ブドウ球菌性髄膜炎などでもみられます。髄膜炎菌性髄膜炎では、体幹、下肢、粘膜などに急速に広がる点状出血斑や紫斑が特徴的です。**Waterhouse-Friderichsen症候群**は劇症型髄膜炎菌性髄膜炎で、出血傾向、ショック、急性副腎不全などを伴う病型です。症状は激しく、意識障害や痙攣などに加え、全身皮下出血やDICが出現し、多臓器不全で数日内に死亡します。この病型も、肺炎球菌やインフルエンザ菌などでも起こります。

❷*N.meningitidis*髄膜炎患者が診断された際に行うべき、濃厚接触者への発症予防措置について教えてください。

侵襲性髄膜炎菌感染症患者の濃厚接触者に対しては、その発症予防に抗菌薬の予防投与が必要といわれています。総論で引用した参考文献[1]によりますと、髄膜炎患者の10%までが他の既知の患者との接触があり、米国の地域流行のない状況での髄膜炎菌の推定保有率は5〜10%です。軍隊生活などの密集した集団では、保菌率は40〜90%にも達します。特に家庭内で患者に曝露された者は、侵襲性疾患発症リスクが500〜4,000倍まで高まります。抗菌薬の予防投与は、発端者への濃厚接触者、すなわち、家庭内接触者、デイケアセンター入所者、患者の口腔飛沫を浴びたすべての人（挿管チューブの管理をする医療従事者など）が対象となりますが、学校や職場などでの接触者には推奨されていません。また、高用量のペニシリンでも咽頭保菌は除菌できないので、患者自身にも退院前に行っても構いません。

抗菌薬の予防投与は患者が発見されればただちに（理想的には24時間以内に）実施すべきとされており、発端者の発症後14日以上も経過しますと、効果はおそらく限定的です。米国CDCが現在推奨している化学予防用の薬剤は**リファンピシン（RFP）**です。一定量のRFPを12時間ごとに4回、2日間にわたって内服します。1回の内服量は、成人で600mg、1カ月以上の小児で10mg/kg、1カ月未満の新生児で5mg/kgとなっています。**シプロフロキサシン（CPFX）**も成人だけですが代替薬として使用でき、その場合投与量は1回500mgで、単回投与のみで終了し除菌効果も優れています。CPFXは軟骨への影響が懸念されるため小児への使用は推奨されません。

▶症例3　起炎菌不明の髄膜炎（副鼻腔炎からの波及？）

【症例】

40歳代、男性。

【主訴】

後頭部痛。

【既往歴】

6歳時に鼠径ヘルニア手術、30歳代より頭痛が時にみられた。

【生活歴】

印刷工場勤務、喫煙：タバコ20本/日、飲酒習慣なし。

【家族歴】

特記事項なし。

【現病歴】

入院数日前より咳、鼻汁など感冒様症状を認めていた。入院前日夜より後頭部痛が出現した。いつもの頭痛と考えバファリンを内服するも、頭痛が増強するため夕方に救急外来受診した。拍動性の激しい後頭部痛があり、頭部CTにて明らかな出血や梗塞など認めず、イミグラン内服でも軽快しないため精査目的で入院となる。

【入院時身体所見】

身長178 cm、体重85 kg、JCS 0、体温38.8℃、脈拍97/分、呼吸数18/分、血圧138/82 mmHg、Sp_{O_2} 96%。項部硬直およびケルニッヒ徴候ともはっきりせず、深部腱反射は両肢とも異常なし、出血斑を含む皮疹は認めず。

【入院時検査所見】(異常値のみ)

末梢血液：WBC 12,900/μL、RBC 458万/μL、Hb 16.2 g/dL、Ht 45.4%、Plt 19.0万/μL、CRP 4.81 mg/dL。

画像検査：頭部CTで出血性病変、腫瘍、脳室拡大などを認めず。

【入院後の経過】

❶入院時に発熱を認めたが髄膜刺激徴候がはっきりしないため翌日まで経過をみた。翌日も発熱と頭痛が続き、項部硬直およびケルニッヒ徴候も陽性となったため髄液検査を施行した。**髄液は初圧95 mmH$_2$O、終圧60 mmH$_2$Oで白濁しており、細胞数23,360/μL(多核球：単核球＝5：1)、蛋白228 mg/dL、糖16 mg/dL、Cl 122 mEq/Lと髄液細胞増多と蛋白増加、糖減少を認めた。**しかし、グラム染色では細菌は発見されず、ラテックス凝集迅速診断検査でも肺炎球菌、b型インフルエンザ菌などすべてに凝集しなかった。

❷起炎菌不明の細菌性髄膜炎として、デキサメサゾン(DEX)投与後に**CTX 2 g × 4回(6時間ごと)1日8 gとABPC 2 g × 4回(6時間ごと)1日8 g**の2剤で抗菌化学療法を開始した。

❸当日施行した頭部MRIでは、静脈洞血栓、硬膜下膿瘍、脳膿瘍などはないが、両側上顎洞、両側前頭洞、右側蝶形骨洞に液体が貯留しており、入院3日目実施の副鼻腔CTでも確認され、副鼻腔炎の所見と一致した(**図5**)。耳鼻科対診でも慢性副鼻腔炎の急性増悪の可能性が指摘され、副鼻腔炎からの髄膜炎波及が疑われた。

❹頭蓋内圧減少目的にグリセオールを計5日間、γ-グロブリン製剤計3日間も併用し、DEXは計4日間の投与で終了した。

❺入院後約4日で解熱し頭痛も徐々に軽快、ほぼ1週間で消失した。入院時採取の髄液や血液培養2セットからは細菌が検出されなかった。肺炎球菌尿中抗原も陰性であった。ただ、入院時に採取された鼻腔ぬぐい液からは、*H. influenzae*(β-ラクタマーゼ陰性)が検出された。

❻ABPCのMICは1、CTXのMICは0.25以下と感受性良好であった。副鼻腔炎に対して耳鼻科的処置を行いつつ、髄液所見の改善と画像検査所見を参考に、抗菌薬はCTX＋

ABPCで11日間、その後CTX単独で8日間の計19日間投与して終了した(図6)。

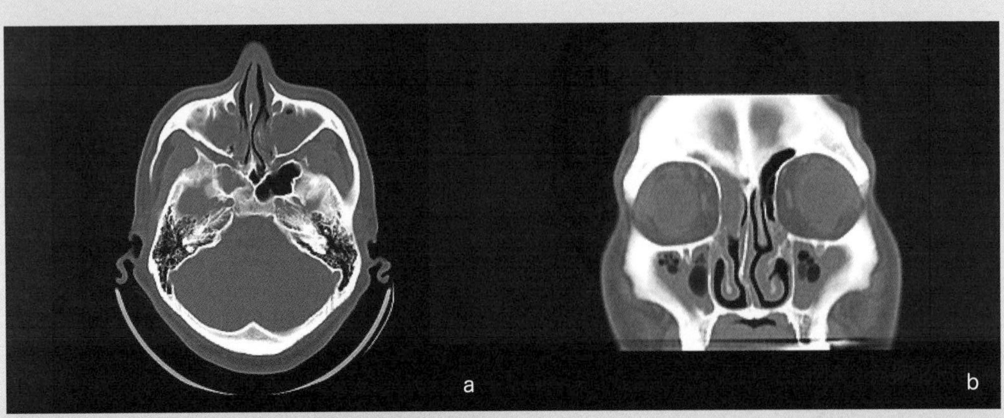

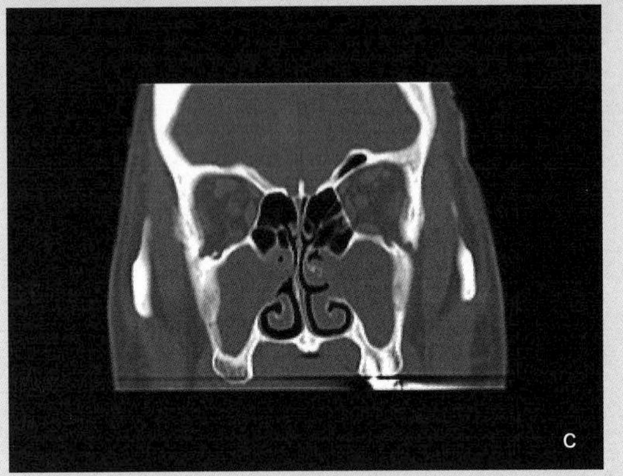

図5　症例3：入院3日目撮影の副鼻腔CT

(a)～(c) 両側上顎洞、両側篩骨洞、右前頭洞、右蝶形骨洞にsoft tissue densityを認め、副鼻腔炎の所見である。前頭洞周囲の骨には硬化像はみられるものの、骨破壊像ははっきりしない。

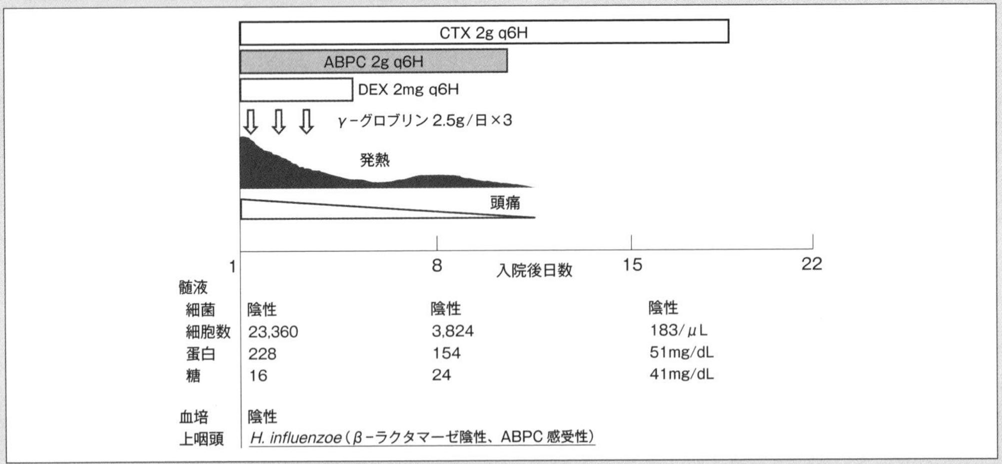

図6　症例3：経過表(副鼻腔炎から波及したと思われる髄膜炎)

初回の髄液所見は細菌性髄膜炎パターンであったが、髄液および血液からは起炎菌は検出されなかった。入院後の画像検査で広い範囲にわたる高度な副鼻腔炎が確認され、この部位からの髄膜炎の波及が推測された。上咽頭拭い液培養からは、ABPCに感受性のある*H. influenzae*が検出された。エンピリック治療としてCTX＋ABPCで開始し、その後CTX単剤とした。

【治療に関するコメント】

慢性的に存在した副鼻腔炎の急性増悪から波及した細菌性髄膜炎症例のようですが、どのような起炎菌が推定されますか？またエンピリック治療に選択した抗菌薬(CTX+ABPC)はこれでよいのでしょうか？

副鼻腔炎を引き起こす細菌として考慮すべきは、主として肺炎球菌、インフルエンザ菌、*Moraxella catarrhalis*（モラクセラ・カタラーリス）です。これらの耐性菌もカバーするなら、エンピリック治療として適切な抗菌薬の組合せは、やはりVCM＋CTRXまたはCTXとなります。症例1でも述べましたが、われわれの施設では、ペニシリン耐性肺炎球菌など耐性菌の検出が比較的少ないので、ABPC＋CTRXまたはCTXの使用でも十分カバーできますし、この症例なら、エンピリック治療としてCTRX単剤またはCTX単剤でも可能と思われます。

▶症例4　MRSAシャント髄膜炎

【症例】

80歳代、男性。

【主訴】

発熱、嘔吐。

【既往歴】

先天性右股関節脱臼、左変形性股関節症、痛風、高血圧症、正常圧水頭症、サバアレルギーあり。

【生活歴】

習慣性喫煙、習慣性飲酒あるも1年前より止めている。

【家族歴】

特記事項なし。

【現病歴】

歩行障害、ろれつ障害、嚥下障害の精査で約1カ月前に神経内科に入院。最終的に正常圧水頭症と診断。家族の希望もあり、脳神経外科転科の上2週間前にVPシャント術が施行された。術後順調に経過しろれつ障害も改善し退院が決定していたが、退院当日に発熱、嘔吐がみられた。髄液検査の結果、髄膜炎も疑われ各種培養提出後セフトリアキソン

（CTRX）の投与が開始された。3日後に髄液よりMRSAが検出され、発熱も続くため感染症科にコンサルトがあった。

【対診時身体所見】

身長160cm、体重47kg。JCS1、体温39.2℃、脈拍106/分、呼吸数18/分、血圧146/70mmHg、Sp_{O_2} 96%。項部硬直陽性、ケルニッヒ徴候陽性、深部腱反射は両肢とも異常なし、出血斑を含む皮疹は認めず、その他特記事項なし。

【対診時検査所見】

末梢血液：WBC 15,800/μL、RBC 459万/μL、Hb 14.9g/dL、Ht 41.5%、Plt 18.8万/μL、TP 7.9g/dL、Alb 2.9g/dL、CK 180IU/L、CRP 3.01mg/dL。

画像検査：（図7）。

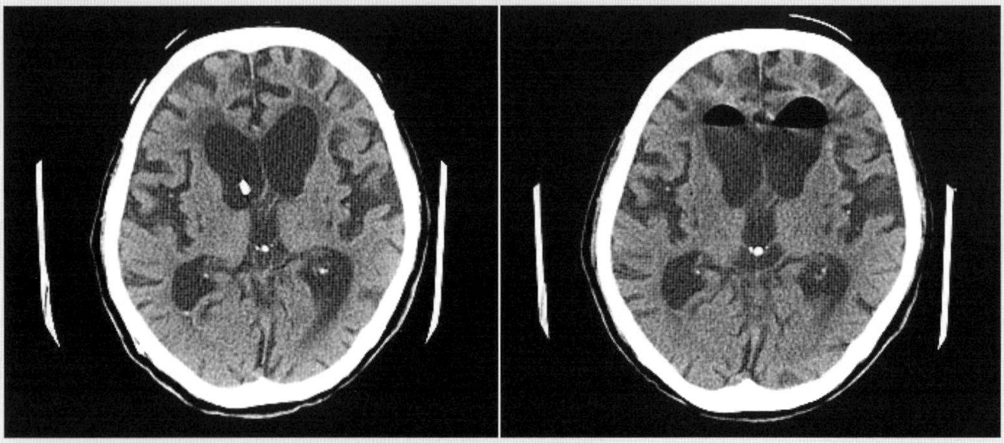

(a) VPシャント直後の頭部CT。脳萎縮が強く脳室拡大も目立つ。右脳室内にシャントチューブが見えている。

(b) 感染したVPシャント抜去後の頭部CT。aに比べ若干脳室は拡大している。脳室内に多量の空気が出現している。

図7　症例4：VPシャント留置直後と感染したシャント抜去後の頭部CT

【発熱後の経過】

❶この日採取された髄液で細胞数は4,032/μLと増加しており、髄液白血球によるグラム陽性球菌の貪食像がみられた（図8）。コンサルト時点で、すでに脳神経外科医によりバンコマイシン（VCM）が**500mg×4回（6時間ごと）1日2g**で静注投与開始されていた。また同日にVPシャントも抜去され、VCM 20mgの髄注も行われた。しかし、高齢でCcrが30～40mL/分と推定されたので、**VCMは翌日より1g×1回（24時間ごと）**の投与に変更した。この結果、バンコマイシントラフ濃度は15μg/mL前後に維持された。

❷嘔吐は2日間で消失し、38～39℃の発熱は5日ほど続いたが、この後は37℃台となり

食欲も改善した。血液培養からはMRSAは検出されず、VCM治療開始約1週間で髄液からMRSAは陰性化し、髄液所見も改善した。VCM髄注は7日間で終了し、発熱後2週間目の髄液からのMRSA検出がないことを確認しVCMの投与を終了した。

❸全経過約2週間であった。水頭症の悪化はなくシャントの再留置は今後の経過で決定することとした(図9)。

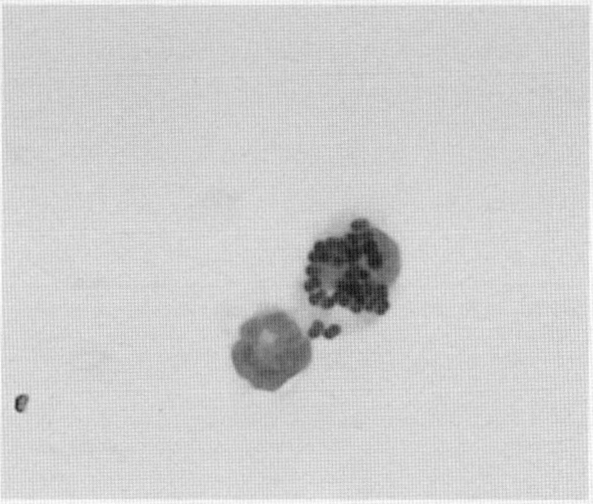

図8　症例4：髄液中白血球によるグラム陽性球菌貪食像

コンサルトを受けた当日に採取された髄液のグラム染色像。髄液中の白血球(多核球)がグラム陽性球菌(MRSA)を多数貪食している。

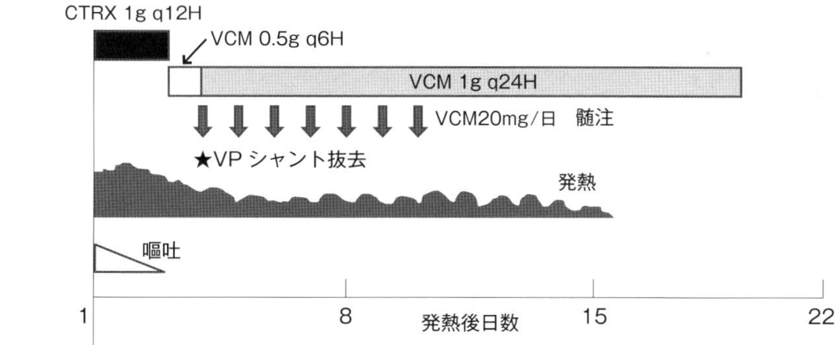

髄液				
細菌	MRSA	MRSA	陰性	陰性
細胞数	110	4,032	372	28/μL
蛋白	50	65	47	37mg/dL
糖	84	97	40	44mg/dL
血培	陰性			

図9　症例4：経過表(MRSA感染によるVPシャント髄膜炎)

MRSAシャント感染が判明後、シャントを抜去し、VCMの全身投与ならび髄腔内投与を開始後解熱し始め、その他の臨床症状も改善した。2回連続で髄液中の細菌陰性を確認したのちVCMの全身投与を中止した。約2週間の投与であった。

【起炎菌に関するコメント】

脳室内シャント髄膜炎の場合、起炎菌はどのようになりますか？また、この症例で、感染が発覚した時に脳神経外科はCTRXを使用していますが、抗菌薬の選択はこれで良いのでしょうか？

シャント髄膜炎の場合、起炎菌は、グラム陽性球菌なら***Staphylococcus epidermidis***（表皮ブドウ球菌）とその仲間の***Coagulase-negative Staphylococcus*** **(CNS)**（コアグラーゼ陰性ブドウ球菌）、さらに*S. aureus*が多く、グラム陰性桿菌なら大腸菌、クレブシエラを始めとして、院内感染なら緑膿菌やアシネトバクターも考慮します。今回の場合、感染発覚時の髄液のグラム染色結果が確認されていませんので、髄液所見からシャント感染が疑わしいが起炎菌が推定できない場合、上記のすべての細菌をカバーするべく、VCM＋セフタジシシム（CAZ）で開始します。もし、グラム染色で陽性球菌ならVCMで、陰性桿菌ならCAZで開始することになります。

【治療に関するコメント】

今回の治療ではVCMの髄腔内投与が行われていますが、成人の場合、髄腔内（脳室内）投与はどのような状況で行うのでしょうか？また、投与できる抗菌薬にはどのようなものがありますか？

明確に規定はされていませんが、抗菌薬の全身投与だけでは髄液から細菌を駆逐できない場合や、治療上外科的処置が行えない場合に全身投与と併用されます。臨床上使用される抗菌薬としては、VCM（投与量5～20mg）、ゲンタマイシン（GM）（投与量1～8mg）、トブラマイシン（TOB）（投与量5～20mg）、アミカシン（AMK）（投与量5～50mg）、テイコプラニン(TEIC)（投与量5～40mg）などがあります。

参考文献

1) Tunkel AR. Approach to the patient with central nervous system infection. In：Mandell GL, Bennett JE, Dolin R, editors. Principles and practice of infectious diseases, 6th ed. Philadelphia；Elsevier Churchill Livingstone, 2005：1079–126.
2) 青木　眞．髄膜炎．レジデントのための感染症診療マニュアル，第2版．東京：医学書院，2007：395–445.
3) Tunkel AR, Hartman BJ, Kaplan SL, et al. Practice guidelines for the management of bacterial meningitis. Clin Infect Dis 2004；39：1267–84.
4) van de Beek D, de Gans J, Tunkel AR, et al. Community-acquired bacterial meningitis in adults. N Engl J Med 2006；354：44–53.
5) Fitch MT, van de Beek D. Emergency diagnosis and treatment of adult meningitis. Lancet Infect Dis 2007；7：191–200.
6) 細菌性髄膜炎の診療ガイドライン作成委員会編．細菌性髄膜炎の診療ガイドライン．東京：医学書院，2007：1–103.
7) Uchihara T, Tsukagoshi H. Jolt accentuation of headache：the most sensitive sign of CSF pleocytosis. Headache 1991；31：167–71.
8) Gilbert DN, Moellering RC, Eliopoulos GM, et al. サンフォード感染症治療ガイド2008．東京：ライフサイエンス出版，2008：12–314.

（京都市立病院感染症内科　清水恒広）

II

内科系の実例に学ぶ

Ⅱ 内科系の実例から学ぶ

1 市中肺炎

▶はじめに

感染症治療の第一のポイントは、その原因病原体をカバー可能な抗菌薬を適切な用法・用量で投与することである。特に重症例において初期治療が不成功の場合、さらに病態が重篤化する。こういった場合には、治療をやり直している時間的余裕はないことが多い。本稿では、重症市中肺炎例や初期治療の効果が不良で転送されてきた原因病原体未確定の重症例への対処を紹介する。

▶症例1　抗菌薬の選択、効果判定に誤りの多い典型的な治療不成功例

【症例】

58歳、男性、会社員。緊急搬送(当院搬送までに2病院を経由)。

【主訴】

発熱(39℃)、転倒後に自力で立ち上がれず。

【嗜好】

生活歴は、20本/日×30年の重喫煙者で、ビール大瓶1本と焼酎2合を毎日、30年飲用していた。

【既往】

54歳で肝障害、高脂血症、急性心筋梗塞。

【現病歴】

7月中旬、15時30分。上記主訴のため脳神経外科病院に入院した。

著しい低酸素血症とCRPの著増、筋由来酵素の上昇があるが、呼吸器内科医師が勤務していない病院であったため、胸部単純X線画像上(図1)も肺炎としての認識は乏しかったようである。しかし、左上肺野に、肺門から広がり、大動脈弓上部をシルエットアウトする淡く狭い扇状の浸潤影を認める(図1)。

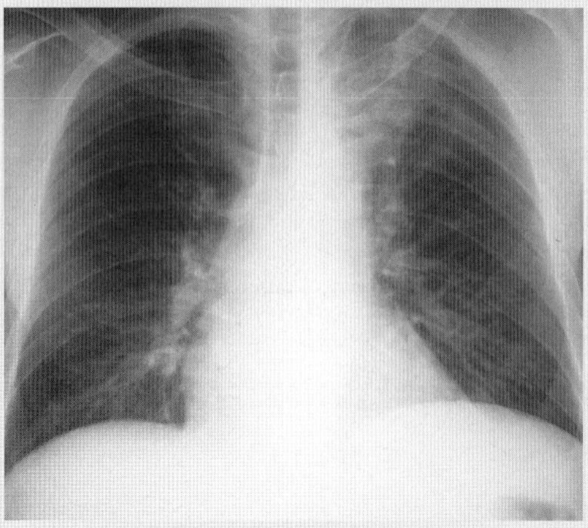

図1　症例1：胸部単純X線写真

7月初旬、発症日、15：30。

【入院時検査】

同日、15時30分：Pa_{CO_2} 32 Torr、Pa_{O_2} 38 Torr、白血球数7,000/mm^3、CRP 25 mg/dL、GOT 158 IU/L、GPT 156 IU/L、CPK 1,940 mg/dL、すでに重篤な低酸素血症があり、横紋筋融解を生じている。

【当院搬入前経過】

翌日、8時50分。本症例の状態が翌日になっても好転しないために2番目の病院に転院となった。この病院での胸部単純X線写真(図2a)では、左肺の上約1/3を占めるまで陰影が拡大している。しかし、選択された抗菌薬は**アスポキシシリン(ASPC) 1 g × 2回　(12時間ごと) 1日2 g**の他に市中肺炎の初期治療用としては通常使用されない第一世代セフェムの**セファゾリン(CEZ) 1 g × 2回(12時間ごと) 1日2 g**、アミノ配糖体の**イセパシン(ISP) 400 mg × 2回(12時間ごと) 1日800 mg**などが転院4日目(約72時間後で発症からは5日目)まで通常用量で継続投与された。

5日目、9時40分。浸潤影は左肺全体に拡大(図2b)した。

同日、20時10分。約10時間後にはARDSの状態となった(図2c)。人工呼吸管理を開始したものの、F_{IO_2} 1.0で、経皮酸素飽和度が80%までしか上昇しないことから、深夜に救急搬送されている。

【入院後経過】

ここで、初めて研修医によりレジオネラ肺炎が疑われて尿中レジオネラ抗原検査が施行され、陽性であった。この時点からシプロフロキサシン**(CPFX) 300 mg × 2回(12時間ごと) 1日600 mg**をはじめとする抗レジオネラ治療が開始されたが、呼吸不全で死亡した。本肺炎は画像所見や病態の進展が急速な肺炎であることに注意を要する。

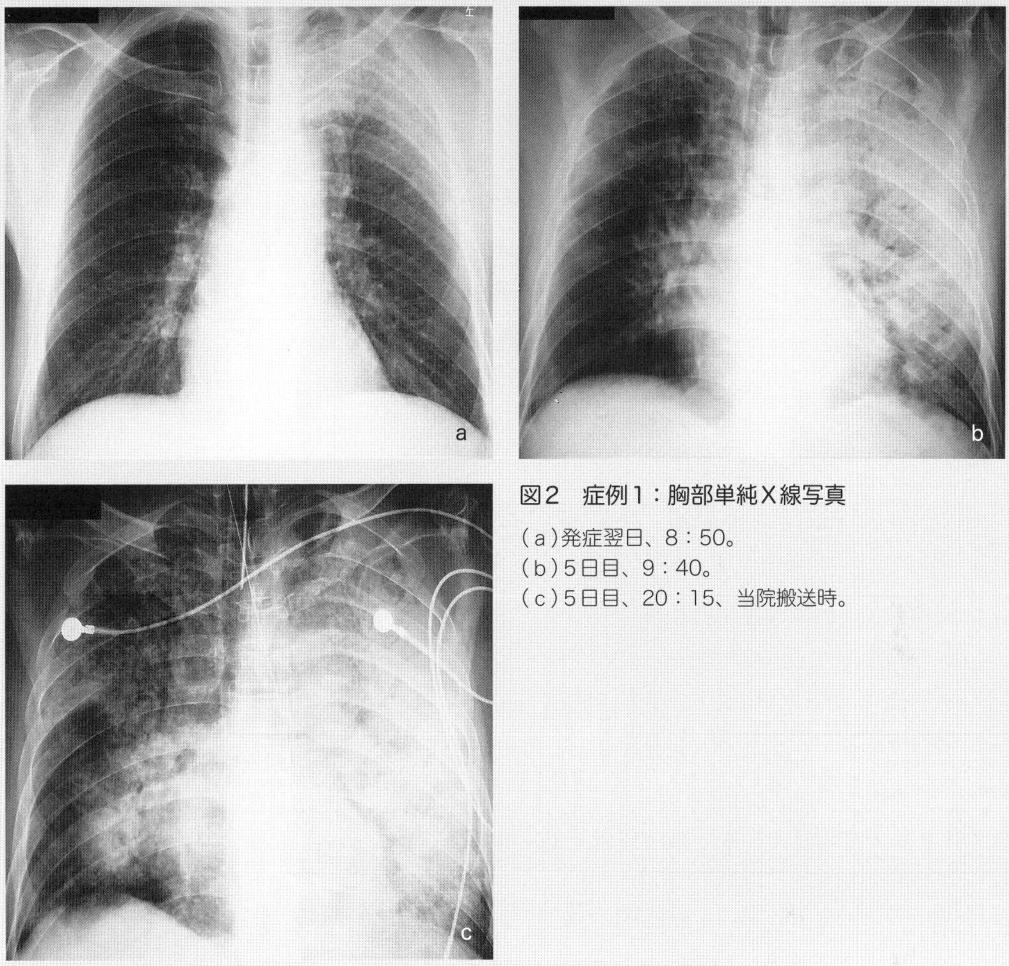

図2　症例1：胸部単純X線写真

（a）発症翌日、8：50。
（b）5日目、9：40。
（c）5日目、20：15、当院搬送時。

【本症例の治療の問題点】

まとめると以下の3点と考える。

❶第2の病院における初期治療は、原因菌未確定例に対する抗菌薬選択（エンピリック治療）としては不適切であった。

❷原因菌未確定状態の治療は、現在施行中の治療が適切かどうか不明の状態である。そこで病態が増悪中であるにも関わらず、治療内容の見直しが遅い。

❸原因菌未確定で病態は増悪傾向にありながら、レジオネラ肺炎が疑われておらず、その検査も治療も行われていない。

【市中肺炎症例への対処】

上記３点に関しては、次のような点に注意が必要である。

❶**抗菌薬選択**：原因菌未確定例に対する抗菌薬選択の考え方は、日本呼吸器学会（JRS）による2005年版成人市中肺炎ガイドライン[1]や米国感染症学会・胸部学会合同（IDSA/ATS）ガイドライン[2]などに推奨抗菌薬がまとめられている。これは疫学的に頻度が高く、重要な市中肺炎の原因病原体をカバーするように考慮されている。**ICUで治療を要するほど重症化した肺炎では、一般細菌から非定型肺炎病原体までカバーする抗菌薬を選択する必要がある。また、市中肺炎の初期の経験治療に第一世代セフェムが選択されることは通常はない。**感染症や呼吸器領域の非専門医が肺炎治療に従事する際の常識的なポイントを押さえるには、エビデンスやコンセンサス集でもあるこのようなガイドラインの一読は必要である。

❷**治療効果評価に要する時間**：英国胸部学会（BTS）のガイドライン[3]では、軽症肺炎を外来管理する場合には**48時間以内に改善傾向がみられなければ、胸部単純X線写真の撮影や入院を考慮すべきとしている。**通常は、経過観察は3日以内であるが、適切な加療を行っている場合は、翌日であっても障害臓器の病態の進行が停止する例が多い。また、客観的指標よりも早く患者自身が自覚症状の改善を申告することも多い。病態の改善がなく増悪する場合には、何か見落としがないか、治療の見直しについて常に考慮すべきである。

❸**原因病原体の推定**：この事例における『レジオネラ肺炎』という鑑別診断は、研修医が想起し、尿中抗原検査が行われた。市中肺炎において想定しておくべき病原体は、JRSガイドライン[1]でもIDSA/ATSガイドライン[2]であってもほぼ共通している。**重症肺炎や*β*-ラクタム薬による治療に反応しない肺炎では、本肺炎も含めて非定型肺炎病原体も考慮すべき**である。

【臨床情報の確保】

その他にレジオネラ肺炎を推定する臨床情報として、本肺炎に特異的な所見ではないが、転倒や意識状態の変容など神経学的症状を認める頻度が高い。この点、発症時の様子を家族に再聴取することは有用である。また、重喫煙者、大量飲酒者に本肺炎が多く、旅行歴（温泉、ゴルフ場での入浴、クルーズ船のプールやシャワー、その他の人工環境水飛沫の吸入）などとともに重要な情報である。このような病歴や所見を伴う肺炎を診療した場合には、重症レジオネラ肺炎に対する注射用治療薬は特に限られていることから、本肺炎を念頭においた治療薬の組み合わせを考慮する必要がある。

【重症肺炎には十分な用量の抗菌薬投与を！】

抗菌薬を選択した後、治療開始にあたっては、「投与量が少ないから効果が不良なのか？」と後日の効果評価に迷う加療では治療継続可否の判断が遅延するのみである。腎など排泄臓器の状態の許す限りの用法・用量で加療する場合にのみ、このような不確定因子は排除可能となる。腎機能の予測式は成人の場合はCockloft–Gault式（症例5の項参照）が、低体重症例の制限などの限界はあるものの一般的に使用される。採血検査値は血清クレアチニン値さえ得られれば、年齢、身長、体重から24時間CCrを毎日でも算出して予測可能である。排泄臓器の障害による薬剤投与量や投与間隔の調整は、各薬剤の添付文書、「JRSガイドライン」[1)]や毎年改訂される「サンフォード感染症治療ガイド」などを参考にする。これらの点を念頭において、以降の症例の治療経過を考えてみる。

▶症例2　温泉旅行後に発症した重症肺炎、原因菌が確定できなかった例

【症例】

57歳、高校の体育教師。前医入院中に来院した。

【主訴】

息苦しい。しんどい。

【既往歴】

特記すべき事項なし。

【現病歴】

1月初旬、発熱を主訴に発症翌日に近医を受診。白血球数12,300/mm^3、CRP 24.1mg/dLで、左下肺野に広がる陰影を認め、肺炎の診断で入院加療が開始された。しかし、症状は増悪し、呼吸困難の進行に耐えられなくなり、他院入院中の本人の希望で発症10日目に当科外来を受診した。受診時、夫人に車椅子を押されて診察室へ入室。

前医では発症2日目より**ピペラシリン（PIPC）2g×2回（12時間ごと）1日4gを投与したが無効。7日目よりメロペネム（MEPM）0.5g×2回（12時間ごと）1日1g、ミノサイクリン（MINO）100mg×2回（12時間ごと）1日200mg**を投与したが無効であったとのことである。

【現症】

酸素は投与されておらず、顔面、口唇にはチアノーゼを認め、呼吸回数は30回/分で肩を使って呼吸していた。聴診で左前胸〜背部にかすかなinspiratory cracklesを聴取したが、聴診所見からは胸部単純X線像は想像できなかった。

【入院時検査】

173cm、70kg。

当院受診時点(第1病日)の胸部単純X線写真、検査値は図3の通りである。

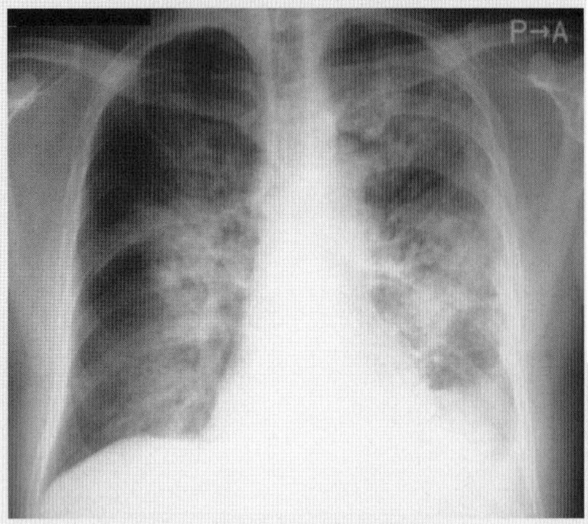

WBC	20,200
CRP	17.1
ESR	52
GOT	83
GPT	47
ALP	312
LDH	325
pH	7.46
P_{CO_2}	35.5
Pa_{O_2}	45.4
HCO_3^-	26.1
BE	+3.6

図3　症例2：胸部単純X線写真(入院時)

【当科での治療計画】

これまでの病歴から、

❶用量が十分ではないものの*β*-ラクタム薬による治療が奏効せず、病態は悪化。

❷発症5〜6日前の12月下旬に他府県に温泉旅行した。

ことなどが聴取され、これらの2点からレジオネラ肺炎が疑われた。早速尿中抗原検査を施行したが、陰性であった。しかし、非*Legionella pneumophila* serogroup 1が原因病原体である可能性を考え、**シプロフロキサシン(CPFX)300mg×2回(12時間ごと)1日600mg**を選択、さらにその他の通常の市中肺炎の原因菌をカバー可能な**MPEM 0.5g×3回(8時間ごと)1日1.5g**を併用で投与を開始した。

【入院後経過】

❶治療開始の翌日より、自覚症状の改善を本人が申告した。しかし、客観的データはCRPの低下傾向が認められたのみで、解熱傾向も明確でなく、リザーバーマスク15L/分超の酸素流量も下げることはできなかった(図4)。

❷第7病日にMEPMを中止とし、**リファンピシン(RFP)600mg(経口分1)**の併用を開始することで、治療をレジオネラ肺炎に傾斜させる方針に変更した(抗結核薬のRFPは、細胞内移行性が良好でレジオネラ属菌に対する抗菌力を有する)。この後、白血球数、CRPの改善傾向と解熱が認められた。

❸抗菌薬治療への反応がみられた後から、refractory ARDSとの判断で、肺のすりガラス陰影残存の軽減目的で100mg/日のハイドロコルチゾンを第11病日から6日間投与した。

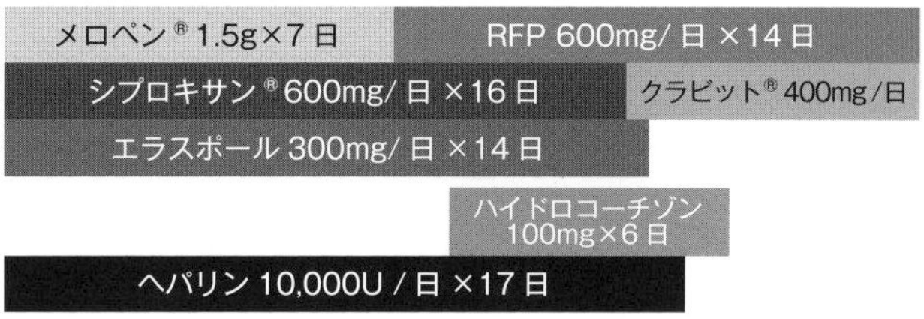
メロペン® 1.5g×7日
RFP 600mg/日 ×14日
シプロキサン® 600mg/日 ×16日
クラビット® 400mg/日
エラスポール 300mg/日 ×14日
ハイドロコーチゾン 100mg×6日
ヘパリン 10,000U/日 ×17日

日	2	4	8	11	15	21	33
WBC	15,700	20,200	15,600	9,900	11,100	6,700	5,800
CRP	17.3	14.1	13.4	6.7	0.5	1.0	0.19
ESR	44	45			5		5
体温（℃）	38.7	38.6	38.6	36.0	35.8	36.3	
酸素流量（L/分）	15	15	15	15	5	0	0

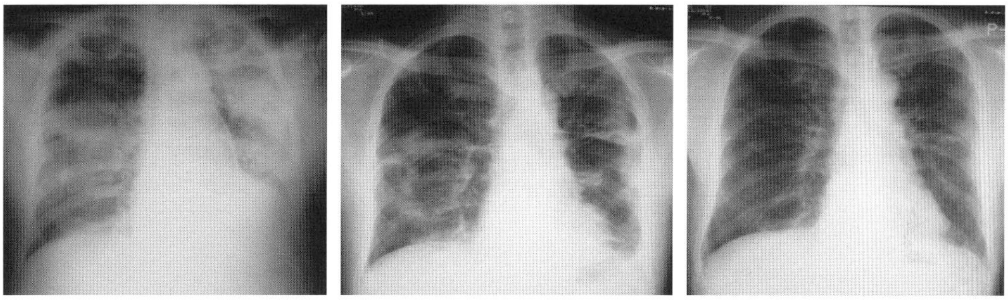

第4病日　　第15病日　　第33病日

図4　症例2：経過表

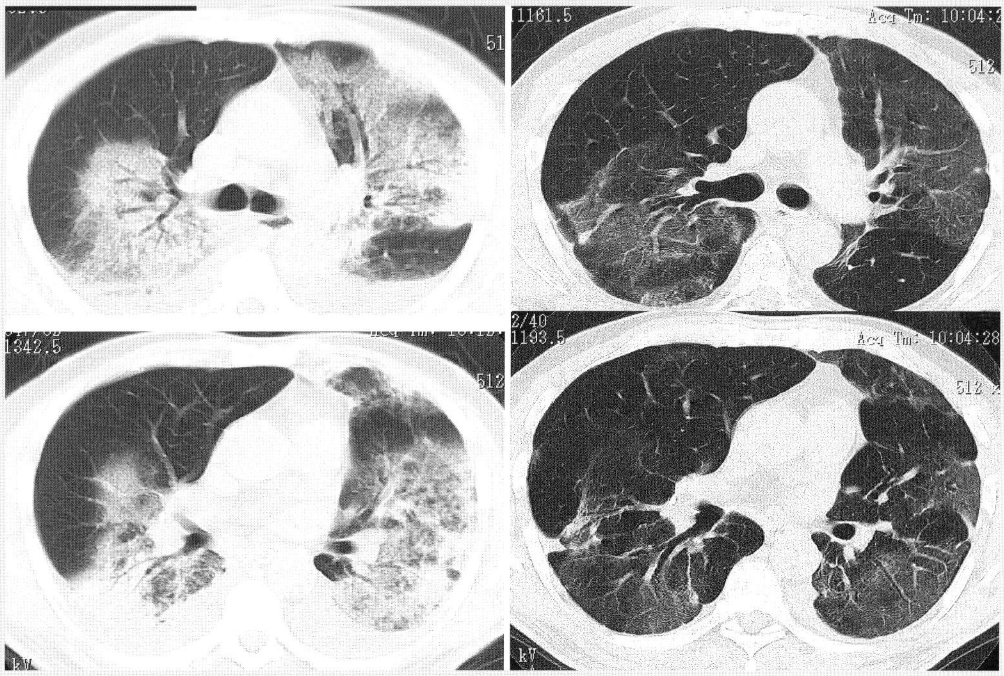

左列：入院時　　右列：1カ月後

図5　症例2：胸部CTの変化

シプロフロキサシン(CPFX) 300 mg × 2回(12時間ごと) 1日600 mgを2週間投与後は、**レボフロキサシン(LVFX) 400 mg × 1回(24時間ごと)**を1週間投与し改善した。入院時と約1カ月後の胸部CT(図5)を示す。

【本症例のまとめ】

❶本症例は、原因病原体未確定の段階で、最初の1週間は「病歴と治療歴から推定される病原体」と「肺炎球菌など一般的市中肺炎の病原体」の両方をカバーする加療を行い、病態改善が停止した第8病日以降は「推定される病原体を標的とした治療」に傾斜させた。

❷本症例ではMINOによる前治療があったことも原因と考えられるが、気道分泌物の培養でも原因病原体は特定できなかった。また、**尿中レジオネラ抗原検査(Binax Now *Legionella pneumophila*®)**も陰性で結局、原因菌は特定できなかった。

❸本症例は、挿管せずに酸素流量の増量のみで維持管理可能であったが、これは本人が水泳を指導する体育教師で、頑健な身体能力があったことによる。体格や意識状態、呼吸状態を観察して挿管・人工呼吸管理は、遅滞なく行われる必要がある。

❹ARDSに対する副腎皮質ステロイドの投与は、賛否両論ある。レジオネラ肺炎の防御機構には細胞性免疫が重要であり、免疫抑制症例では本症を発症しやすくなると考えられている。このため、本症例では抗菌薬によるコントロールが可能と考えられた時点から少量を1週間のみ投与した。

❺原因病原体は特定できなかった。しかし、検査全体の限界を考えると病歴ではレジオネラ肺炎が疑わしかったため、その可能性を排除せずに治療を行った。結果としてはその治療で救命した。

【尿中抗原検査の判定について】

❶尿中抗原検査が偽陰性を生じる一因として、肺炎球菌莢膜抗原の場合と同様に、発症後、検査提出までの期間が短い場合がある。2～3日以内では偽陰性が多いが、本症例では当院受診が発症10日目であり、陰性であったのがこの時間経過によるものとは考えられなかった。

❷もう1点、本検査の判定で注意すべき点は、本検査が***Legionella pneumophila***種の血清群1を主な検出対象として標準化されているので、他の血清群やレジオネラ属の菌種は検出対象としていないことである。*L. pneumophila*の血清群は1～15まであり、

本邦における温泉関連レジオネラ肺炎では血清群3、5、6、7などの報告もあるが、これらの検出感度は低い。また、レジオネラ肺炎の原因となる非*pneumophila*種には、***L. bozemanii***、***L. dumoffii***、***L. micdadei***、***L. longbeachae***などもあるがこれらも検出できない。

❸ドイツのBiotest社のEIAによる尿中抗原検査は***L. pneumophila***種全体を検出対象としており、欧州では同検査が使用されているがBinax社のNow kitと比較すると簡便ではないことと、外注となり迅速性に劣るため本邦ではあまり施行されていない。しかし、温泉関連感染が多い本邦の現状ではBiotest社の検出キットも有用と考えられる。

❹血清群1の検出用キットで診断された症例を含む集計では、検出できない他の血清群やレジオネラ種の頻度が見かけ上少なくなる。また、本邦における血清群1が原因菌である頻度は約半数程度と考えられている。

❺尿中抗原検査では検出可能菌が限られることから、病歴などでレジオネラ肺炎が疑われた場合は、検査結果に関わらず、気道分泌物の特殊培養を依頼(尿中抗原は治療開始後も検出可能であるが、培養は治療開始後には格段に感度が低下する)し、本菌をカバーする抗菌薬で結果が得られるまで(究極的には救命するか死亡するまで)治療を継続する必要がある。

▶症例3　肺炎球菌肺炎によるARDS症例

【症例】

83歳女性(身長体重は測定できていない)。

【主訴】

感冒症状、発熱。

【既往歴】

老人保健施設入所者、認知症。

【現病歴】

3月初旬：感冒様症状があり、発熱はなく鼻閉、鼻汁があった。

翌日：38℃の発熱があり、**クラリスロマイシン(CAM) 200 mg錠1回**を投与されたが、夜間になっても解熱しないため施設の担当者は、近くの病院を受診させた。

同院では、両側肺に浸潤影を認め、Sp_{O_2}が82％と低下していたため、当科の時間外外来に救急搬送した。搬送時点で自発開眼はあるが、認知症もあるため会話は成立せず、意思疎通はとれなかった。

【入院時所見】

白血球数1,100/mm^3、Plt 8.7 × 10^4/μL、CRP 8.9 mg/dL、FDP 77.5 μg/mL、Ser-Cr 0.53 mg/dL、血糖116 mg/dL。受診時点の胸部画像は図6の通りである。

室内気吸入下血液ガス：pH 7.464、Pa_{CO_2} 32.4 Torr、Pa_{O_2} 49.0 Torr。

【入院後経過】

❶第1病日　入院後マスク4L/分の酸素投与を開始した。状況から誤嚥性肺炎と考え、**アンピシリン/スルバクタム(ABPC/SBT) 3g × 2(12時間ごと) 1日6g、 クリンダマイシン(CLDM) 600 mg × 2(12時間ごと) 1日1,200 mg**の投与を開始した(図7)。

❷第2病日　**肺炎球菌尿中抗原陽性で、翌日の気道内吸引痰のグラム染色でもグラム陽性双球菌が認められた。**肺炎球菌のみであれば、β-ラクタマーゼ阻害薬は不要であるが、状況から誤嚥の可能性も排除せず、抗菌薬は変更せず継続した。

❸入院時点より、白血球と血小板が減少状態であり、**重症感染症による白血球減少**と考えられた。翌日には白血球数900/mm^{3}とさらに低下したため、ARDS増悪も危惧されたが、第2病日にG-CSF 100 μgのみ単回投与した。第4病日にCRPは上昇傾向を示していたが、37.5℃に解熱しはじめた。

❹第5病日に解熱傾向は持続しCRPも低下し始めていたが、呼吸筋疲労によると考えられる呼吸回数の低下がみられたため、気管内挿管し、人工呼吸管理を開始した。挿管後の血圧低下に対してメチルプレドニゾロン125 mgの単回投与を行い、これはすみやかに反応した。

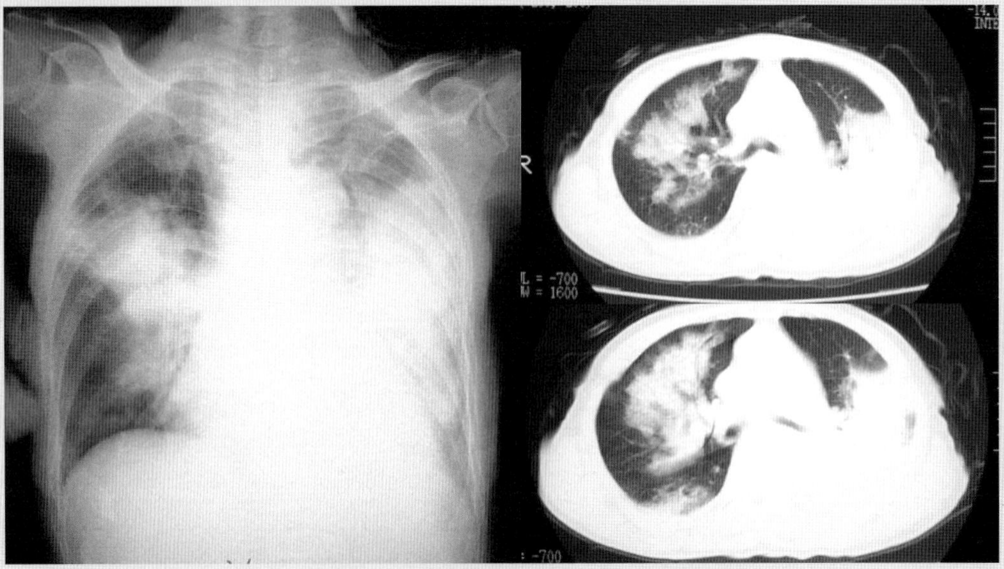

図6　症例3：胸部単純X線写真と胸部CT(入院時)

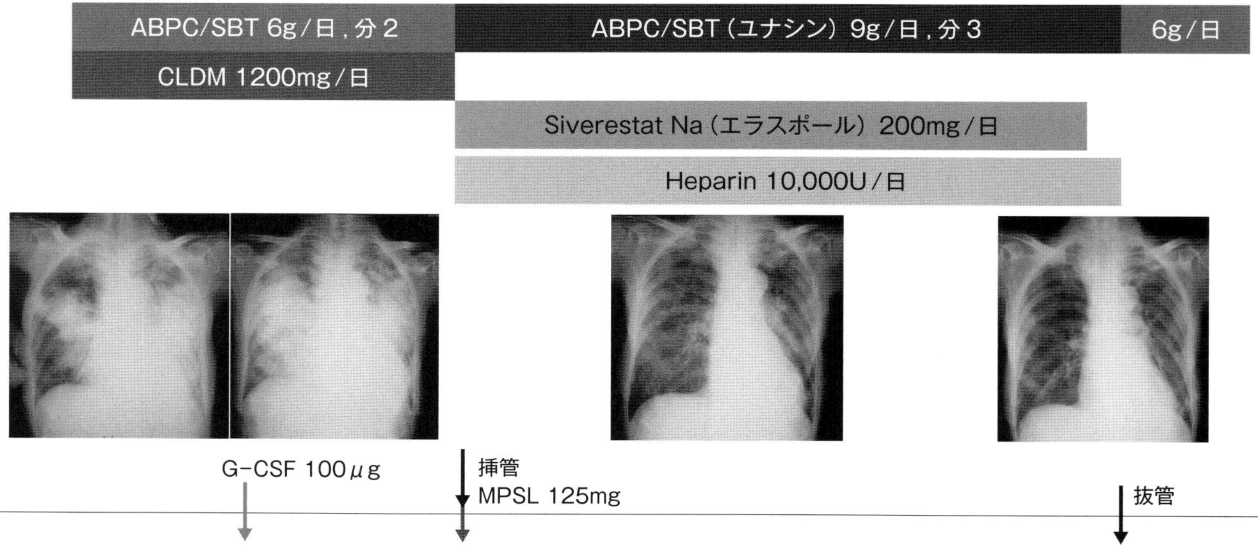

day	1	2	4	5	6	7	9	12	14	16
WBC	**1,100**	**900**	6,800	9,100	7,000	8,400	6,400	4,700	5,200	4,700
CRP	**8.9**	**18.9**	**32.1**	**28.8**	20.7	10.1	9.1	3.2	1.5	0.8
Plt	8.7	7.9	7.3	9.0	8.3	6.7	7.9	14.1	18.5	20.3
FDP		3.5	10.2	15.8	39.2	103.2	20.1	9.2	10.5	12.8
酸素（L/分 or F_{IO_2}）	4	5	10	1.0	0.4	0.4	0.4	0.4	Off	
PEEP（cmH_2O）				6	6	4	4	4		
体温（℃））	38.5	38.2	37.5	37.4	36.3	36.8	37.6	37.5	36.8	36.8

図7　症例3：経過表

❺挿管日（第5病日）よりシベレスタットNaと10,000単位/日のヘパリンを投与開始した。FDPは第7病日（挿管後2日目）に103.2 μg/mLと上昇、血小板 6.7×10^4/μLと減少したが、その後軽快した。

❻同日にGOT、GPT、LDHなどの上昇がみられたため、抗菌薬を肝排泄のCLDMから**ABPC/SBTの3g×3（8時間ごと）1日9g**の単剤に変更し、増量した。以降、治療経過も良好に経過した。

❼10日間で抜管し、抗菌薬は14日間で投与終了した（図7）。

【本症例に関するコメント】

原因病原体が確定していると治療標的の中心をどこに置くかが定まり、副作用などで抗菌薬変更を余儀なくされても狙っている標的菌を外さない治療計画が立てられる。

▶症例4　重症肺炎球菌肺炎、治療経過中に菌交代が考えられた例

【症例】

64歳、女性。

【主訴】

悪寒、全身倦怠感。

【既往歴】

特記すべき事項なし。

【現病歴】

11月中旬より悪寒と倦怠感を自覚。

2日後に呼吸困難となり、近医を受診、肺炎の診断で入院した。

前医入院時の Sp_{O_2} 80%、白血球数11,000/mm^3、CRP 34.8 mg/dLであった。

前医での加療**セフェピム（CFPM）1g×2回（12時間ごと）1日2g**を投与した。しかし病態が改善しないため、**MPEM 0.5g×2回（12時間ごと）1日1g＋CLDM 600mg×2回（12時間ごと）1日1,200mg**に治療内容が変更された。他にγ-グロブリン製剤、エラスポールを補助療法として投与された。

7日後に、上記加療中であるが Sp_{O_2} 65%と低下したため、当科へ緊急搬送された。

【入院時所見】

152.9 cm、52 kg、呼吸回数32回、リザーバーマスクを15L/分でSp_{O_2} 88％のため、意識が混濁しかかっている本人に了解を得て挿管(回復後本人は覚えていない)、人工呼吸管理とした(SIMV、TV 400 mL、F_{IO_2} 0.6、PEEP 8 cmH_2O)。

【入院時検査】

白血球数26,300/mm^3, CRP 33.9 mg/dL、D-dimer 28 μg/mL、血糖270 mg/dL、HbA1c 11.0％、室内気吸入下血液ガス：pH 7.48、Pa_{CO_2} 41.8 Torr、Pa_{O_2} 34.6 Torr。

尿中肺炎球菌抗原が陽性、尿中レジオネラ抗原は陰性(両者ともBinax Now)。

受診時点の胸部単純X線写真を図8に示す。

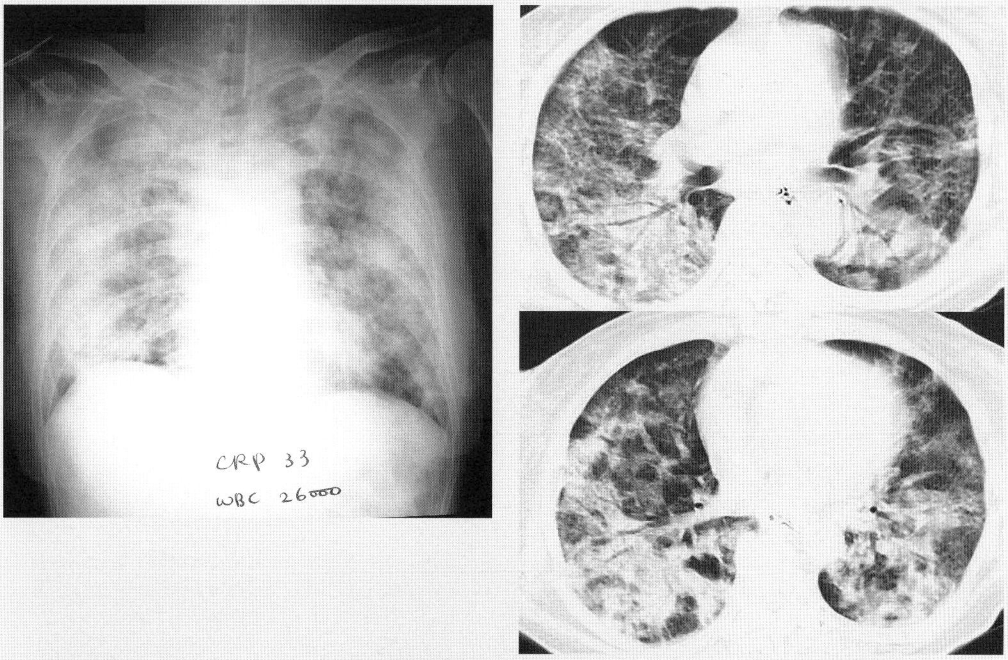

図8　症例4：胸部単純X線写真と胸部CT(入院時)

【入院後経過】

これらの情報から治療方針として、

❶尿中肺炎球菌抗原が陽性であることから、可能性が考えられる原因病原体としてまず肺炎球菌を考え、他にβ-ラクタム薬治療が奏効していないことから*L. pneumophila*血清群1以外のレジオネラ属菌も考えられた。

❷既に前医で投与中の**MEPM 0.5 g × 2回(12時間ごと)1日1 g**を投与されていたが効果に乏しかった。これを**MEPM 0.5 g × 3回(8時間ごと)1日1.5 g**に増量し、これにCPFX **300 mg × 2回(12時間ごと)**を追加した。追加の理由は、病原体未確定、感受性不明の

現状では、『レジオネラやそれ以外の非定型肺炎病原体の可能性がある』こと、『重症肺炎球菌感染症であれば、異なる作用点を標的とする殺菌性抗菌薬を2剤併用することにより早期に効果が得られる』と考えた。また、『両薬剤に低頻度ではあるが、存在する低感受性菌をカバーする対策』としても必要と考えられた。

❸補助療法としては、エラスポールを継続、ヘパリン10,000単位/日を追加した。

【入院後経過】

❶当院に入院して治療内容を変更した後は、この治療に反応し、第9病日までは、両側肺の陰影の淡明化と酸素化能の改善が認められた。

❷しかし同日より、再度39℃の発熱を生じた(図9a)。白血球数32,000/mm^3、CRP 34mg/dLと再上昇がみられたため、上記2剤の抗菌スペクトラムから外れる菌による菌交代症を生じたと考えられた。原因として同日の気道内吸引痰の塗抹のグラム染色所見は、カンジダの伸張した菌糸が認められたため、カフ上貯留物の流下による人工呼吸器関連肺炎(VAP)と考えられた。この時点で、原因病原体としては、塗抹で確認されていないがMRSAの関与も考慮し、上記2剤の抗菌薬を**バンコマイシン(VCM) 1.0g × 2回(12時間ごと)**とプロジフ(fos-fluconazole) 800mg/日×1回/日(翌日より400mg×1回/日へ減量)へ変更した(年齢、体重、血清Cr値からの算出予測CCrは97.24mL/分)。VCMのtherapeutic dose monitoring (TDM)結果は表の通りで、トラフ値はほぼ10μg/mL以上を維持していた。

❸その後すみやかに炎症反応は改善し、第15病日には抜管し(図9b)、室内気吸入下でSp_{O_2} 88%、白血球数17,300/mm^3、CRP 7.1mg/dLとなった。第17病日には鼻カニュー

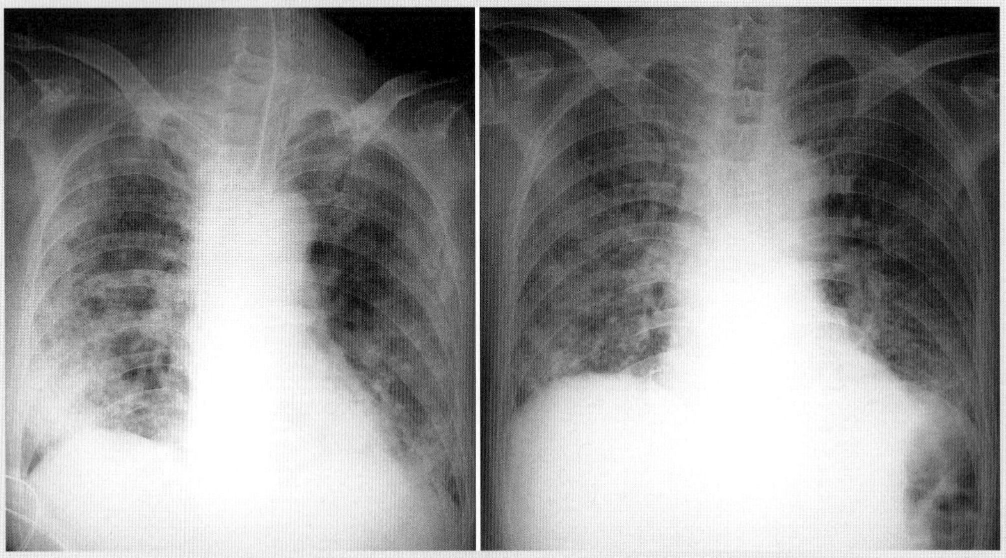

(a) 12/3　　(b) 12/9(抜管日)

図9　症例4：胸部単純X線写真の経過

ラ 2L/分の流量で、Sp_{O_2}は99%まで改善した。本症例の両側肺野のすりガラス陰影は、糖尿病もありステロイドは投与しなかったが画像上は完全に消失した。

【本症例に関するコメント】

❶入院時の抗菌薬選択としては、肺炎球菌尿中抗原が陽性であることから、重症の肺炎球菌肺炎を加療可能な体制をとる必要があった。まず、カルバペネム系薬をPK/PD理論に基づく用法として、8時間ごとの3回投与とした。また、低頻度ではあるがPRSP中に各カルバペネム系薬に対するMICが1〜2μg/mLと低感受性である菌が存在し、逆にキノロン耐性の肺炎球菌も存在することから、この2剤を併用することで、そのリスクを避けた。

❷菌交代時に選択した抗菌薬でVCMはMRSAのみならず、当初想定していた肺炎球菌をはじめとするグラム陽性球菌には有効であるからそのカバーは継続されている。また、仮に現在投与中のCPFX中止により再燃があれば、レジオネラをはじめとするグラム陰性桿菌が原因病原体であったことが推測できると考え、この選択とした。

▶症例5　画像所見が原因病原体推定に有用な例

【症例】

88歳、男性。

【主訴】

呼吸困難。

【現病歴】

2月初旬より発熱があり、近医の外来において肺炎の診断で**セフトリアキソン(CTRX) 1g×1回/日**を点滴静注して治療していた。3日後の午後に、外来で呼吸困難となり、チアノーゼが出現、Sp_{O_2}が76%と低下していることから、当科に救急搬送が要請された。

来院時、意識レベルは低下し、どのような声かけにも頷く程度であった。

【入院時所見】(身長体重は測定されていない)

前医で外来治療中に悪化、当院へ救急搬送直後の胸部ポータブル撮影(図10)では、左

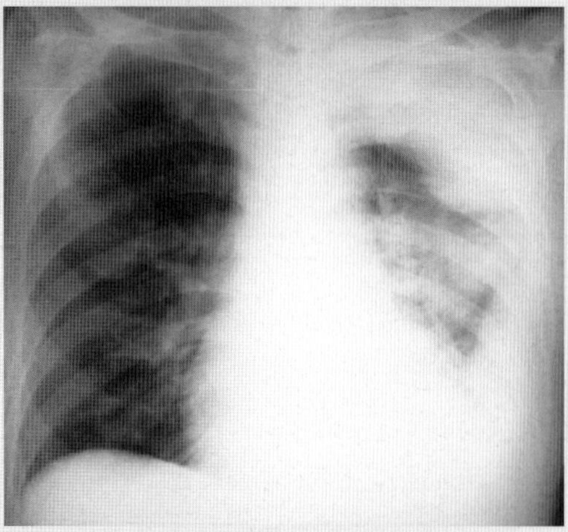

図10　症例5：胸部単純X線写真(入院時)

胸壁全周に複数個所の被包化胸水を認めた。

【入院時検査】

この時点での体温は36.3℃、白血球数15,600/mm^3、CRP 49.2 mg/dL、マスク8L吸入下のSp_{O_2} 91%。Ser-Cr 1.46 mg/dL、血糖131 mg/dL。

室内気吸入下血液ガス：pH 7.368、Pa_{CO_2} 44.9 Torr、Pa_{O_2} 65.0 Torr。

【クレアチニンクリアランスの予測計算式について】

本症例の体重を50 kgと見積もった場合の予測CCrは以下の通りである。

予測 CCr(mL/分) ＝((140－年齢)×体重kg)/(72×Ser-Cr)

＝(140－88)×50/(72×1.46)

＝24.7

(注1：本式は女性の場合は得られた値を0.85倍する)

(注2：BMIが14 kg/m^2以下の低体重症例では、本算出式では過量となる)

【入院後経過】

❶胸部画像所見(図10)からは、肺炎随伴性胸水あるいは膿胸が疑われた。

❷喀痰は茶色膿性、塗抹のグラム染色ではpoly-microbialパターンで、カンジダの酵母型と仮性菌糸の伸張の両方も認めた。

❸胸部CT(図11)では、左下葉の浸潤影とその内部の膿瘍化、一部はすでに水平面を形成している所見が認められた。

❹グラム染色所見とCT画像所見から原因病原体は、口腔内連鎖球菌、嫌気性菌が原因であることが推測された。

❺高齢者、重症であることからカルバペネム系抗菌薬の**メロペネム(MEPM) 0.5 g × 2回**

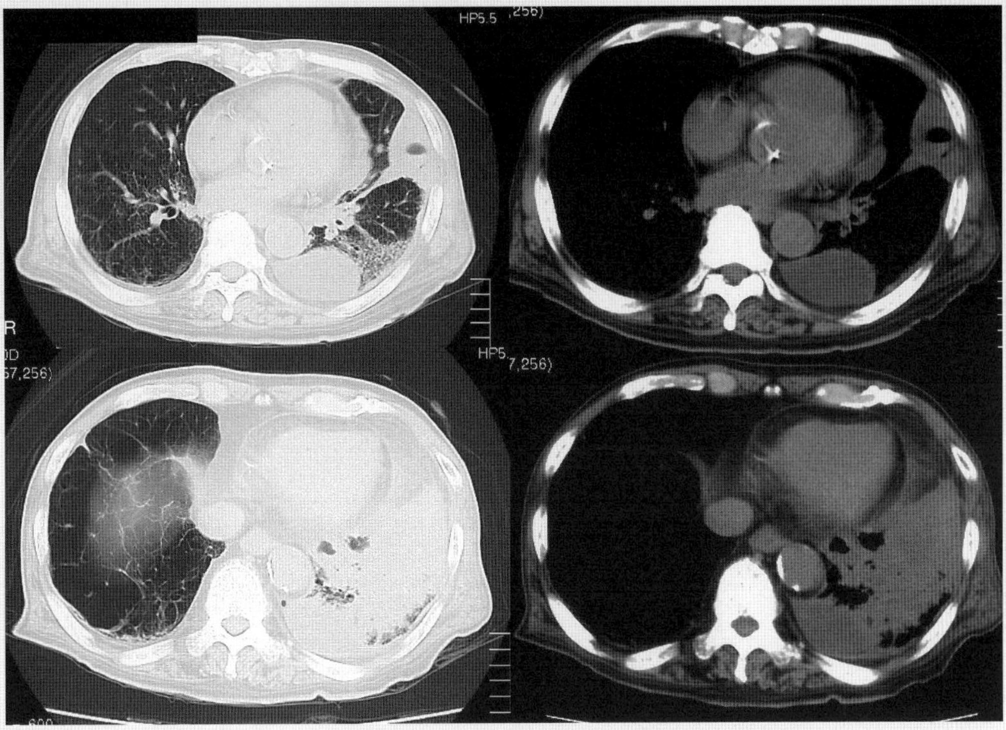

図11　症例5：胸部CT（入院時）

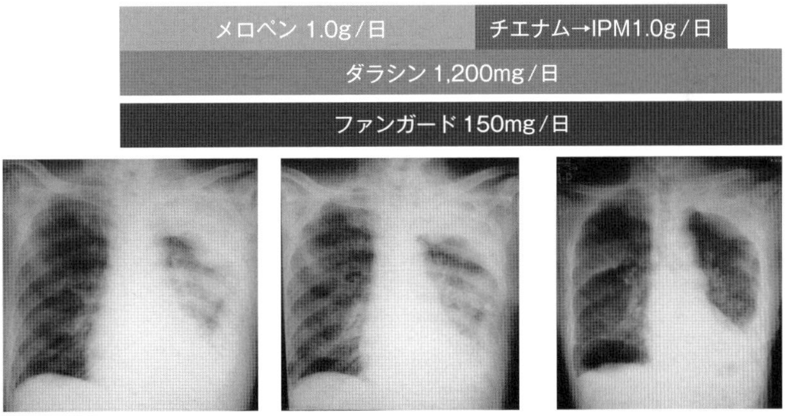

日	1	3	5	10	17	22
WBC (/mm³)	15,600	11,600	12,900	13,000	7,800	9,000
CRP (mg/dL)	49.2	39.6	22.6	13.7	8.2	5.6
酸素流量（リザーバマスク）(L/ 分)	15	12	10	6	5	
体温（℃）	36.3	38.0	37.1	37.1		

図12　症例5：経過表

/日(12時間ごと)、腎機能が低下していることから**クリンダマイシン(CLDM) 600mg × 2回/日(12時間ごと)とミカファンギン(MCFG) 150mg × 1回/日**を選択し、投与を指示しながら胸水の試験穿刺を開始した(図12)。

❻穿刺吸引内容物は胸部画像より推測される通り、外観は左第2肋間からは黄色軽度混濁、左第3肋間からは赤褐色膿性の胸水が得られた。外観よりすでに一部膿胸化しておりLightの基準[4]、米国胸部医会(ACCP)の両基準[5]でもドレーン挿入の基準に合致する。経過中、部位を変えて3本のドレーンを挿入した。この2カ所から採取した検体からは、口腔内連鎖球菌である***Streptococcus intermedius***を認めた。全治療期間3週間で退院可能であった(図12)。

【本症例のまとめ】

まず膿瘍、胸水を伴う画像所見からも誤嚥などの口腔内連鎖球菌が関与している可能性が高いことが推測される。抗菌薬選択に画像が参考になる所見である。ドレーンは3本、抗菌薬は経過表のように3週間、2剤併用で加療した。膿瘍、膿胸症例では治療期間を短縮することはなかなかできないが、ペニシリン系単剤大量投与へのde-escalationは可能であったと考えられる。

▶重症市中肺炎診療のまとめ

重症肺炎症例の主たる治療は、推測される原因病原体に有効な抗菌薬を十分量投与することである。そのために考慮すべきことをまとめると以下のようになる。

❶**患者本人や家族から発症直前の行動内容を含めた病歴、喫煙歴や飲酒量、職歴などの生活歴を再度聴取**する。レジオネラなどの特殊な病原体は、これが重要な手がかりとなる。

❷**前治療がある場合には、その治療が適切であったかどうかを確認する。**具体的には、選択された抗菌薬が市中肺炎の治療薬として適切なものであったか、用法は選択された抗菌薬に適切か、用量は重症肺炎の治療量として十分であったかを確認する。

❸前治療で、カバーできていない原因菌が鑑別に挙がる場合は、抗菌薬を追加する。

❹非挿管で加療されていた症例の場合には、**不顕性誤嚥**が持続したまま加療されていた可能性も考える。これは、**口腔内細菌やカンジダによる後の菌交代**にもつながる。

❺治療開始後は、治療経過が良好であったのに再度高熱が発生した場合に**菌交代(MRSAあるいはカンジダ)、輸液ラインに関連した血流感染、投与中の抗菌薬に対する薬剤熱**などを考慮する。

▶おわりに

いかに適切な治療を行っても侵襲性肺炎球菌感染症のように高い死亡率を示す疾患もあるが、重症肺炎の加療は成功すれば、失いかかっている生命を救い上げることができる医療である。原因微生物の疫学的な調査結果やそれをカバーする抗菌薬の選択の目安など、おおまかな肺炎治療のポイントは、すでに各国で策定されているガイドラインにも記載されている。感染症や呼吸器の非専門医が肺炎診療に携わる場合は良い参考となると考える。

参考文献

1) 日本呼吸器学会呼吸器感染症に関するガイドライン作成委員会，編．成人市中肺炎診療ガイドライン．2005.

2) Infectious diseases society of America/American thoracic Society consensus guidelines on themanagement of community acquired pneumonia in adults. Clininfect Dis 2007；44：S27–72.

3) British Thoracic Society：Guidelines for the management of community-acquired pneumonia in adults.Thorax 2001；56 (suppl4)：iv1–64.

4) Light RW. Parapneumonic effusions and enpyema. Pleural diseases, 5th ed. Philadelphia：Lippencott Williams and Wikins, 2007：p179–207.

5) Colice GL, Curtis A, Jetal D. Meidical and surgical treatment of parapneumonic effusions：an evidence-based guidelines. Chest, 2000；118：1158–71.

（近畿大学医学部附属病院安全管理部感染対策室　宮良高維）

2 免疫不全患者の感染症

▶総　論

はじめに

抗がん化学療法や免疫抑制剤の進歩、HIV感染症の広がりなどに伴い医療現場で免疫不全患者を診療する機会が飛躍的に増加している。免疫不全患者に起こる感染症のマネジメントは極めて重要であるが、漠然と「免疫不全」を恐れるあまり、無駄な予防抗菌薬を投与したり必要以上に広域の抗菌薬を投与したりしている状況もしばしば目にする。免疫不全患者の感染症を適切にマネジメントするには、まずその患者がどのようなタイプの免疫不全状態なのかを正確に把握することが大切である。免疫不全状態は以下の4種類に分けると理解しやすい。すなわち①好中球減少状態、②細胞性免疫不全、③液性免疫不全、④バリア障害である[1)]。

1.好中球減少状態

抗がん化学療法、薬剤の影響、血液疾患などで末梢血中の好中球が減少すると感染症のリスクが高まる。好中球減少期の発熱（発熱性好中球減少症）は表1のように定義されている[2)3)]。これを満たす発熱のすべてが感染症というわけではないが、重篤かつ進行の早い感染症を起こすリスクが高いため、発熱性好中球減少症は内科的エマージェンシーとしての対応が必要である。

発熱性好中球減少症で問題を起こす主な病原体を表2に示す。常に意識すべきは緑膿菌をはじめとしたグラム陰性桿菌であるが、臨床状況によっては黄色ブドウ球菌などのグラム陽性球菌も問題となる。真菌症（カンジダなどの酵母様真菌およびアスペルギルスなどの糸状菌）は発熱性好中球減少症が5日以上続くような状況で問題となる。このような状況は血液疾患に対する化学療法や造血幹細胞移植に伴ってみられる。固形腫瘍に対する化学療法では真菌症が問題となることは極めてまれである。

発熱性好中球減少症には以上のような特徴があるため図1-3のようなアルゴリズムが利用されている[2)]。重要なのは必ず緑膿菌をカバーする抗菌薬を選択することである。各施設におけるローカルファクター（特に緑膿菌の各抗菌薬に対する感受性）をふまえて選ぶことが望ましい。

好中球減少状態では症状や所見が出にくいからといって感染のフォーカスを検討する努力を放棄してはならない。感染巣がはっきりすればそれに合わせた治療を行うことが可能となる。40％以上のケースで起因菌もしくは感染巣が判明したという報告もある[4)]。症状所見が出にくいから

表1　発熱性好中球減少症の定義

発熱	口腔温≧38.3℃（腋窩温≧37.5℃）
	体温≧38.0℃以上が1時間以上続く
好中球減少	末梢血中の好中球＜500/μL
	末梢血中の好中球＜1,000/μLで＜500/μLへの減少が予想される

表2　発熱性好中球減少症で問題となる主な病原体

発熱性好中球減少症の期間	病原体
5日未満	*Pseudomonas aeruginosa*（緑膿菌）
	Escherichia coli（大腸菌）
	Klebsiella pneumoniae（肺炎桿菌）
	Enterobacter spp.
	Citrobacter spp.
	中心静脈カテーテルなどのデバイス留置や粘膜炎があれば以下も考慮
	Staphylococcus aureus（黄色ブドウ球菌）
	coagulase-negative staphylococci（コアグラーゼ陰性ブドウ球菌）
	viridans group streptococci（緑色連鎖球菌）
	Enterococci（腸球菌）
5日以上	上記に加えて
	Candida spp.（カンジダ）
	Aspergillus spp.（アスペルギルス）

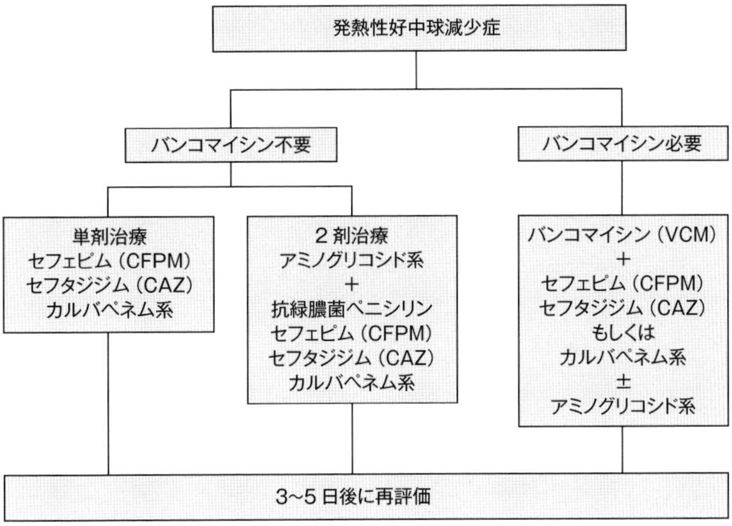

図1　発熱性好中球減少症初期治療のアルゴリズム

〔文献2）より引用、一部改変〕

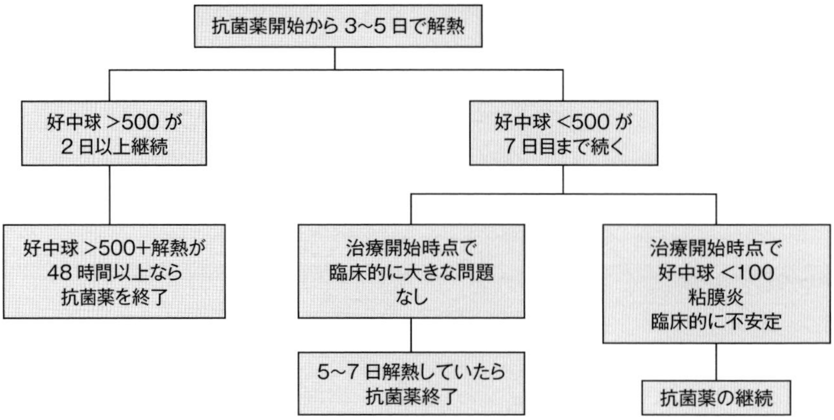

図2　解熱後の治療アルゴリズム

〔文献2)より引用、一部改変〕

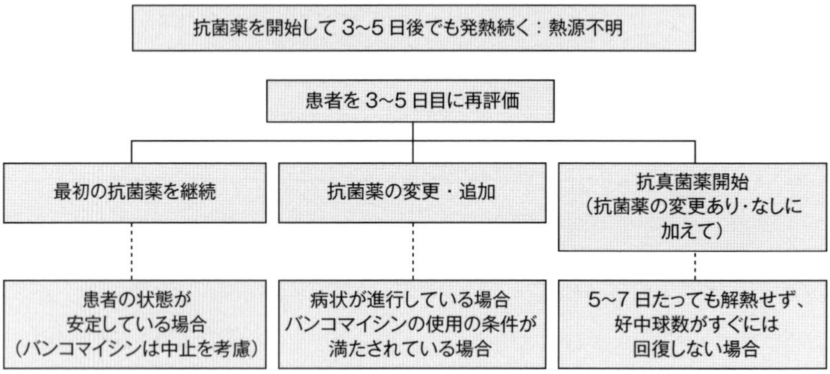

図3　発熱が続く場合の治療アルゴリズム

〔文献2)より引用、一部改変〕

こそ症状を体系的に確認し、軽い所見を無視しないことが重要である。

2.細胞性免疫不全

細胞性免疫は悪性リンパ腫、急性リンパ性白血病、HIV感染症などの疾患で低下する。ステロイド剤、免疫抑制剤などの薬剤によっても低下する。移植医療(造血幹細胞移植、固形臓器移植)においては原疾患および薬剤の影響で細胞性免疫不全状態となる。最近増加している分子標的薬も細胞性免疫を低下させる可能性があるが、まだ不明な点が多い。

細胞性免疫不全は好中球減少と異なり定量化しての評価が難しく、原疾患や使用薬剤の種類・投与量を把握して免疫不全の程度を推測する必要がある。たとえば、ステロイド剤についてはプレドニゾロン換算で投与総量700mg以上、1日投与量10mg以上で日和見感染症のリスクが上がるとの報告がある[5]。HIV感染症ではCD4陽性リンパ球数を用いて免疫状態を評価できるがこれはむしろ例外的であり、HIV感染症に伴う日和見感染症は他の細胞性免疫不全に伴うそれとはやや様相が異なることが知られている[6]。

細胞性免疫不全で問題となりうる病原体はその種類が多彩なのが特徴である(表3)。その治療薬も多岐にわたり毒性の強い薬剤も多い。一方、感染臓器にもよるが比較的ゆっくりと進行する感染症が多い。そのため細胞性免疫不全状態で発症した感染症に対してはむやみに抗微生物薬を投与せず感染臓器と病原体をきちんと確定するように検索を進めることが重要である。

表3　細胞性免疫不全状態で問題となる主な病原体

細菌	*Listeria monocytogenes*(リステリア)
	Salmonella spp.(サルモネラ)
	Nocardia spp.(ノカルジア)
	Mycobacterium tuberculosis(結核菌)
	nontuberculous mycobacteria：NTM(非結核性抗酸菌)
	Legionella spp.(レジオネラ)
真菌	*Candida* spp.(カンジダ)
	Cryptococcus spp.(クリプトコッカス)
	Pneumocystis jiroveci(ニューモシスチス)
	Aspergillus spp.(アスペルギルス)
	Endemic mycosis(地域流行型真菌症)
ウイルス	Cytomegalovirus：CMV(サイトメガロウイルス)
	Herpes simplex virus：HSV(単純ヘルペスウイルス)
	Varicella zoster virus：VZV(水痘帯状疱疹ウイルス)
	Human herpes virus-6,7：HHV-6,7(ヒトヘルペスウイルス6,7)
	Epstein-Barr virus：EBV(EBウイルス)
	Common respiratory virus：influenza virus(インフルエンザウイルス)、parainfluenza virus(パラインフルエンザウイルス)、respiratory syncytial virus：RS virus(RSウイルス)、adeno virus(アデノウイルス)
寄生虫	*Toxoplasma* spp.(トキソプラズマ)
	Cryptosporidium(クリプトスポリジウム)
	Cyclospora(サイクロスポーラ)
	Strongyloides stercoralis(糞線虫)

3. 液性免疫不全

免疫グロブリンや補体の量や質の異常から液性免疫が低下する。多発性骨髄腫や造血幹細胞移植後には液性免疫不全の状態となる。また、脾臓摘出や自己免疫性疾患、肝硬変などに伴う脾機能不全も液性免疫不全を来す。末梢血赤血球にHowell–Jolly小体が認められたら脾機能不全を疑って検索することが勧められる[7]。

液性免疫不全では莢膜をもつ細菌が問題を起こしうる。脾機能不全がある場合は細胞内に寄生する原虫も問題を起こしてくる(**表4**)。特に脾機能不全患者では*S. pneumoniae*や*H. influenzae*による激烈な敗血症を来すことが知られている(overwhelming post-splenectomy infection：OPSI。出血傾向や皮疹を伴い急速に発症・進行する敗血症を認めた場合はOPSIを疑って治療を進める必要がある[7]。

表4　液性免疫不全状態で問題となる主な病原体

	免疫グロブリン·補体の異常	脾機能不全
細菌	*Streptococcus pneumoniae*(肺炎球菌)	
	Haemophilus influenzae(インフルエンザ桿菌)	
	Neisseria meningitidis(髄膜炎菌)	
ウイルス	Varicella zoster virus：VZV(水痘帯状疱疹ウイルス)	
寄生虫		*Babesia* spp.(バベシア)
		Plasmodium spp.(マラリア)

4. バリア障害

人体は皮膚および粘膜によって微生物の侵入から守られている。何らかの理由で皮膚や粘膜のバリアが破綻すれば容易に感染症を来しうる。皮膚バリア障害は外傷、熱傷、重度の皮膚疾患のみならず、手術や末梢・中心静脈カテーテルなどから医原性に起こることを忘れてはならない。また、粘膜バリア障害は消化管疾患などに伴って起こるが、これも化学療法・放射線療法・気管チューブ・尿路カテーテルなどから医原性にも発生する。このようなバリア障害も免疫不全の一つととらえ、正確に病態を把握することを心がけたい[1]。

バリア障害に伴う感染症は破綻部位や感染臓器によって病態が大きく変わってくる。病原体となるのは破綻部位にいる微生物ということになる(**表5**)が、たとえば中心静脈カテーテル関連血流感染症のような人工物関連の感染症であれば付着しやすさやバイオフィルム形成も関連してくる。

表5　バリア障害に関連する主な病原体

皮膚バリア障害	*Staphylococcus aureus*(黄色ブドウ球菌)
	coagulase-negative staphylococci(コアグラーゼ陰性ブドウ球菌)
	Corynebacterium spp.(コリネバクテリウム)
	グラム陰性桿菌(大腸菌､*Enterobacter*､緑膿菌など)
粘膜バリア障害	グラム陰性桿菌(大腸菌、*Enterobacter*、緑膿菌など)
	嫌気性菌(*Peptostreptococcus*, *Bacteroides*など)
	Streptococci(連鎖球菌)
	Enterococci(腸球菌)
	Candida spp.(カンジダ)

免疫不全患者の感染症をどうマネジメントするか

免疫不全は4種類に分けて理解できるが、実際にはこれらが複数重なっていることが多い。感染症マネジメントの第一歩は患者背景を把握することである。どのようなタイプの免疫不全が重なっているかを把握することが感染症マネジメントのうえで重要となる。たとえば、ステロイド長期使用による細胞性免疫不全に中心静脈カテーテルによる皮膚バリア障害が加わっている、というように記載できれば病態を理解しやすくなる。

感染臓器を把握することも極めて重要である。免疫不全患者では局所症状や所見が目立たないことが多く検査所見もはっきりしないことが珍しくない。しかし感染臓器が絞れなければ病原体の推測や検索が困難となり、さらには治療の見通しも立てられなくなる。免疫不全があるからこそ病歴と身体所見を丁寧にとる必要がある。画像検査を含めた各種検査は参考になりうるが、免疫不全状態では所見が出にくいことがありその解釈に注意を要する。ただし、発熱性好中球減少症やOPSIを疑う場合は血液培養採取のうえ、抗菌薬を開始してから治療と平行して感染臓器の検討を行う。

免疫不全のタイプと感染臓器が把握できればその先の見通しは立てやすくなる。たとえば、細胞性免疫不全状態で発症した呼吸器感染症、ということが分かれば**表3**の病原体のうち呼吸器感染症を来すものをリストアップし、臨床状況から各病原体の可能性の高さを見積もって検索や治療の計画を立てることができる。注意点としては、免疫不全がなくても問題を起こす病原体の存在を忘れないことである。免疫不全の有無に関わらず市中肺炎の最も多い起因菌は肺炎球菌である。

ここまで行うことができれば免疫不全のタイプと感染臓器に基づいて病原体の推測・同定ができているはずである。このプロセスはこのあとの症例から追体験していただきたい。免疫不全患者の感染症は多彩かつ複雑であり、疑問点については成書[1)8)]も参照いただければ幸いである。

▶症例1　白血病治療に伴う発熱性好中球減少症

【症例】

20代後半、男性。

【主訴】

悪寒戦慄を伴う発熱。

【現病歴】

6カ月前に発熱、咽頭痛、倦怠感を主訴に受診した近医で行われた血液検査で白血病を疑われ、当院へ紹介されて入院し、急性骨髄性白血病（M_4E_0）と診断された。シタラビン（Ara-C）＋イダルビシン（IDR）による寛解導入療法が行われ、5カ月前にHigh dose Ara-C

＋ミトキサントロンによる地固め療法が1コース行われた。骨髄で初期再発の所見がみられたため3カ月前にミトキサントロン、エトポシド、シタラビン（以下MEC）による地固め療法による再寛解導入療法が行われた。1カ月前に寛解が確認され、MECによる地固め療法が開始された。

MECによる地固め療法の2コース目の開始後、11日目に好中球減少状態（60/μL）となった。翌日に悪寒戦慄を伴う発熱が認められ感染症科診察依頼となった。

本人の自覚症状は主に倦怠感。感染症科受診の2日前から大腿部に1箇所毛嚢炎様の皮疹が出現して、やや大きくなり痛みが強くなってきているのが気になっている。同部位への外傷の記憶は本人にまったくない。

予防抗菌薬として化学療法開始時からST合剤（スルファメトキサゾール400mg＋トリメトプリム80mg）1回1錠を1日1回、アシクロビル1回200mgを1日1回、イトラコナゾール1回100mgを1日1回内服していた。

【Review of system※】

（－）：頭痛、咽頭痛、胸痛、咳、痰、呼吸苦、腹痛、下痢、肛門周囲の痛み、関節痛。

（＋）：倦怠感。

MEMO

※Review of Systemsとは：単に患者から現病歴を聞き出していくなかでは医療者が聞き漏らしたり、患者が伝えることができない、診断に必要な医学的情報を症状に関する系統的な質問を行うことで拾い上げて補完していく手法。

【既往歴】

16歳時、右手の骨折。輸血歴なし。

【社会歴】

妻、子供2人と同居。明らかなsick contactなし。ペット飼育歴なし。海外渡航歴なし。

【現症（身体所見）】

意識清明。

バイタルサイン：脈拍80回/分、血圧110/60、呼吸数16回、Sp_{O_2} 96％（room air）。

頭部：結膜貧血あり、黄疸なし。副鼻腔圧痛なし。下顎、上顎に叩打痛なし。

口腔内：歯肉の腫脹なし、齲歯は処置済み。

頚部：項部硬直なし。顎下、頚部にリンパ節腫脹なし。

胸部：呼吸音左右差なし。肺雑音なし。心雑音なし。右鎖骨下CVライン刺入部に圧痛、腫脹、発赤なし。

腹部：平坦、軟、圧痛なし。右季肋部に叩打痛なし。

背部：CVA叩打痛なし、脊柱の叩打痛なし。四肢浮腫なし、関節腫脹なし、右大腿の膝関節近傍に直径4～5cmの隆起を伴う中心部が紫色に変色した紅斑を認める。硬結、圧痛を認める。右鼠径部に圧痛を伴うリンパ節腫脹あり。

会陰部：裂肛、脱肛なし、直腸指診で前立腺の圧痛なし。

【入院時(感染症科診察時)検査所見】

末梢血液：WBC 300/μL (Neut 2%、Lym 10%、Mono 5%)、Hb 8.5g/dL、Plt 28.8万/μL、Na 134mEq/L、K 3.6mEq/L、Cl 98mEq/L、BUN 40mg/dL、Cr 1.2g/dL、GOT 14IU/mL、GPT 37IU/mL、ALP 156U/L、CRP 2.46mg/dL。

【入院時画像】 図4～6。

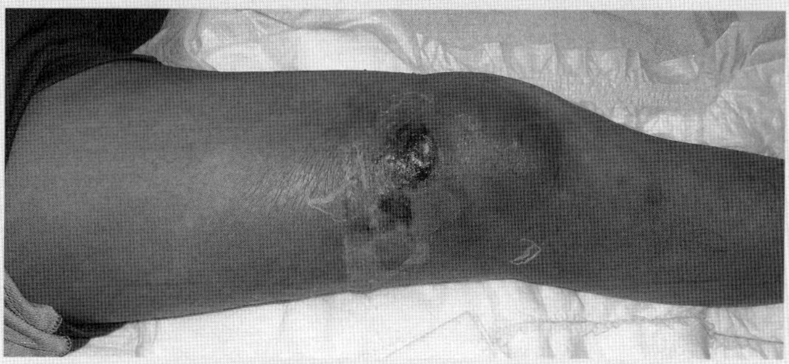

図4　症例1：14日目の皮膚の所見

大腿全体の腫脹と一部の皮膚壊死を認める。
〔静岡がんセンター皮膚科吉川先生よりご提供〕

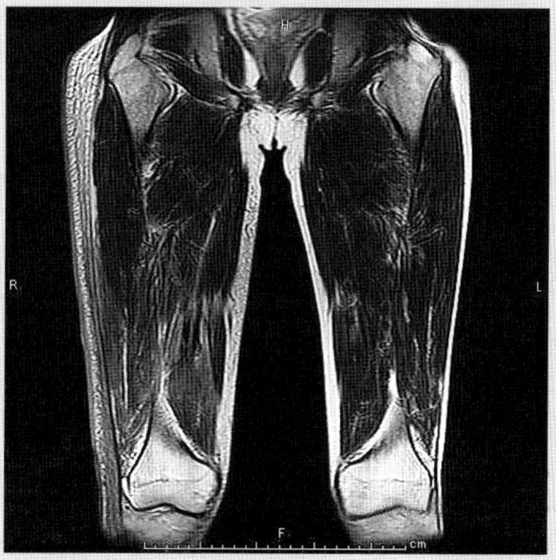

図5　症例1：14日目に撮影された大腿部MRI (T2)

右大腿の皮膚、皮下組織の腫脹と大腿四頭筋に及んだ炎症が認められる。

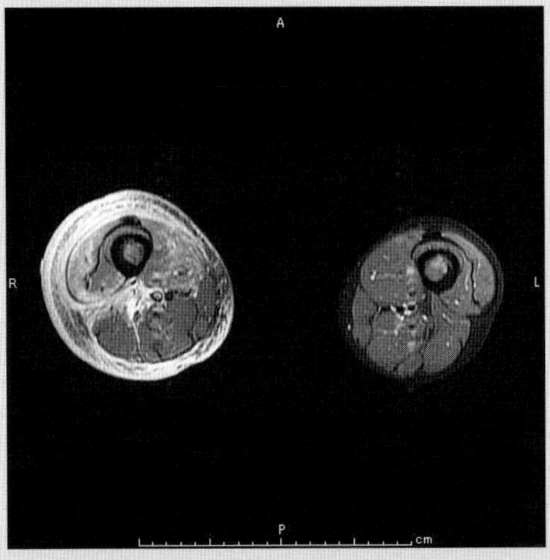

図6　症例1：14日目に撮影された大腿部MRI(STIR)

右大腿全体が腫脹し、皮下に強い炎症がみられる。

【コンサルト時点での問題点とアセスメントと治療計画】

❶発熱性好中球減少症

❷右大腿の皮膚変化

❸急性骨髄性白血病(M5a)

右大腿に毛嚢炎様の皮疹を伴う発熱性好中球減少症の患者である。

診察上右大腿の皮膚変化が明らかで、発熱のフォーカスとして最も強く疑われた。

好中球減少状態での軟部組織感染の原因微生物として緑膿菌をはじめとするグラム陰性桿菌の関与を考えた。またグラム陰性桿菌の菌血症の一部としての皮膚症状、いわゆる壊疽性膿皮症(ecthyma gangrenosum)の可能性もあるため血液培養は必須と考えた。MRSAをはじめとする耐性の強いグラム陽性球菌が関与している可能性もあるため、原因微生物の確定診断のため大腿の皮膚局所からの検体採取を強く推奨した。

抗菌薬は緑膿菌をはじめとするグラム陰性桿菌をカバーしたものとMRSAをカバーした抗菌薬の投与が必要と考えた。

【経過】(図7経過図表)

❶血液培養2セット採取後、セフェピム(CFPM) 2g×2(12時間ごと)1日4gとバンコマイシン(VCM) 1g×2(12時間ごと)1日2gの点滴静注で治療を開始した。

❷同日に主治医により、毛嚢炎部分の切開が行われたが、明らかな排膿は認めなかった。浸出液の塗抹では少数のグラム陰性桿菌を認めた。

❸その後も発熱は持続し、右大腿の炎症は範囲は徐々に拡大し、大腿部全体にわたり発赤、腫脹、強い圧痛がみられる状態となった。浸出液の培養からは緑膿菌が検出された。血

液培養は繰り返し行われたがすべて陰性であった。

❹抗菌薬開始後7日目も発熱が持続し、右大腿の病変部位では皮膚の壊死の進行がみられたため、再度大腿の病変から得られた浸出液を培養に提出したのち、*Aspergillus*等の糸状菌のカバーのためにボリコナゾール(VCZ)350mg1日1回静注が追加された。

❺緑膿菌のセフェピムへの耐性化とそれに伴う状態の悪化の可能性を危惧しいったんシプロフロキサシン(CPFX)点滴静注 300mg×2(12時間ごと)1日600mgに変更した。この時提出した培養では再度CFPMとCPFXに感受性を保った緑膿菌が検出され、糸状菌は認められなかった。13日目からCFPMを再度追加しCPFXとの併用に変更した。

❻抗菌薬開始後14日目も依然として発熱は持続し、当初の毛嚢炎があった部位を中心として皮膚の壊死が認められた(図4)。大腿部のMRI(図5、6)を撮影したところ筋膜および筋肉まで炎症が波及している所見を認めたが、膿瘍形成を疑わせるは認めなかった。

❼その後徐々に大腿の蜂窩織炎には改善傾向がみられ、治療開始後26日目に好中球が回復し解熱した。30日目に皮膚科により皮膚の壊死部分に対するデブリードメントおよび皮膚移植が行われた。緑膿菌に対するCFPMとCPFXの投与は術後7日目まで行われた。

❽バンクドナーからの骨髄移植が予定されていたため、抗真菌薬はボリコナゾール(VRCZ)からイトラコナゾール(ITCZ)の内服に変更された。

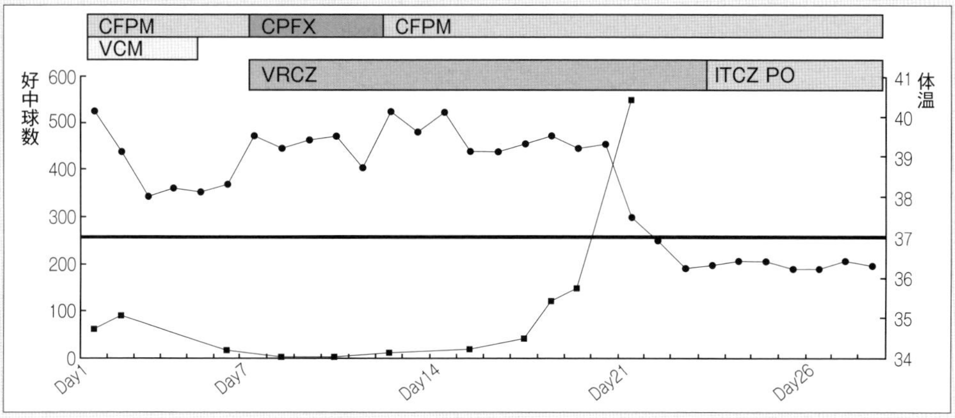

図7 症例1：経過表

▶症例2　皮膚筋炎のためにステロイドを使用＋担癌患者

【症例】

50歳、女性。

【主訴】

発熱、下痢、皮疹。

【現病歴】

1月下旬：大腸がん検診で便潜血検査が陽性となり、精査の結果直腸癌と診断した。同時に多発肝転移も指摘された。

3月上旬：直腸の全周性狭窄部位の解除目的で、直腸切除術および人工肛門造設術を施行した。

3月下旬：動注リザーバーを留置し、5-FUを用いた肝動注療法を開始した。

4月中旬：顔面・前胸部を中心とした皮疹がみられ、その後に四肢の筋力低下を自覚したことから、精査を行い皮膚筋炎と診断し、ステロイド療法目的に入院となる。プレドニゾロン60mg/日での内服治療を併用しつつ、5-FU治療を並行して施行した。プレドニゾロンを30mg/日まで減量したところで、糖尿病の合併と診断し、インスリン治療を導入した。

7月中旬：自立生活が可能な程度まで筋力が回復し、プレドニゾロン20mg/日まで減量したところで退院した。

8月中旬：腰痛があり、第3腰椎の圧迫骨折を指摘され、骨粗しょう症によるものと診断しアルファカルシドールによる治療を開始した。

8月下旬：残存直腸に再発病変を指摘される。
これに対する多剤併用抗癌剤治療目的に右鎖骨下静脈に中心静脈ポートを挿入した。

9月上旬：多剤併用抗癌剤治療（FOLFILI＋BV療法）を開始した。入院7日前から下痢がみられるようになったが、抗がん剤治療の副作用と診断し、ロペラミドによる対症療法での対応とした。

2、3日前よりと悪寒戦慄を伴う発熱を認めたが自宅で経過観察していたが、軽快しないため当院に来院し、発熱に関する精査加療目的での入院となる。発熱の原因・治療に関して感染症科へコンサルトとなる。

【Review of systems】

腰痛（＋）、四肢末梢の軽度冷え（＋）、頭痛（－）、咽頭痛（－）、咳嗽・喀痰（－）、胸痛（－）、悪心・嘔吐（－）、排尿時痛（－）、残尿感（－）、頻尿（－）、肛門痛（－）、四肢末梢のしびれ（－）。

【既往歴】

42歳、うつ病。

【家族歴】

特記事項なし。

【社会歴】

約22年間20本/日の喫煙歴があり現在も喫煙中。飲酒はしない。毛染め薬で接触性皮膚炎の既往がある。義母、姉、夫、子供3人の合計7人暮らしで室内で飼っている健康な猫が1匹いる。姉に肺結核の既往がある。主婦で、最近の病人との接触(sick contact)はない。最近の旅行歴・外傷歴はない。

【入院時内服薬】

ハロペリドール1.5mg/日、ファモチジン40mg/日、ロラタジン10mg/日、ジクロフェナクナトリウム75mg/日、アルファカルシドール0.5μg/日、塩酸プロメタジン錠25mg/日、プレドニゾロン10mg/日、塩酸ロペラミド下痢時頓服、塩酸オンダンセトロン吐き気時頓服、水酸化マグネシウム便秘時頓服。

【身体所見】

身長152cm、52kg。

バイタルサイン：血圧132/86mmHg、脈拍94、体温36.8℃、呼吸回数18回/分、Sp_{O_2} 97%(室内気)。

意識状態：清明、比較的元気そうである。

頭部：眼球結膜に黄染なし、眼瞼結膜に貧血あり・点状出血なし。瞳孔は左右対称正円、対抗反射正常。副鼻腔に圧痛なく、耳介の牽引痛もなし。口腔内に口内炎などの粘膜病変もなし。扁桃の腫脹や発赤もみられない。

頸部：項部硬直なし、リンパ節腫脹なし、頸静脈怒張なし。

心臓：リズムは正常。頻脈。明らかな心雑音は聴取せず。

肺：両側清。

腹部：平坦、軟で、腸音正常。肝脾腫なし。腸腰筋兆候、閉鎖筋兆候陰性。

腰背部：CVA叩打痛なし。脊柱叩打痛なし。

四肢：チアノーゼ、ばち指、浮腫なし。筋肉の把握痛なし。関節痛なし。四肢末梢の軽度蒼白あり。

神経所見：特記すべき所見は指摘できず。

皮膚：躯幹部(特に背部)を中心にびらんと痂皮化した部分が混在している。やや左頸部に発赤が強い。

右鎖骨下静脈の中心静脈ポート刺入部に腫脹、発赤、圧痛などはみられず。右頸部から腋下にかけて圧痛、叩打痛などの所見もなし。

【検査所見】

末梢血：WBC 4740/μL（neutro 92.2、lymph 5.5、mono 1.5、eo 0.8、baso 0.0）、RBC 389×10^4/μL、Hb 12.0g/dL、Hct 38.2％、MCV 98.2fL、MCH 30.8pg、MCHC 31.4g/dL、PLT 13.1×10^4/μL、Na 134mEq/L、K 4.7mEq/L、Cl 100mEq/L、BUN 22.3mg/dL、Cre 0.43mg/dL、T.bil 0.4mg/dL、GOT 17IU/L、GPT 21IU/L、LDH 373IU/L、ALP 653IU/L、TP 6.3g/dL、Alb 3.2g/dL、CPK 46IU/dL、CRP 15.36mg/dL。

尿：混濁なし、pH 5.5、比重1.027、URO（±）、蛋白（±）、糖（4＋）、Bil（－）、Ket（－）、尿潜血（－）、赤血球1-4/HPF、白血球1-4/HPF。

【コンサルト時点での問題点】

❶発熱

❷下痢

❸皮膚筋炎

－皮膚びらんの悪化

－ステロイド使用中

❹大腸癌、多発肝転移、直腸局所再発

－全身大量抗がん剤治療後

【患者背景として】

❶皮膚筋炎を合併（皮膚バリアの破綻あり）

❷ステロイド内服中（細胞性免疫障害あり）

❸再発大腸癌に対して抗癌剤治療後（好中球機能障害あり）

以上の3点を大きな問題として取りあげた。

【鑑別疾患】

感染性疾患

- 中心静脈ポート感染関連血流感染症
- 動注ポート感染関連血流感染症
- 軟部組織感染症（蜂窩織炎）
- 肝膿瘍
- 化膿性椎体椎間板炎
- 腸管感染症（市中の感染性腸炎、クロストリジウム・ディフィシル関連感染症）
- 非感染性疾患
- 皮膚筋炎の増悪
- 腫瘍熱
- 薬剤熱

【入院後経過】(図8経過表)

第１病日：全身状態は安定しており、バイタルも安定していた。入院時に施行した皮膚びらん部滲出液の塗抹検査では、ブドウ球菌を疑うグラム陽性球菌がみられた。

第２病日：血液培養検査2セット(中心静脈ポート血、末梢血)からブドウ球菌を疑うグラム陽性球菌が検出された。この際時間差は認めなかったが、中心静脈ポートへのグラム陽性球菌感染症が強く疑われたため、同日中心静脈ポートを抜去した。ポートのカテーテル先端培養塗抹検査からもブドウ球菌を疑うグラム陽性球菌が検出された。これらの結果を受けて、バンコマイシン(VCM) 1g×２回(12時間ごと) 1日2gの投与を開始した。また、筋力の低下傾向なく、肝酵素、CPKの増加傾向も示しておらず皮膚筋炎増悪の可能性に関しては否定的と考えられた。

第３病日：ブドウ球菌がメチシリン感受性黄色ブドウ球菌(MSSA)と判明したためVCMをセファゾリン(CEZ) 1g×４回(6時間ごと) 1日4gへと変更した。しかし、悪寒・戦慄を伴う発熱が続いており、持続的な菌血症の可能性を考慮し、血液培養検査を再検したところ、血液培養検査2セット中1セットでブドウ球菌が検出され、血栓性静脈炎や感染性心内膜炎に関する精査を勧める方針とした。また、このころから腰痛が再びみられるようになった。

第５病日：経胸壁心臓超音波検査を施行したが、明らかな陽性所見は認められなかった。

第６病日：採取した血液培養からもグラム陽性球菌が検出され、第12病日に経食道心臓超音波検査は施行する予定とした。動注ポートの抜去も考慮したが、最終的にこのグラム陽性球菌が表皮ブドウ球菌と判明し、コンタミネーションと診断した。このためポートは抜去せず経過観察の方針とした。

第９病日：徐々に腰痛の増悪傾向あり。また、左膝の疼痛・腫脹がみられるようになる。

第10病日：整形外科での診察を依頼した。左膝の疼痛は胸部単純X線写真による異常所見なく、関節液の性状から変形性膝関節症によるものと診断された(関節液の細菌培養検査も陰性)。腰痛に関しては、第3腰椎の圧迫骨折に大きな変化はなく、第12胸椎の圧迫骨折に増悪傾向を指摘された。原因としてステロイドによる骨粗しょう症が最も疑われたが、化膿性椎体椎間板炎に関しては第25病日にMRI検査での精査を予定された。

第11病日：日中38度の発熱あり。左前腕の末梢静脈ルート刺入部位の発赤、腫脹、疼痛があり、末梢静脈ルート感染を疑い、抜去した。また、同時に血液培養検査を施行したが陰性であった。

第12病日：経食道心臓超音波検査でも明らかな異常所見は指摘されず。発熱の原因としては、感染性疾患としてMSSA菌血症関連合併症(動注ポート感染、化膿性椎体椎間板炎）、末梢静脈炎、新たな感染症の存在、非感染性疾患として深部静脈血栓症、腫瘍熱などが考えられた。しかし、現時点で全身状態は安定しており、末梢静脈炎も改善傾向であったため経過観察の方針としたところ、再び解熱した。

第25病日：MRI検査で化膿性椎体椎間板炎を疑う所見はみられなかった。今回はMSSAによる敗血症であり、合併症の存在の可能性が高いと考えられたが、諸検査において陽性所見を認めなかった。このため、あくまで合併症の可能性を否定できない黄色ブドウ球菌による菌血症と判断し、治療期間を4週間と設定し、第29病日でCEZの投与を終了とした。

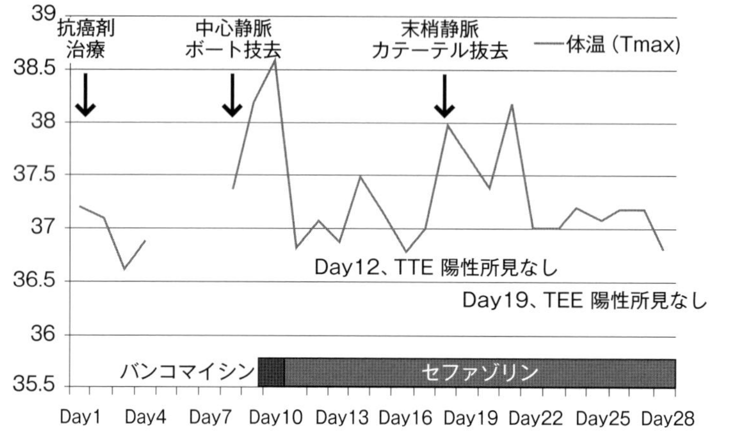

Day8 皮膚滲出液 MSSA 末梢血 MSSA カテーテル血 MSSA	Day9 中心静脈 ポートカテ先： MSSA	Day10 末梢血２セット中 １セットのみ： MSSA	Day13 末梢血２セット中 １セットのみ： 表皮ブドウ球菌	Day18 末梢血２セット：陰性 左膝関節液：陰性

図8　症例2：経過表

Tmax：1日の内の最高体温、TTE：経胸壁心臓超音波検査、TEE：経食道心臓超音波検査。

▶症例3　リンパ腫に対する骨髄移植後患者

【症例】

27歳、女性。

【主訴】

発熱。

【現病歴】

入院7日前の夕方より倦怠感を自覚していた。入院6日前は、朝から微熱と咽頭痛あり、夜に悪寒を伴わない38℃の発熱を認めた。その後、市販の感冒薬を内服し、咽頭痛は徐々に軽快していたが、38℃以上の発熱が持続していたため入院4日前に近医受診。感冒としてCefcapene Pivoxilを処方され、帰宅後内服したところ呼吸苦を認めたが、すぐに消失した。そのため、その後の内服はしなかった。その後も38℃以上の発熱が持続するため当院受診した。胸部単純X線写真で浸潤影を認めたため、肺炎の診断で入院となった。

【Review of system】

咳はほとんどないが、痰はある。鼻汁・咽頭痛なし。嘔気・腹痛・下痢・便秘などの消化器症状はなし。頻尿・排尿時痛・残尿感などの尿路症状なし。頭痛なし。胸痛なし。皮膚症状なし。悪寒戦慄なし。

【既往歴】

25歳時にバーキットリンパ腫と診断。26歳時に非血縁同種骨髄移植。急性移植片対宿主病（graft versus host disease：GVHD）を認めたためステロイド・シクロスポリンA投与となり、11カ月前に終了。その1カ月後に特発性器質化肺炎（cryptogenic organizing pneumonitis：COP）を発症したためステロイド再投与となり、5カ月前に終了した。予防投与されていたスルフォメトキサゾール/トリメトプリム（sulfamethoxazole/trimetoprim：ST合剤）、アシクロビルは4カ月前に終了。現在は、COPに対してマクロライド少量持続投与を継続している。

【内服薬】

クラリスロマイシン 200mg/日。

【アレルギー】

特になし。

【社会歴】

両親と妹との4人暮らし、ペットは野外に犬1匹。喫煙なし、機会飲酒。海外渡航歴無し。感染症を有する人への接触はない。結核暴露のエピソードはない。

【身体所見】

全身状態：良好。

バイタルサイン：体温37.8℃、血圧122/64mmHg、心拍数75回/分、呼吸数20回/分、Sp_{O_2} 98%(RA)

頭部：眼球・眼瞼結膜に異常なし。瞳孔は左右対称正円で、対光反射・輻輳反射は正常。副鼻腔に圧痛なし。咽頭発赤なし。口腔粘膜・舌に白苔なし。

頸部：項部硬直なし、リンパ節触知されず。左頸部に中心静脈カテーテル抜去痕あり。圧痛・腫脹なし。

胸部：呼吸音は正常。

心臓：脈はリズム整、心雑音や過剰心音なし。

腹部：腸蠕動音正常、圧痛なし、反跳痛や筋性防御なし。右季肋下にドレーン留置あるも周囲の圧痛なし。

背部：肋骨脊柱角には叩打痛なし。

四肢：浮腫やチアノーゼなし。手指先端・足趾先端に皮疹なし。

皮膚：発疹はみられない。

神経：特に異常なし。

【検査】

末梢血：WBC 4,920/μL(Stab 4.0%、Seg 51%、Eosino 2%、Lympho 39%、Mono 4%)、Hb 11.2g/d、Plt 150,000/μL、T-Bil 0.5mg/dL、AST 80IU/L、ALT 85IU/L、ALP 227IU/L、Na 137mEq/L、K 3.9mEq/L、Cl 104mEq/L、BUN 13.5mg/dL、Cr 0.83mg/dL。

β-D-グルカン 4.763pg/mL(ワコー法、カットオフ11pg/mL)。

画像所見：胸部単純X線写真(図9)、胸部CT(図10)。

培養：喀痰グラム染色：白血球(2＋)も菌体は見えない。喀痰培養：常在菌のみ。

【入院時問題点】

❶発熱

❷胸部CTで多発する浸潤影

❸バーキットリンパ腫

❹非血縁同種骨髄移植後16カ月経過

【入院時アセスメント】

発熱、胸部CT所見より、肺炎と考えられた。また、病歴上、先行する咽頭痛もあり、原因としては、感染症としても市中の呼吸器感染症、特にマイコプラズマ、クラミジア、ウイルス(パラインフルエンザ、RSウイルスなど)が考えられた。一方で本患者は移植後16カ月経過し、ステロイド終了後から4カ月経過している。同種造血幹細胞移植後であり、移植から時間は経っているがまだ2年以内であることや原疾患(悪性リンパ腫)の影響を考えてもまだ完全に免疫(細胞性免疫・液性免疫)が戻ったわけではないと考えられた。そうなると、胸部CTでも両肺に多発する一部浸潤影を伴う小葉中心性の斑状すりガラス様濃

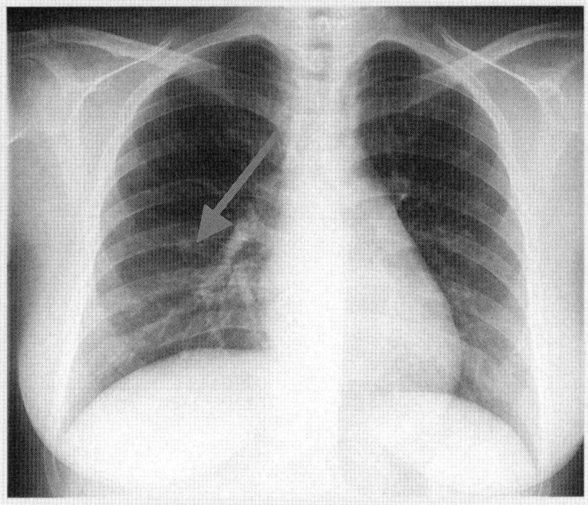

図9　症例3：胸部単純X線写真

右下肺野に淡い斑状影を認める。

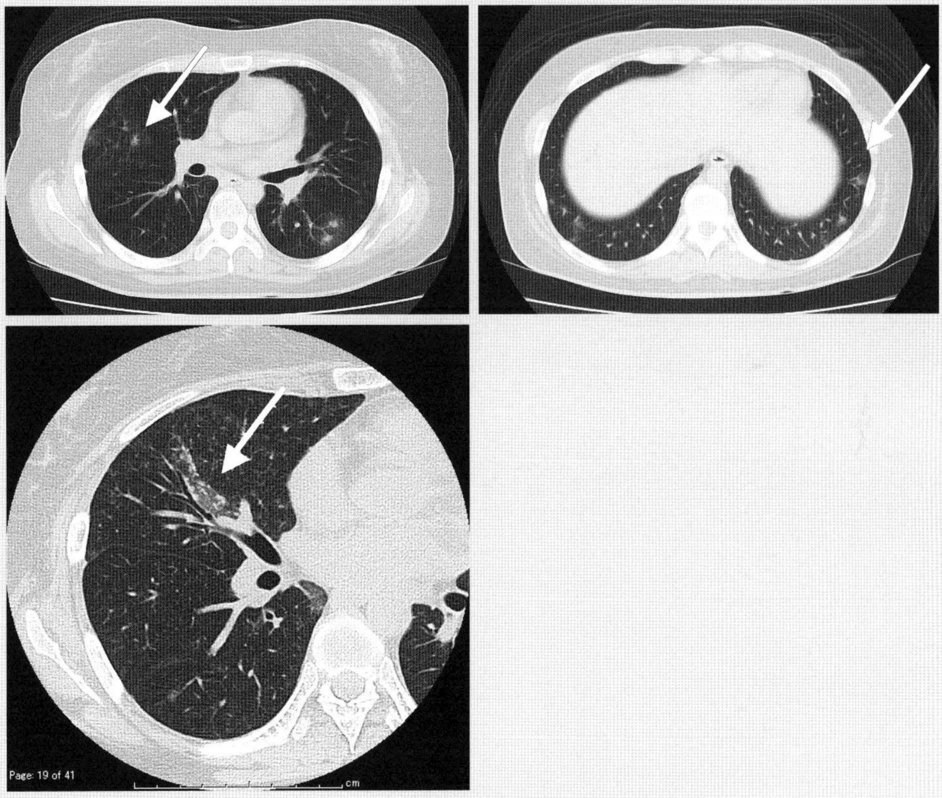

図10　症例3：胸部CT

両肺に小葉中心性の斑状すりガラス様濃度上昇が出現している。びまん性に分布しているが、特に右中葉に目立ち、一部では浸潤影を伴っている。

度上昇認めることから、アスペルギルス、ニューモシスチスなどの真菌による感染の可能性は十分にあり、抗酸菌症、ノカルジアも診断の対象に入れる必要があった。非感染性の原因としては、COPの再燃も鑑別には上がると考えた。このように感染症と考えた場合に多岐にわたる病原体関与の可能性があり、確実な治療のためには微生物の同定が何よりも優先されたため、気管支鏡検査を行うこととした。

【入院後経過】

第2病日に気管支肺胞洗浄を行ったところグロコット染色で*Pneumocystis jiroveci*を認めたため(**図11**)、ニューモシスチス肺炎として同日よりST合剤の内服薬であるバクタ錠(1錠中スルファメトキサゾール400 mg、トリメトプリム80 mg) 12錠(分3)の内服を開始とした。

第4病日には解熱し、第11病日に胸部CTを施行したところ、入院時に認めていた異常影は消失していたため同日退院となった。ST合剤の内服は4週間で終了とした。

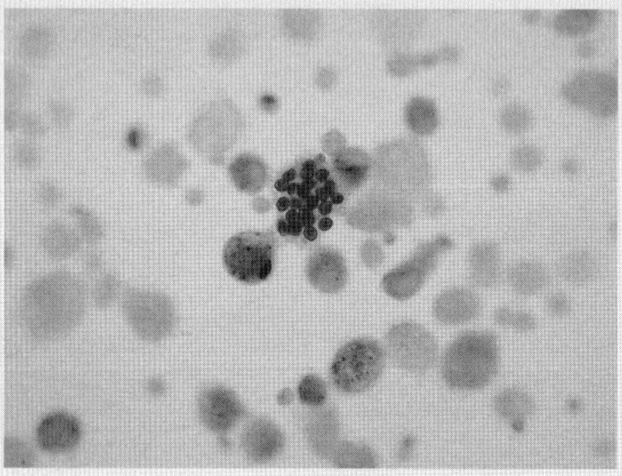

図11　症例3：気管支肺胞洗浄液(BAL)

グロコット染色で*Pneumocystis jiroveci*を認める。

参考文献

1） 大曲貴夫，具芳明，藤田崇宏，ほか．がん患者の感染症診療マニュアル．東京：南山堂，2008.
2） Hughes WT, Armstrong D, Bodey GP, et al. 2002 guidelines for the use of antimicrobial agents in neutropenic patients with cancer. Clin Infect Dis 2002；34：730-51.
3） Masaoka T. Evidence-based recommendations for antimicrobial use in febrile neutropenia in Japan：executive summary. Clin Infect Dis 2004；39 Suppl 1：S49-52.
4） Kamana M, Escalante C, Mullen CA, et al. Bacterial infections in low-risk, febrile neutropenic patients. Cancer 2005；104：422-6.
5） Stuck AE, Minder CE, Frey FJ. Risk of infectious complications in patients taking glucocorticosteroids. Rev Infect Dis 1989；11：954-63.
6） Sepkowitz KA. Opportunistic infections in patients with and patients without Acquired Immunodeficiency Syndrome. Clin Infect Dis 2002；34：1098-107.
7） Brigden ML. Detection, education and management of the asplenic or hyposplenic patient. Am Fam Physician 2001；63：499-506, 8.
8） 青木　眞．レジデントのための感染症診療マニュアル，第2版．東京：医学書院，2008.

（静岡県立静岡がんセンター感染症科　大曲貴夫、具　芳明、岸田直樹、冲中敬二、藤田崇宏、
静岡県立静岡がんセンター血液幹細胞移植科　池田宇次）

II 内科系の実例に学ぶ

3 真菌感染症

▶総　論

はじめに

ヒトに病気を起こす真菌のうち、皮膚・粘膜の感染症を除く真菌感染症(深在性真菌症)のほとんどはカンジダ、アスペルギルス、クリプトコッカス、ニューモシスチスの4菌種のみである。深在性真菌症は広義のコンプロマイズド・ホスト(易感染性宿主)に起こるが、さまざまな患者背景でリスクの上昇する真菌感染症が異なり、それによって診断・治療方針も異なる。また、致命率が高く、治療開始が遅れるとさらに死亡率が高くなるため、「どのような患者群で警戒し、どのような所見で、どの真菌感染を疑って抗真菌薬を開始するか」を理解しなければならない(表1)。

表1　原因真菌による病態の違いと診療上の注意点

原因真菌	感染経路	主な防御機構	感染症	治療薬(下線：第一選択)
カンジダ	腸内細菌叢からの侵入	・常在細菌叢の存在 ・消化管粘膜の統合性 ・食細胞による貪色(主に好中球)	・血流感染 ・カテーテル感染 ・腹腔内膿瘍 ・眼内炎	・フルコナゾール ・ミカファンギン ・アンホテリシンB(そのリポソーム化製剤を含む)
アスペルギルス	環境・空中の菌を吸入	食細胞による貪色(好中球、マクロファージ)	・肺感染症 ・血行性播種性感染症(脳、肝など)	・ボリコナゾール ・アンホテリシンB(そのリポソーム化製剤を含む) ・ミカファンギン
クリプトコッカス	環境・空中の菌を吸入→潜伏感染→発症	食細胞による貪色(マクロファージ)	・肺感染症 ・髄膜炎(血行性)	・アムホテリシンB＋フルシトシン ・フルコナゾール
ニューモシスチス	環境・空中の菌を吸入→潜伏感染→発症	食細胞による貪色(マクロファージ)	・肺炎	・ST合剤・ペンタミジン

1.深在性真菌症診療のポイント

1)患者のリスク群に応じて具体的な真菌感染症をあらかじめ想定する

非特異的な易感染状態がリスクとなるカンジダ症と、好中球減少・細胞性免疫抑制の高度な群がリスクとなるアスペルギルス症では患者背景は一致しない(図1、2)。ステロイド投与例やHIV感染者など細胞性免疫不全のみでは口腔・食道カンジダ症の頻度は高いが、粘膜障害が加わらない限り深在性カンジダ症はほとんど起こらない。また、フルコナゾール予防投薬下の深在性カンジダ症、ST合剤予防投薬下のニューモシスチス肺炎はまれである。

2)どの真菌感染症であるかを意識して、おのおのを抑える検査を行う

発症様式を考えても深在性カンジダ症と侵襲性アスペルギルス症では大きく異なる。表1に示したように、検査の方針もカンジダ、アスペルギルス、ニューモシスチス、クリプトコッカスではまったく別である。

3)治療開始の基準を明確に定めておく

治療開始の遅れが致命率を上げることは明らかであり、確定診断を待つことは許されない。特に、近年は副作用の少ない抗真菌薬が数々登場しており、そのメリットを救命率向上につなげるには、患者のリスクと症状・所見に基づく治療開始の基準をあらかじめ定めておかねばならない。

4)抗真菌薬のスペクトラムと各真菌感染症に対する第一選択を確実に覚えておく

全ての真菌感染症をカバーする抗真菌薬は存在しない(表2)。一方でこれまでの臨床研究において各真菌感染症の第一選択薬はほぼコンセンサスが得られており(表1)、疑う真菌を明確に認識すれば治療薬選択の余地はほとんどない。

表2　深在性真菌症に用いられる抗真菌薬のスペクトラム

	Candida sp	*Cryptococcus* sp	*Aspergillus* sp	Zygomycetes	*Trichosporon* sp
ポリエン系(AMPH-B、L-AMB)	◎	◎	◎	◎	△
トリアゾール系					
FLCZ、F-FLCZ	◎	◎	×	×	○
ITCZ	◎	○	○	△	○
VRCZ	○	◎	◎	×	○
エキノキャンディン系(MCFG)	◎	×	○	×	×

◎第一選択薬、○代替薬(有効とされている)、△有効である可能性があるが明らかではない、×無効とされている。

5)治療量は一定量を保つ

重篤な基礎疾患や病態にある宿主に発症するため、真の感染症例を治癒させるには第一選択薬の治療量が必要であり、たとえ診断が未確定の症例においても減量してはならない。薬剤の副作用や腎機能障害などの理由によって代替薬への変更や減量が必要な場合はあるが、原則は治療量としての十分な用量を保つことである(表3)。

表3　抗真菌薬の投与法と注意点

抗真菌薬	投与量・間隔	剤型	注意点
アムフォテリシン amphotericin B (AMPH-B)	0.6～0.8mg/kg 毎24時間	静注	・アスペルギルス他糸状真菌に対しては1～1.2mg/kg
リポソーム化アムフォテリシンB liposomal amphotericin B (L-AMB)	2.5～5.0mg/kg 毎24時間	静注	・腎毒性（AMPH-Bよりは少ない）
フルコナゾール fluconazole (FLCZ)	400mg (day1、2は800mg) 毎24時間	静注内服 (カプセル)	・内服薬の吸収は良好
イトラコナゾール itraconazole (ITCZ)	200mg 毎24時間	静注内服 (カプセル・内用液)	・内用液の吸収は良好 ・カプセルは吸収に差が生じやすくTDMによる確認が望ましい
ボリコナゾール voriconazole (VRCZ)	day1は6mg/kg、 day2以降4mg/kg 毎12時間	静注 内服（錠剤）	・内服薬の吸収は良好 ・一過性視覚異常 ・肝毒性・薬剤相互作用（特に免疫抑制剤の減量要）
ミカファンギン micafungin (MCFG)	100～150mg 毎24時間	静注	

6）治療開始後に継続するか中止するかを再評価する

深在性真菌症の疑診例においては、その後治療反応性や副作用出現の有無、画像所見の推移をみて2～3週間を目処に継続するか、いったん治療を終了するか否かを判断しなければならない。深在性真菌症に限らず感染症において治療終了の可否は「治療終了後に再燃しないことを確認する」以外に方法はない。

2. 深在性カンジダ症の診断と治療

1）発症様式とリスク

カンジダは消化管（口腔～肛門まで）に極少数定着している。通常、発症しないのは、腸管粘膜を常在細菌叢が覆っているからにほかならない。危険因子は①カンジダ増殖（広域抗菌薬投与、体内留置異物）、②上皮バリア侵害（消化管手術、絶食）、③白血球の数ないし機能の低下（ステロイド、化学療法）、に分けられる。カンジダが最も増殖しやすい状況が広域抗菌薬投与であり、そこに粘膜が傷害されているとカンジダが上皮を越えて侵入し、(1) 血管内カテーテルが存在すると付着して、好中球による貪食を免れる、(2) 好中球減少や機能低下があると網内系組織で処理できない、のいずれかによって全身感染に至ってしまう。発症例の大多数が該当する血管内カテーテル留置は原発巣にも病態を増悪させる因子にもなる（図1）。

2）診断の手順

特異的な症状・徴候のない抗菌薬不応の発熱として発症する。培養検査（血液培養、血管留置カテーテル抜去[入れ替え]と培養）、腹部画像検査（所見があれば穿刺培養）をただちに行う。また、

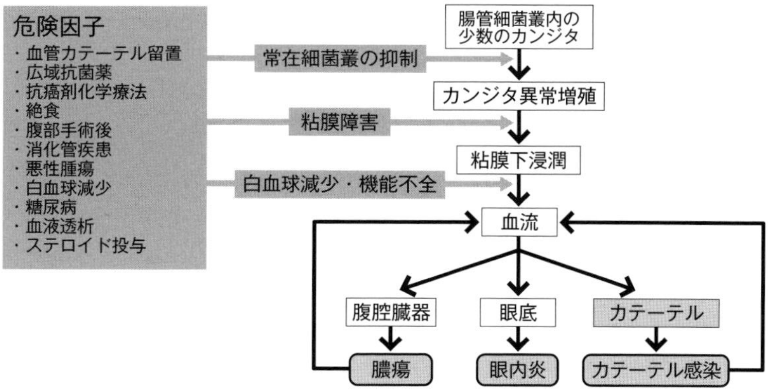

図1　深在性カンジダ症の発症・進行様式

真菌性眼内炎がカンジダ血症の10～30%に合併し、自覚症状を欠く例も多いため、治療開始例においては眼底検査が不可欠である。β-Dグルカンは感度・特異度ともに不十分(カンジダ血流感染でも15%は陰性)であり、参考所見に過ぎない。

3)治療

(1)血管内留置カテーテルの抜去

原因ないし増悪要因となっている可能性が高く、患者の予後に抗真菌薬以上に影響する。

(2)抗真菌薬の選択

フルコナゾール(FLCZ)、イトラコナゾール(ITCZ)、ミカファンギン(MCFG)のいずれかを選択する。アゾール系薬剤の投与歴や耐性ないし低感受性の菌種・株の検出歴のある症例、好中球減少例ではFLCZ耐性(約5%)を考慮してMCFGを優先する。

(3)治療期間

血液培養陰性化あるいは全身炎症反応症候群(SIRS)からの離脱から2週間を原則とし、下記があれば延長する。

❶ドレナージ不能・不良の膿瘍：画像所見の安定まで
❷真菌性眼内炎：眼底所見の瘢痕化まで
❸血液培養が治療開始後も持続陽性となった例：感染性血栓性静脈炎の合併や潜在性膿瘍の存在を仮定し、さらに2週間延長

3.侵襲性アスペルギルス症の診断と治療

1)発症様式とリスク

発症リスクは、遷延性の好中球減少、造血幹細胞・臓器移植後、免疫抑制剤投与であり、これらの群では、吸入した胞子の定着・増殖して粘膜下そして血管内に侵入が起こる。血流に入った菌糸は肺の末梢に到達して出血性壊死病巣(CTで“halo sign”と呼ばれる結節影と周囲のすりガラス影)を形成する。さらに肺循環にのって肺内多発病巣を作り、時には体循環を経て全身播種する。

逆にこれら以外の患者で侵襲性アスペルギルス症の発症はほぼないに等しい(図2)。

2)診断と治療開始の手順

初期病変はほとんどが肺・気管支に起こる。下気道症状(血痰、胸痛、低酸素血症)と胸部CTの結節影が最も早期に出現する症状・所見であり、これと抗原ELISA法(感度約80%、特異度約90%)[6)]、喀痰・気管支鏡検体の培養検査を合わせて診断する。リスク群の中でも特に高リスクの期間(造血幹細胞移植後〜定着まで、拒絶反応やGVHDに対する高用量ステロイド投与中)では週1回程度の抗原検査スクリーニングも考慮する。

リスク群での抗菌薬不応の遷延する発熱では、胸部CTと抗原ELISA法、喀痰培養は必ず行い、胸部CTでの結節影または胸膜下のくさび形陰影、または血清アスペルギルス抗原陽性か気道検体からの培養陽性の段階で治療を開始する。抗原ELISA法は表4のように判断する。

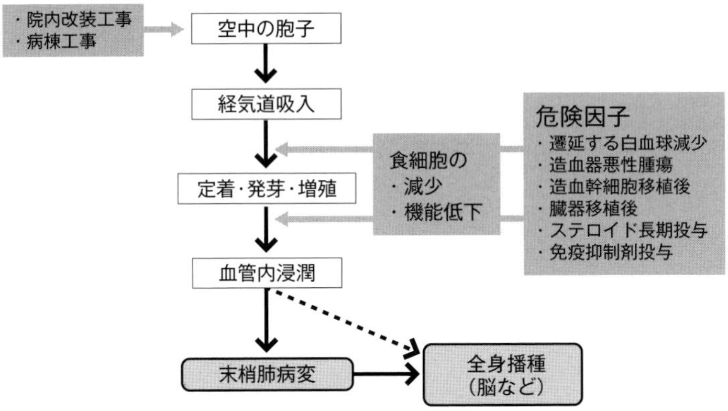

図2　侵襲性アスペルギルス症の発症・進行様式

表4　血清アスペルギルス抗原(ELISA法)の結果と判断方針

<table>
<tr><th>測定結果
(ELISA法)</th><th>判定</th><th colspan="3">解釈</th></tr>
<tr><td>< 0.5</td><td>陰性</td><td colspan="3">→ 呼吸器症状・画像上の典型像がある場合のみ、治療開始を考える</td></tr>
<tr><td rowspan="2">0.5〜1.5</td><td rowspan="2">陽性</td><td rowspan="2">→ 治療開始したうえで再検する</td><td>再検 < 0.5 → 偽陽性の可能性大</td><td>→ 呼吸器症状・画像所見がなければ終了</td></tr>
<tr><td>再検 ≧0.5 → 偽陽性の可能性あるが陽性とみなす</td><td>→ 治療継続する</td></tr>
<tr><td>≧1.5</td><td></td><td colspan="3">→ 治療開始する</td></tr>
</table>

3)治療

ボリコナゾール(VRCZ)またはリポソーム化アムホテリシンB(L-AMB)のいずれかを選択するが、副作用歴や重度の肝障害などの理由がない限りVRCZを優先する。また、免疫抑制剤は可能な限り減量・休薬する。好中球減少患者に対するG-CSFの効果は不明確であるが、可能ならば投与する。

4)治療継続の判断と治療期間

治療は診断時の症状消失と画像所見の瘢痕化後2週間が最短期間である。治療終了後も免疫抑制状態が続く場合は常に再燃の危険があるため、内服薬での治療継続が余儀なくされる。一方、治療開始の対象者のなかには実際はアスペルギルス症でない患者が多く含まれるため、治療開始後にも陽性所見がみつからない場合や画像所見の瘢痕化または消失例では2週間以上投薬後にいったん休薬したうえで状態の変化を観察する。

4.その他の深在性真菌症

1)クリプトコッカス症

院内発症がまれ、健常人でも起こりうる、抗原検査が感度・特異度とも高いこと、の3点が特徴である。肺感染症(単発〜多発性の肺結節)は検診で発見されることが多いが、肺から血行散布された結果として起こる髄膜炎は数週から数カ月の経過で進行する非特異的中枢神経症状を示す。細胞性免疫抑制患者においては発症頻度、髄膜炎発症、播種性感染の可能性が高まる。髄液の墨汁染色とクリプトコッカス抗原検査で診断できる。アムホテリシンB(AMPH-B)+フルシトシン(5-FC)、軽症例または初期治療反応後であればFLCZで、合計3〜6カ月治療する。

2)ニューモシスチス(カリニ)肺炎

リスク因子は細胞性免疫の低下だけである。ST合剤の予防投薬を受けていない細胞性免疫抑制患者において、数日の経過で進行する呼吸困難、および胸部CT上のびまん性すりガラス影で疑い、気管支肺胞洗浄(グロコット染色またはPCR)で診断する。治療はST合剤(9〜12錠/日、2〜3週間)であるが、急性呼吸不全の場合はステロイドを併用する。

3)その他のまれな真菌感染症

トリコスポロン(AMPH-B、MCFGに耐性の酵母様真菌)、接合菌(いわゆる“ムーコル”、VRCZ耐性の糸状真菌)は侵襲性アスペルギルス症とほぼ同じリスク状態の患者においてまれにみられる。まれであるがために残念ながら始めから疑われて診断がつくことはほとんどない。血液培養や画像検査、気管支鏡・CTガイド下穿刺などでの培養検体採取を積極的に行っていなければ決して診断・救命できない予後不良の感染症である。

5.各抗真菌薬の投与法(表3)

1)ポリエン系薬剤

(1)アムホテリシンB(ファンギゾン®)

電解質非含有溶液(5%ブドウ糖)で4時間以上かけて点滴する。最初の1mg量をテストドーズとして投与後、1日量を点滴する。多くの患者で血清クレアチニン値が2倍以上に上昇するが、ほとんどは可逆性であり、血清クレアチニン値は3倍程度までは上昇を覚悟しておく。腎排泄ではないので、腎機能低下例でも減量すると治療不足になる。可能な限り下記の対処をとる。

❶持続点滴にする

❷腎障害のリスクのある併用薬を止める(アミノグリコシド、サイクロスポリン、フロセミド)

❸生理食塩水500～1,000mL負荷

❹血中K^{+}、Mg^{2+}の低下があれば補充

(2) リポソーム化アムホテリシンB(アムビゾーム®)

従来のアムホテリシンBと比較して腎機能障害が大幅に減少しているが、ないわけではない。対処法は上記と同じである。

2)トリアゾール系

(1) フルコナゾール(ジフルカン®、プロジフ®)

カンジダ、クリプトコッカス症治療の第一選択薬剤であるが、抵抗性の菌種(*Candida glabrata*、*C. krusei*など)が存在し、*C. albicans*においてもまれだが耐性株が認められる。クリアランスは腎と肝の両者に依存しクレアチニンクリアランスが50未満の患者では半量に、10未満ならば1/4量に減量する。

(2) イトラコナゾール(イトリゾール®)

カンジダ症、肺クリプトコッカス症に対する治療薬、およびアスペルギルス症予防薬の選択肢の一つに位置づけられる。カプセル剤は吸収が不安定という欠点があったが内用液剤は吸収が安定し、有効血中濃度が得られる。薬剤相互作用(特に免疫抑制剤)に注意する。

(3) ボリコナゾール(ブイフェンド®)

侵襲性アスペルギルス症における第一選択薬剤である。視覚異常(羞明、霧視、色覚異常)が30%前後に出現するが、一過性であり原則として投与中止しない。薬剤相互作用(特に免疫抑制剤)、腎機能低下例では溶媒の蓄積性のため点滴で長期投与できないことに注意を要する。日本人では代謝が遅延する例が15～20%存在するため、血中濃度または肝機能障害をモニターする。

3)エキノキャンディン系

真菌細胞壁の構成成分であるβ-Dグルカンの合成酵素の阻害剤で、わが国ではミカファンギン(ファンガード®)のみである。カンジダ症に対する第一選択薬だが、アスペルギルス症に対しては代替薬である。肝クリアランスで、腎機能低下症例でも用量の調節が不要であり、副作用が少なく薬剤相互作用がない。ただし、肝障害のある例では肝酵素値をモニタリンクしながら投与する。

6.まとめ

コンプロマイズド・ホストで発症する感染症であるがゆえに「血液培養が陽性と分かってからカテーテルを抜去」「β-Dグルカンの結果を待つ」「呼吸器症状が軽度だから胸部CTは撮らない」というような判断では一手遅れにつながり救命率を下げる。治療の遅れと治療不足をなくすためには、戦略をあらかじめ立てておくことが重要である。

▶症例1　乳頭部癌術後の急性化膿性胆管炎の治療中に発見された肝膿瘍を認めた

【症例】

72歳、男性。

【入院時病名】

十二指腸乳頭部癌。

【病歴】

前医に閉塞性胆管炎で入院し、上部消化管内視鏡、生検で十二指腸乳頭部癌の診断にて当院に転入院した。膵頭十二指腸切除術(Child法で胆道再建)を行った。術前からPOD3までフロモキセフ(FMOX) 1g×3(8時間ごと)1日3g投与していた。術後13日目に化膿性胆管炎を認めたため、血液培養を採取し中心静脈カテーテルを留置後として、イミペネム/シラスタチン(IPM/CS) 0.5g×4(6時間ごと)1日2gの投与で治療開始した(以下、この日をday0とする)。腹部超音波では術後所見として矛盾しない程度の軽度の胆管拡張、肝門部の液体貯留があった。血液培養からは***Klebsiella pneumoniae***が検出されたが、ビリルビン上昇が続き、解熱不良であった。Day2にショックとなり、CTを撮影すると肝内胆管拡張の増悪を認め、緊急PTCDを施行、胆汁培養からは***Enterococcus faecium***のみを少数認めた。PTCD後急速にショックから離脱し、ビリルビン低下傾向、炎症所見改善傾向を認めていたが、day9に再度高熱、頻呼吸となった。

【身体所見】

Day9：39.2℃、意識レベルやや不穏、Glasgow coma scale (JCS1-R) E4V4M6、BP 96/48mmHg、PR 120bpm、RR 28/分、Sp_{O_2} 97%(酸素投与鼻カニューラ2L/分)。眼球結膜軽度黄染。胸部、皮膚、関節に異常所見なし。腹部:平坦・軟、術創に発赤・腫脹なし。PTCD刺入部周囲に軽度発赤あり、浸出液なし。左内頚静脈にCVカテーテル留置、刺入部に炎症所見なし。

【血液所見】

Day9：表5。

【経過】(図3)

PTCDのドレナージ不良域における胆管炎を疑い、*E. faecium*をターゲットにバンコマイシン(VCM)を追加した。補液で血圧は100/60mmHg前後に保持可能となり不穏は消失したが、解熱せず、白血球・好中球数の低下傾向も認めないためday12に血液培養2セット採取したところ、2日後(day14)に血液培養の2/2セットから酵母様真菌が検出されたと細菌検査室から連絡があった。カンジダ血症と診断してミカファンギン(MCFG)を開始、CVカテーテルを抜去した(末梢静脈ライン留置)。のちに***Candida albicans***と判明し、CVカテーテル先端からは*C. albicans*が10^5検出された。3日後(day17)に再検した血

表5　発症時(day 9)検査所見

末梢血血球数		血清生化学		PTCDドレーン排液	
WBC	22,800/μL	AST	366IU/L	鏡検(グラム染色)	
Neut.	89.4%	ALT	669IU/L	WBC	−
Seg.	46.4%	LDH	331IU/L	扁平上皮	−
Band	20.0%	ALP	431IU/L	グラム陽性球菌	1+
Lym.	8.6	T-bil	4.3mg/dL	グラム陰性球菌	−
Mono.	2.7	TP	4g/dL	グラム陽性桿菌	−
Eosin.	0.0%	Alb	2.2g/dL	グラム陰性桿菌	−
Baso.	0%	BUN	30mg/dL	培養	
Hb	10.4g/dL	Cre	2.9mg/dL	*Enterococcus faecium*	
Hct	19%	Na	137mEq/L		
PLT	9.9×104/μL	K	3.8mEq/L		
		Cl	102mEq/L		
		CRP	19.4mg/dL		

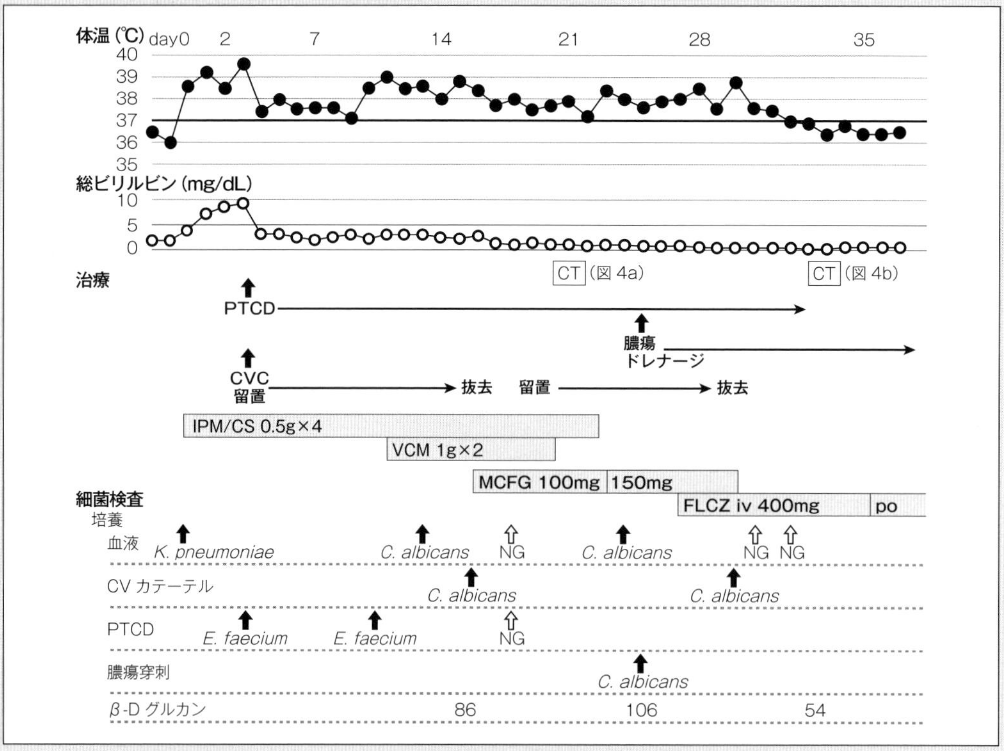

図3　症例1：経過図

液培養ではno growthとなり、day 18に再度CVカテーテルを右内頚静脈に入れ替えた。しかし、その後も発熱が持続するためday 21に腹部CTを撮影したところ、肝右葉に計3.5cmの膿瘍性病変を認めた(**図4**)。経皮的ドレナージを施行し(day 23)穿刺液からも*C. albicans*を検出した。MCFGの効果不良と考えFLCZを追加投与したが、後の感受性試験ではMCFG、FLCZとも感受性であった。その後も解熱しないためday 26に血液培養を再検したところ1/2セットから*C. albicans*が再度陽性となり、day 29に改めてCVカテーテルを抜去した。その後は解熱し、CVカテーテル先端から再び*C. albicans* 10^4を検出した。day 30、32にフォローアップで採取した血液培養はいずれも陰性で、day 36の腹部CTにてドレナージ良好だったため(**図4**) FLCZは内服に変更した。その後も解熱が続いていることを確認しday 44には膿瘍ドレーンを抜去し、解熱・フォーカス制御・血液培養陰性の確認から2週間にあたるday 50でFLCZ投与を終了した。なお、day 21に眼科受診し眼底検査を実施したが、有意な所見を認めなかった。

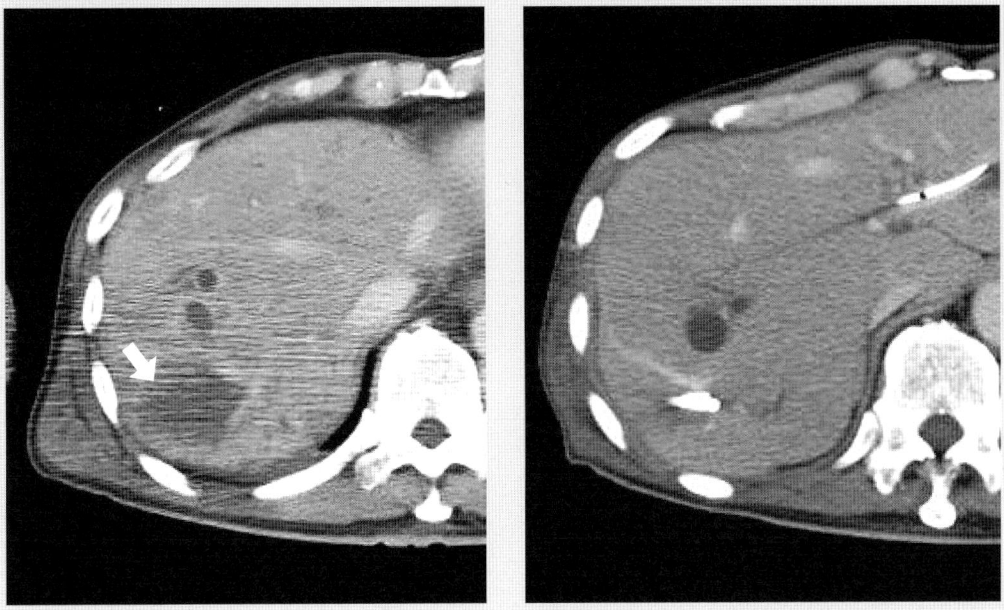

(a) day21
肝右葉に辺縁の造影効果を伴う径48mmの低吸収域を認め、肝膿瘍と診断した(→)。

(b) day36
膿瘍にpig tailカテーテルを留置してドレナージ開始から14日目。低吸収域はほぼ消失している。

図4　症例1：腹部造影CT

【起炎微生物に関するコメント】

Candida albicans はカンジダ属の中で最も分離頻度の高い菌種であり、口腔、食道、膣などの粘膜カンジダ症では80％以上がこの菌種である。また、case-mortality rateが高く、他の菌種より病原性が高いとされている。抗真菌薬感受性としては、FLCZをはじめとするアゾール系薬剤、MCFG、AMPH-Bいずれも良好であり、幸いFLCZ耐性の*C. albicans*は1～2％と比較的まれである。消化管悪性腫瘍の患者では***C. glabrata***や***C. tropicalis***、CVカテーテル留置患者では*C. parapsilosis*、アゾール系薬剤投与中の患者では***C. glabrata*、*C. krusei***による感染の割合が相対的に多くなることが知られ、薬剤感受性が菌種によって異なるため（***C. parapsilosis*、*C. tropicalis***はアゾール系薬剤に感受性、*C. parapsilosis*はMCFGにやや低感受性）、菌種の確定が治療薬の選択において重要である。

【深在性カンジダ感染症の概論】

カンジダ肝膿瘍をはじめとする深在性カンジダ症の発症因子のなかで最大のものは、抗菌薬投与による腸管細菌叢の抑制である。腸管上皮の統合性の破綻（術後、潰瘍）や機能低下（絶食）が存在すると粘膜上で増殖したカンジダが上皮を越えてリンパ流、血流に侵入する。ただし、全身性炎症症状を呈するに至るには、体内でカンジダがさらに増殖する必要があり、その2大要因が、血管内カテーテルの存在と白血球（食細胞）の数・機能の低下である。真菌感染症というと“免疫抑制患者における日和見感染症”ととらえられがちであるが、実際の発症例に占める好中球減少やステロイド・免疫抑制剤投与患者の占める割合は低い。“血管内カテーテル留置されている抗菌薬投与中の患者”は母集団として大きい反面で深在性カンジダ症のリスクが見過ごされがちである。血管内カテーテルの存在は、血流に侵入したカンジダの付着・増殖の足場を与え、白血球によって除去されがたい。

この症例においては、day 13のカンジダ血流感染の初回発覚時において肝膿瘍の形成があった可能性がある。一度血流から消失したかのようにみえたカンジダが抗真菌薬の投与下において再び血流感染を呈することになった原因は、形成されていた膿瘍が発見されておらずドレナージができていなかったことであり、それによって血流へ侵入していたカンジダが中心静脈カテーテルに2次感染巣を形成したことによるものと推測される。

【鑑別すべき疾患】

細菌感染症の治療中に全身炎症症状が再燃した場合、感染巣と起因菌の2つの方向性から鑑別診断を再度挙げることが必要となる(表6)。

フォーカスの検索においては、入院患者の敗血症は、血管カテーテル関連血流感染、術創感染、肺炎、尿路の占める割合が多く、この4者は常に鑑別に挙げる。血管カテーテル感染であってもカテーテル刺入部に炎症所見(発赤、圧痛、浸出液、熱感)の出現する率は40～50%に過ぎず、刺入部に所見のないことによって否定してはならない。ドレナージされている胆管胆汁中の*E. faecium*が起因菌である可能性を考えることは妥当だが、それ以外のフォーカスや、ドレナージされているにも関わらずに感染巣を形成してしまうような状態(たとえば膿瘍や肝内胆管閉塞など)を同時に考慮しなければならない。

表6　非免疫不全患者における腹部手術後の広域β-ラクタム抗菌薬不応の発熱に対する鑑別診断

病態	
	膿瘍(腹腔、骨盤腔、実質臓器、腸腰筋、骨髄炎)
	閉塞性病変
	血管内カテーテル感染
	*Clostridium difficile*腸炎(偽膜性腸炎)
	消化管、胆道吻合不全
	血腫、梗塞、血栓症
	薬剤熱
	膵炎
	誤嚥性肺炎(胃酸による化学性肺臓炎)
	輸血
	虚血性腸炎
起因菌	
	耐性グラム陰性桿菌(緑膿菌、ESBL産生腸内細菌、*Enterobacter*属、*Acinetobacter*属、*Stenotrophomonas maltophilia*など)
	嫌気性菌
	MRSA
	腸球菌
	カンジダ
	結核

【治療に関するコメント】

❶感染巣の制御と抗菌薬(抗真菌薬)の投与が2つの柱であることはカンジダに限らず、どの微生物にとっても当てはまることである。問題は、感染巣の制御が抗菌薬(抗真菌薬)のみによって可能か否かであり、カンジダの血管内カテーテルへの親和性、膿瘍の形成性から、この両者に対する対処が十分でないと治療が成り立たない。深在性カンジダ症において膿瘍とカテーテルは相互に結びつき合う関係にあり、カテーテルが抜去されないと膿瘍を形成する危険性が高まり、膿瘍がドレナージされていないとカテーテルが再び侵される危険性が高まる。

❷この症例において、初回の血液培養陽性時にCVカテーテルを抜去し、末梢静脈カテーテルで数日間治療したのちにCVカテーテルを再留置している。このようにCVカテーテル留置が必要な場合は、血中にカンジダが供給されない状況を作ってから挿入し直すのが理想的な対処法である。しかしながら、この症例では膿瘍ドレナージができていなかったことで再びCVカテーテルが侵されたものと推察される。

❸深在性カンジダ症の治療期間は、全身炎症症状からの離脱と血液培養陰性の確認から2週間が最短期間である。膿瘍や真菌性眼内炎がある場合は、それらのフォーカスの変化を追いながら延長する。膿瘍はドレナージによる消失や瘢痕化、眼内炎は瘢痕化を待つ必要があり、β-Dグルカン値はそのいずれも反映しないため、治療期間の設定に用いてはならない。菌が死滅後に細胞壁成分が膿瘍部に残存しても不思議はなく、生菌が存在してもフォーカスによっては血中に漏出するとは限らないからである。

▶症例2　生体肝移植後に胸部単純X線異常陰影を伴った発熱を来した

【症例】

57歳、女性。

【入院時病名】

原発性胆汁性肝硬変。

【病歴】

原発性胆汁性肝硬変で血液型B型の夫をドナーとして生体部分肝移植を施行したが、術後急性拒絶反応となって肝不全に陥り、ステロイドパルス治療を行うも効なく再移植の予定となった。再移植4日前の胸部CTで右中肺野、中下葉間に葉間胸水を疑う陰影を認めていた(図5a、図6a)。再移植手術は問題なく終了し、その後、肝酵素、肝機能値は安定化傾向にあったものの発熱が遷延、POD 2およびPOD 8の胸部単純X線写真(図5b、c)では再移植前に認めた葉間胸水を疑う陰影の増強を認めていた。

【身体所見】

POD 8:BT 37.4℃、意識軽度混濁(JCS1)、BP 106/66 mmHg、脈拍110/分、呼吸数22/分、Sp_{O_2} 96%(酸素投与、マスク4L) 瞳孔不同なし。眼球結膜黄染あり。表在リンパ節触知せず。皮膚黄褐色。術創表面 発赤・疼痛なし。横隔膜下・移植肝下面・胆道・にドレーン留置。胸部右下肺背部の呼吸音減弱、クラックルなし。腹部・背部に異常所見なし。関節腫脹・発赤・熱感なし。

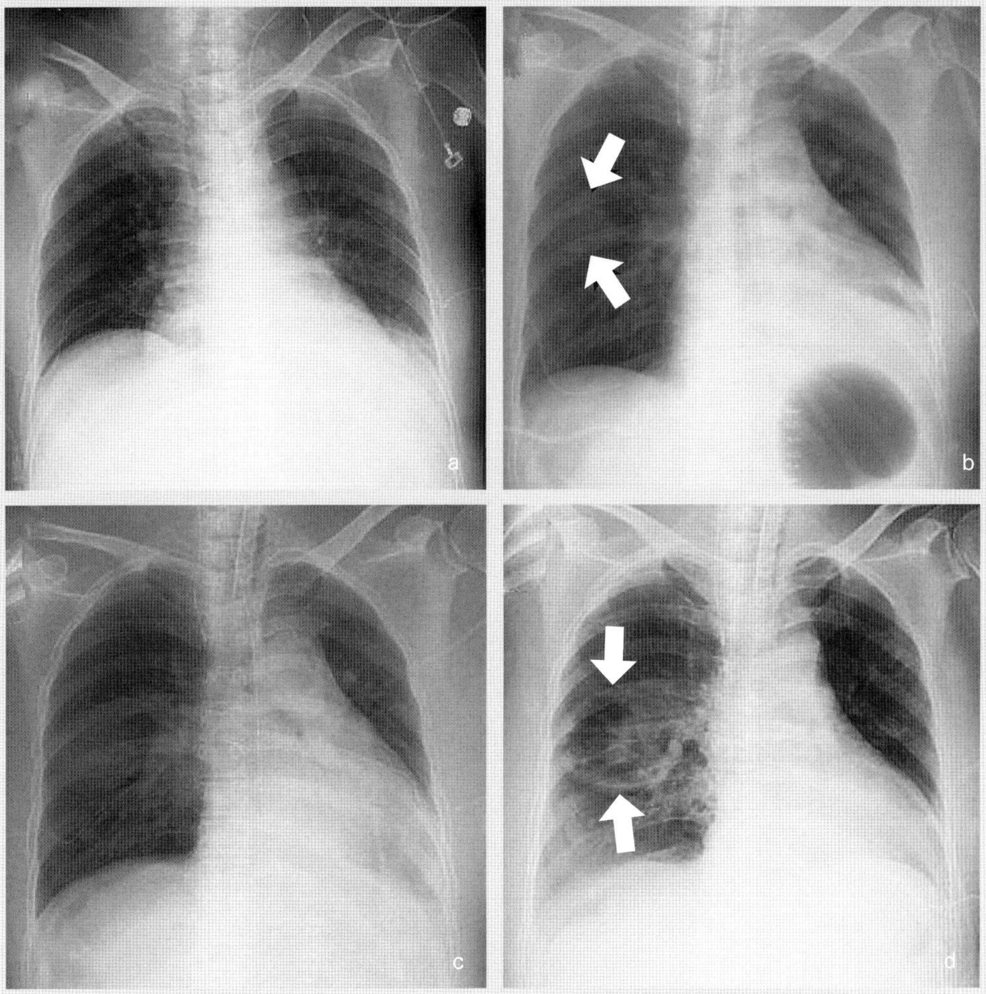

図5 症例2：胸部単純X線写真

(a) 再移植4日前。異常は指摘できない。
(b) POD 2。右中肺野に淡い陰影を認め、葉間胸水を疑っていた。
(c) POD 8。右中肺野の陰影が増大している。
(d) POD 24。右中肺野、右上肺野の陰影が空洞化している。

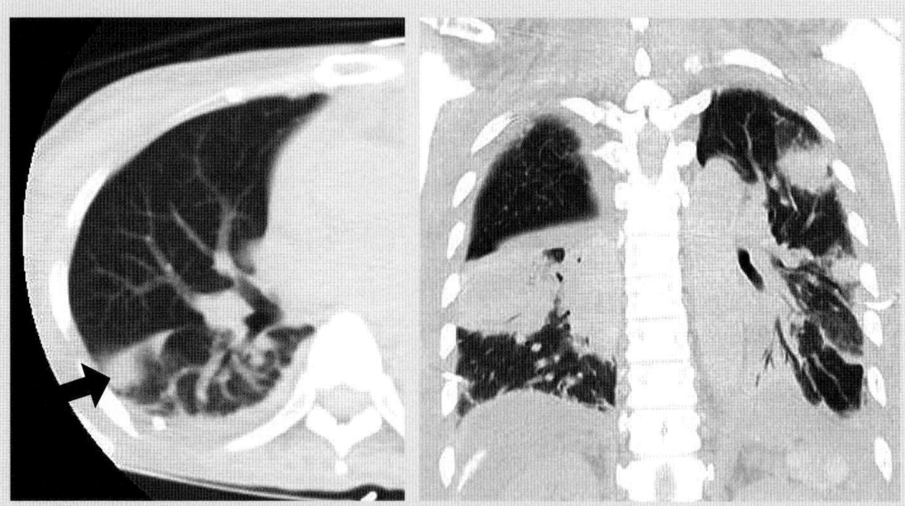

(a)再移植4日前
胸部単純X線写真（図5）では異常は指摘できないが、CTでは中下葉間胸膜に接した径約10mmの小結節を認める（→）。葉間胸水を疑う陰影と診断された。

(b) POD 8
中下葉間胸膜下陰影の増大、同日の胸部単純X線写真（図5）では指摘できない多発結節影を左肺に認める。のちに見返すと、周辺にすりガラス影を伴う結節影（halo-sign）であり、再移植4日前より侵襲性肺アスペルギルス症が疑われる。

図6　症例2：胸部単純X線写真

【血液所見】

POD 8：表7

【経過】（図7）

胸部CT（図6b）を再検したところ、葉間胸水を疑っていた陰影は右下葉末梢の結節影であり、再移植後6日目（POD 6）の喀痰培養からアスペルギルス属を疑う糸状真菌が発育していることがPOD 9に判明（後に***Aspergillus fumigatus***と同定）、侵襲性肺アスペルギルス症と診断し、同日からボリコナゾール（VRCZ）300 mg × 2（12時間ごと）1日600 mg ivを開始、翌日から200 mg × 2（12時間ごと）1日400 mgで継続とした。血清アスペルギルス抗原ELISA法は3.2と陽性であることが判明した。治療開始4日目（POD 12）に測定したVRCZ血中濃度は7.1 μg/mLと高値であったため、1日休薬して200mg × 1（24時間ごと）で再開、5日後（POD 17）には3.8 μg/mLと目標範囲に入った。既存病変は空洞化し（図5）、解熱傾向を認め、胸部CTのフォローアップでは新たな病変は認めなかった。POD 29にVRCZを同量の内服薬に変更し治療を継続した。なお、この症例の入院時は病院に隣接する建物の耐震補修工事が行われていた。

表7　再移植後8日目の血液検査所見

末梢血血球数		血清生化学		凝固機能	
WBC	10,600/μL	AST	50IU/L	PT	19.3
Neut.	97.0%	ALT	86IU/L	APTT	145.6
Seg.	92.0%	LDH	450IU/L	Fib	180
Band	5.0%	ALP	285IU/L	AT III	40
Lym.	2.0	T-bil	14.8mg/dL		
Mono.	0.0	TP	4.7g/dL		
Eosin.	0.0%	Alb	3.2g/dL		
Baso.	0%	BUN	34mg/dL		
Hb	13.7g/dL	Cre	0.4mg/dL		
Hct	37.9%	Na	139mEq/L		
PLT	6.7× 10^4/μL	K	3.6mEq/L		
		Cl	102mEq/L		
		CRP	4.6mg/dL		

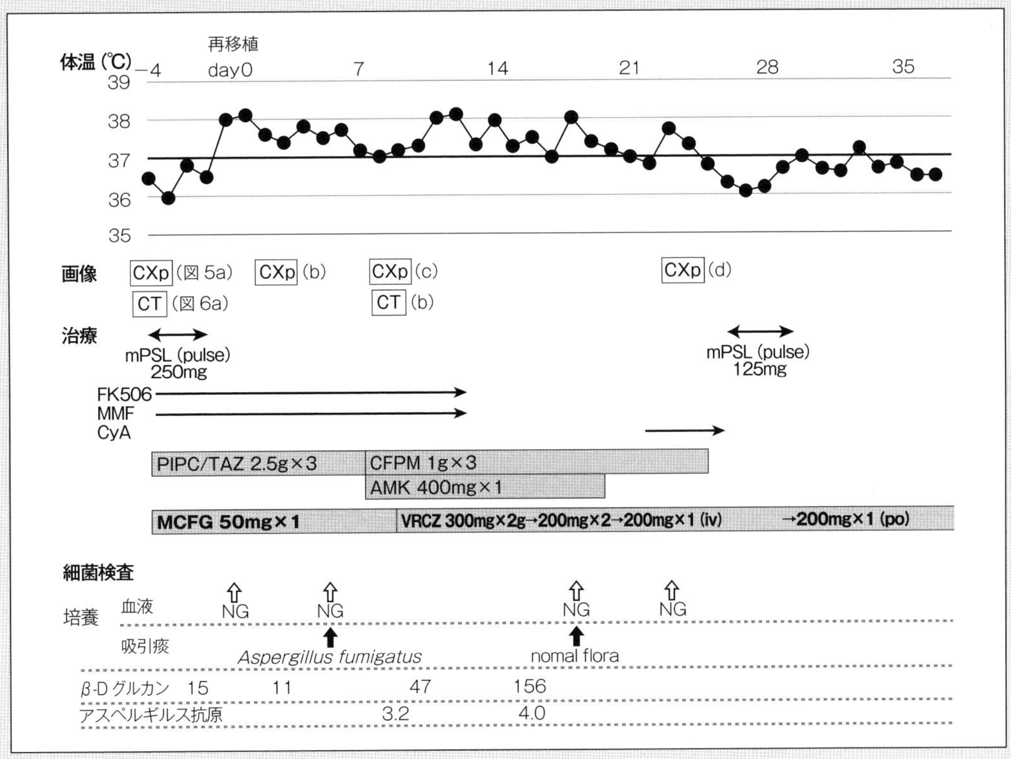

図7　症例2：経過図

【起炎微生物に関するコメント】

*Aspergillus*属の感染は、空中を浮遊する胞子を吸入することから始まる。*Aspergillus*属は土壌や腐木に棲息する糸状真菌であるが、その胞子は空中に散布される。院内においても気流で運ばれた胞子が埃として病院・病室環境内に堆積し空中浮遊胞子の供給源となり、入院患者が吸入することになる。

【侵襲性アスペルギルス症の概論】

侵襲性アスペルギルス症(IA)は、造血幹細胞移植、固形臓器移植、膠原病などのステロイド・免疫抑制剤長期投与患者において発症する、食細胞機能不全に依存性の高い真菌感染症である。肝移植後のIAはレシピエントの1〜3%に発症するとされているが、国内での調査(2004〜2006年)では診断のついた症例は0.7%に過ぎない。比較的まれであるために疑うタイミングが遅れやすい。免疫抑制のより深くなるような因子が付与されている症例において特に注意深く疑わなければならない。

①再移植例、移植前からのステロイド投与
②拒絶反応に対するステロイドパルス治療が複数
③血液透析・浄化療法
④CMV感染症合併
⑤血液型不適合移植

この症例においては、拒絶反応に対するパルス治療歴から、再移植術前からIAの発症リスクが高い患者に該当しているため、再移植前の葉間胸水様の陰影を認めた時により慎重にIAの可能性を考慮すべきであったかもしれない(主にカンジダを対象にMCFGの予防投与は行っていたが、アスペルギルス抗原検査や気管吸引物の培養などをより早期に行っていれば、VRCZによる治療をより早く開始できていた可能性がある)。

【鑑別すべき疾患】

肝移植後においては、腹部術後の発熱時に疑うべき診断(**表6**)に加え、免疫抑制下において特異的に頻度の上昇する感染症を鑑別に挙げる必要がある(**表8**)。特に太字で示したものは頻度が高いためかならずチェックしなければならない病原体である。ただし、以下の2点に注意する必要がある。

①一般的な術後細菌感染症、院内感染症に対する診療が不十分だと日和見感染の診断はできないこと。
②予防投薬によって発症がまれなレベルまで抑えられる感染症があること。

この症例では、胸部単純X線写真・血液培養・喀痰培養といった基本的検査を行っていたことから侵襲性アスペルギルス症疑いに到達できた。侵襲性アスペルギルス症は進行期にならないとβ-Dグルカン陽性とならないため、いかにβ-Dグルカンが上昇する前に侵襲性アスペルギルス症を診断するかが救命のカギであり、決してβ-Dグルカン陰性だからといって侵襲性アスペルギルス症を否定してはならない。

表8　固形臓器移植後における抗菌薬不応の発熱時に鑑別診断に含めるべき病原微生物

病原微生物	効果の高い予防投薬
ウイルス	
Cytomegalovirus（CMV）	
Epstein-Barr virus（EBV）	
他のヘルペス属ウイルス	アシクロビル
JCウイルス、BKウイルス	
肝炎ウイルス	
真菌	
カンジダ	FLCZ, ITCZ, MCFG
アスペルギルス	
ニューモシスチス	ST合剤
クリプトコッカス 、接合菌、トリコスポロン	
その他	
結核	
ノカルジア、リステリア、非結核性抗酸菌	
トキソプラズマ、糞線虫	

FLCZ：フルコナゾール, ITCZ：イトラコナゾール, MCFG：ミカファンギン。
太字・下線は特に頻度、重要度の高いもの。

【治療に関するコメント】

侵襲性アスペルギルス症の治療薬は、推奨薬としてVRCZとリポソーム化アムホテリシンB（L-AMB）、代替薬としてミカファンギン（MCFG）、イトラコナゾール（ITCZ）がある。VRCZが優先される理由は、①アムフォテリシンB（AMPH-B）との臨床比較試験で有意差をもって治療成功率、生存率ともに優れていたこと、②内服薬（吸収良好）へのスイッチによって長期治療が行いやすいこと、の2点がある。一方、肝障害、薬物相互作用（特に免疫抑制剤の減量が必要）に対する注意が必要で、日本人を含むアジア系人種では、代謝酵素の遺伝子型の影響で血中濃度が中毒域（≧5〜6μg/mL以上で、肝障害、精神神経症状が出現しやすくなる）にまで上昇することがある。L-AMBはAMPH-Bよりは少ないものの長期投与で腎障害が出現する。また、治療薬に関わらず免疫抑制剤は可能な限り減量・中止するべきである。

この症例においては、肝移植後であったが肝機能検査値とVRCZの血中濃度を慎重にフォローしながら投与した。免疫抑制剤はいったん休止とした。薬物相互作用によってタクロリムスやシクロスポリンの血中濃度が上昇すると副作用だけでなく、IAの治療上も問題になる。これらはVRCZ非併用時の3割程度に減量しなければならず、血中濃度モニタリングを欠かしてはならない。

▶症例3　嘔吐後の肺炎で救急受診した

【症例】

51歳、男性。

【主訴】

発熱、呼吸困難、嘔気。

【現病歴】

3カ月前から頭痛、嘔気を訴え、食欲が減退していた。そのころから日中の眠気を訴えるようになった。近医受診にてうつ病を疑われ、抗うつ薬を処方されたが改善せず、1カ月半前から欠勤がちとなった。2週間前から数回嘔吐（いずれも食物残渣で黒色物や血性物なし）し、仕事を休んでいた。他院で上部消化管内視鏡検査を受けたが異常所見を認めなかった。入院当日は家族とともに8時頃に朝食を摂ったのち寝室に戻っていた。約1時間後に妻が、ベッド上でうなり声を上げているのを発見し、周囲には吐物（食物残渣）を認め、呼吸困難を訴えるため、救急車で来院した。

【既往歴】

高血圧（4年前から近医で投薬を受け、コントロール良好）、虫垂切除（39歳時）。

【家族歴】

父、肺癌（73歳で死亡）。母、高血圧（生存）。

【生活歴】

会社員（営業職）、喫煙20本×30年、飲酒：ビール1～2缶/日。

【現症】

167cm、66kg。39.3℃、意識JCS-10、GCS E3V4M5、血圧188/100mmHg、脈拍96/分、整、呼吸数30/分、心音雑音なし、呼吸音全肺野で気管支音増強、呼気時にsquark、wheeze、 coase crackles聴取、腹部平坦軟、腸音整、皮膚冷汗で軽度湿潤、皮疹なし。

【入院時検査所見】 表9

表9　救急受診時(入院日)検査所見

末梢血血球数		血清生化学		吸引痰	
WBC	16,300/μL	AST	30IU/L	鏡検(グラム染色)	
Neut.	89.4%	ALT	31IU/L	WBC	2+
Seg.	76.4%	LDH	356IU/L	扁平上皮	1+
Band	13.0%	ALP	261IU/L	グラム陽性球菌	1+
Lym.	6.6	T-bil	0.6mg/dL	グラム陰性球菌	1+
Mono.	2.7	TP	6.2g/dL	グラム陽性桿菌	1+
Eosin.	1.1%	Alb	3.4g/dL	グラム陰性桿菌	1+
Baso.	0.2%	BUN	28mg/dL	培養	
Hb	11.7g/dL	Cre	0.6mg/dL	mixed oral flora	
Hct	37.2%	Na	137mEq/L		
PLT	26.8×10^4/μL	K	4.2mEq/L		
		Cl	101mEq/L		
		CRP	4.5mg/dL		

【入院後経過】

誤嚥性肺炎と診断し、酸素吸入(マスクで4L/分)とIPM/CS 0.5g×4(6時間ごと)1日2gの投与を開始した。2日後には平熱となり、喀痰培養から有意菌の検出のなかったことから、セフメタゾン(CMZ)1g×3(8時間ごと)1日3g投与に変更した。4日目には酸素吸入は不要となり、胸部単純X線写真上の陰影も改善したため7日間で抗菌薬は終了とした。しかし、傾眠傾向からの改善が乏しいため、頭部MRIを撮影したところ、水頭症を認めた(図8)。腰椎穿刺を実施したところ、墨汁染色で厚い夾膜を伴う球形の菌体を認め(図9)、髄液クリプトコッカス抗原検査は陽性だった。クリプトコッカス髄膜炎と診断し、AMPH-B 40mg/日と5-FC 6,000mg分4(アンコチル® 500mg錠を12錠分4)を投与した。8日後には血清クレアチニン値が0.6mg/dLから1.2mg/dLに上昇し、クレアチニンクリアランスを測定したところ42mL/分に低下していたため、5-FCを半量に減らし、2週間で5-FCは投与終了とした。2週間後の髄液検査では墨汁染色でクリプトコッカス認めず、嘔気はやや改善していた。AMPH-Bは4週間投与し、FLCZ 400mg(100mgカプセルを4カプセル分1)に変更し、退院となった。外来では頭痛の訴えは残ったが、就労可能となった。FLCZは8カ月間投与し、頭痛は持続しているものの治療終了としたが、その後の増悪はない。血清クリプトコッカス抗原は治療後、軽快後も陽性が続くことがあり、治療期間の判定はできない。この症例でも治療開始後は検査していない。治療開始から約4週間で意識は清明となったが、頭痛と軽度の嘔気はその後も長期にわたって残存した。

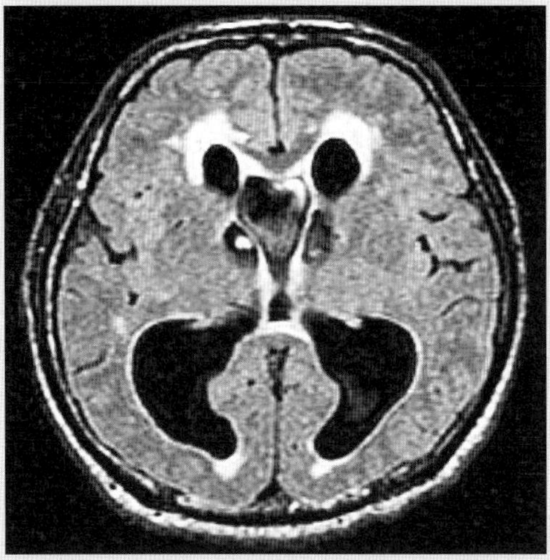

図8　症例3：頭部MRI（入院日）

脳室の拡大、脳室髄膜は高信号であり、髄膜炎が疑われる。

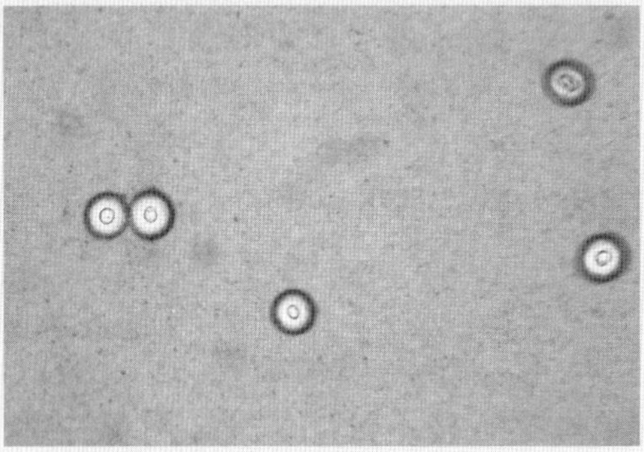

図9　症例3：髄液墨汁染色（×400）

薄暗い墨汁を背景に、莢膜に囲まれた菌体を認める（目玉焼き様）。

表10　症例3：入院8日目の髄液所見

一般性状	
糖*	24mg/dL
蛋白	340.8mg/dL
細胞数	$266/mm^3$
Neutrophil	22.9%
Lymphocyte	73.5%
Monocyte	3.6%
Eosinophil	0.0%
Basophil	0.0%
細胞診	
リンパ球多数、好中球少数、no malignancy	
細菌検査	
鏡検	
WBC	少数
細菌	—
培養	No growth
抗酸菌塗抹	陰性
抗酸菌PCR	結核菌陰性

*血糖値 110mg/dL。

【起炎微生物に関するコメント】

Cryptococcus neoformansは鳥類の糞やそれに汚染された土壌、腐木に多く生息している（鳥類の体内には定着していない）酵母様真菌で、正確には***C. neoformans v. grubii***、***C. neoformans v. neoformans***の2種に分類される。オーストラリア原産のユーカリの木に寄生し、鳥類の糞から検出されない***C. neoformans v. gattii***（現在では***C. gattii***として独立）も広義に含まれる（病態はほぼ同一）。クリプトコッカスの胞子を経気道的に吸入することで感染が成立する。肺感染症（単発～多発性の肺結節）と肺から血行散布された結果として髄膜炎を起こす。髄液では厚い夾膜多糖体をもつ球形の酵母として観察され、この夾膜が難染性であることを利用した鏡検検出方法が墨汁染色（india ink stain）である（図9）。

クリプトコッカス属の抗真菌薬感受性は、ミカファンギンに耐性であることに注意が必要である。アンフォテリシンBとフルコナゾールをはじめとするアゾール系に対して感受性である。細胞壁にはグルクロノマンナンと呼ばれる多糖体をもっており、これを検出するクリプトコッカス抗原検査は、他の真菌感染の抗原検査と異なり、感度、特異度ともに98%以上とされている。

数週〜数カ月の経過で進行する中枢神経症状の場合に髄液検査をして判明するというパターンが最多である。経過が緩徐で髄膜刺激症状を欠くという理由で感染性髄膜炎が鑑別から外されていると診断が遅れる。院内発症がまれ、健常人でも起こりうる、抗原検査が感度・特異度とも高いこと、の3点が特徴である。細胞性免疫抑制患者においては発症頻度、髄膜炎発症、播種性感染の可能性が高まる。肺感染症（単発〜多発性の肺結節）は検診で発見されることが多いが、肺から血行散布された結果として起こる髄膜炎は数週〜数カ月の経過で進行する非特異的中枢神経症状を示す。髄液の墨汁染色とクリプトコッカス抗原検査で診断できる。髄膜炎や播種性感染症ではアムホテリシンB＋フルシトシン、軽症例または初期治療後はフルコナゾールで、合計3〜6カ月治療する。

【クリプトコッカス症について】

クリプトコッカス感染症の発症様式には不明な点が多いが、結核菌と同様に、一時的には肺または散布後に潜伏感染の状態に入り、再活性化して発病すると推定されている。院内発症がまれであることはこれに合致する。他の真菌と異なる最大のポイントは「免疫低下者で頻度が高くなるが、まったくの健常人でも起こりうる」ということである。ただし、基礎疾患なくクリプトコッカス髄膜炎を起こした患者で末梢血中のCD4陽性リンパ球が有意に減少していたという症例が多く報告され（クリプトコッカス髄膜炎の原因か結果かは不明）、健常者の中に発症感受性のある宿主群が存在する可能性はある。

クリプトコッカス髄膜炎は以下の特徴のため、積極的に疑わないと診断できない。

❶症状が非特異的である（頭痛、嘔気、傾眠、無気力、異常言動、性格変化など）

❷経過が緩徐である（短くても数週、通常月の単位）

❸髄膜刺激症状を伴うことが少ない、むしろ伴わないことの方が多い

❹グラム染色、一般細菌培養で検出できない

したがって、「慢性の経過の非特異的中枢神経症状」において鑑別診断に挙げる必要がある。少なくとも、このような症状の時に、頭部画像診断にて脳実質病変や出血・梗塞を伴わない場合に髄液検査を実施する、髄膜炎を示す所見がある場合にクリプトコッカスを疑う検査を追加する（墨汁染色、髄液クリプトコッカス抗原。とにかく、検査室に“クリプトコッカス疑い”と伝えることが重要）。

【鑑別すべき疾患】

数週～月単位に進行する亜急～慢性の髄膜炎であり、一般的なウイルス性髄膜炎や細菌性髄膜炎(日単位に進行)とは経過が異なる。しかし、細菌性髄膜炎が正しく診断されずに治療薬の投与量や投与期間が不足している場合(partial treatment)の場合には慢性的に症状が続くことがある。

癌性髄膜炎、結核性髄膜炎、神経梅毒とは症状、進行の緩徐さが一致し、症状、身体所見のみでは区別不能である。認知症や精神疾患と診断されている例もあるが、これらに比べると進行が早い。非特異的であっても中枢神経症状が数週～2、3カ月の間で進行する症例において、器質的疾患を頭部CTやMRIで検索した場合に、特異所見のない場合は、髄膜穿刺を行うことが診断の律速段階である。前項で述べたように、クリプトコッカス抗原は感度が高く、髄膜炎における髄液中のクリプトコッカス抗原の感度はほぼ100％と考えて良い。

この症例の入院の直接契機は誤嚥性肺炎であったが、病歴聴取によって数カ月前から頭痛・嘔気があったことと、肺炎治療後に傾眠傾向を認めたことから頭蓋内病変の疑いをもち、MRIにて水頭症の所見を認めたことで腰椎穿刺に至った。MRIで所見を認めなくても(むしろ認めない状況こそ)慢性髄膜炎を疑わなければならないところであろう。

【治療に関するコメント】

AMPH-B＋5-FC(アンコチル®)が標準治療である。AMPH-B 0.5～0.7mg/kg/日＋5-FC 100mg/kg分4を投与し、最大2週間間隔で髄液培養を再検する。5-FCは造血器毒性があるため、培養陰性、かつ症状が改善している場合はFLCZ 400mg/日(点滴・内服いずれも可)に変更する。腎機能不良患者やAMPH-B投与中に腎毒性が強く出た患者にはAMPH-Bの代わりにリポソーム化アムフォテリシンB(L-AMB)を6mg/kg/日を使用してもよい。治療抵抗性の場合(4週間以上投与しても髄液培養が陰性化しない例)にAMPH-Bの髄注が行われることがあるが、刺激性の脳室髄膜炎を起こして返って病状が悪化する場合があり、効果も定かではないため勧められない。

参考文献

1) Pappas PG, Rex JH, Sobel JD, et al. Guidelines for treatment of candidiasis. Clin Infect Dis 2004；38：161–89.

2) Ascioglu S, Rex JH, de Pauw B, et al. Defining opportunistic invasive fungal infections in immunocompromised patients with cancer and hematopoietic stem cell transplants: an international consensus. Clin Infect Dis 2002；34：7–14.

3) Rodriguez-Adrian LJ, King RT, Tamayo-Derat LG, et al. Retinal lesions as clues to disseminated bacterial and candidal infections: frequency, natural history, and etiology. Medicine 2003；82：187–202.

4) Andes D. In vivo pharmacodynamics of antifungal drugs in treatment of candidiasis. Antimicrob Agent Chemother 2003；47：1179–86.

5) Takakura S, Fujihara N, Saito T, et al. Clinical factors associated with fluconazole resistance and short-term survival in patients with *Candida* bloodstream infection. Eur J Clin Microbiol Infect Dis 2001；23：380–8.

6) Walsh TJ, Anaissie EJ, Denning DW, et al. Treatment of aspergillosis：Clinical Practice Guidelines of the Infectious Diseases Society of America. Clin Infect Dis 2008；46：327–60.

7) Herbrecht R, Denning DW, Patterson TF, et al. Voriconazole versus amphotericin B for primary therapy of invasive aspergillosis. N Engl J Med 2002；347：408–15.

8) Glasmacher A, Prentice A, Corschluter M, et al. Itraconazole prevents invasive fungal infections in neutropenic patients treated for hematologic malignancies: evidence from a meta-analysis of 3,597 patientws. J Clin Oncol 2003；21：4615–26.

9) Cornely OA, Maertens J, Bresnik M, et al. Liposomal amphotericin B as initial therapy for invasive mold infection: a randomized trial comparing a high-loading dose regimen with standard dosing (AmBiLoad trial). Clin Infect Dis 2007；44：1289–97.

10) Pfeiffer CD, Fine JP, Safdar N. Diagnosis of invasive aspergillosis using a galactomannan assay: a meta-analysis. Clin Infect Dis 2006；42：1417–27.

11) Saag MS, Graybill RJ, Larsen RA, et al. Practice guidelines for the management of cryptococcal disease. Infectious Diseases Society of America. Clin Infect Dis 2000；30：710–8.

（京都大学医学部附属病院感染制御部　髙倉俊二）

III

外科系の実例に学ぶ

III 外科系の実例に学ぶ

1 消化器外科領域の感染症

▶総　論

はじめに

消化器外科領域の感染症には、手術後に発生するsurgical site infection（SSI）などの院内感染と虫垂炎、憩室炎、胆囊炎などの市中感染がある。創感染の多くは洗浄のみで自然軽快するが、organ/space SSIは消化管吻合の縫合不全や術中汚染、腹腔内に貯留した血液や滲出液の二次感染による腹腔内膿瘍など、術中や術後に新たに感染源が生じたもので、創部感染より重症度が高くなる。ドレナージされない腹腔内膿瘍の死亡率は高く、局所感染症から全身感染症へと移行する非常に重症度の高い疾患である。このため腹腔内感染症の早期診断、早期治療が重要となってくる。

1. 腹腔内感染症の病因

腹腔内感染の主な起炎菌はグラム陰性桿菌と嫌気性菌である。グラム陰性桿菌は大腸菌群、*Klebsiella*属などが多い[1]が、市中感染であっても緑膿菌やMRSAが検出されることがある。一方、嫌気性菌のほとんどが***Bacteroides fragilis***である。この嫌気性菌は腸管内で大腸菌の1,000倍以上の細菌量であるにもかかわらず、**嫌気性菌であることから培養結果に反映されにくい**。そのため特に下部消化管の感染症においては培養結果にかかわらず治療対象にすべきである。また、術後腹腔内感染症はすでに予防的抗菌薬が投与されているため、抗菌薬に耐性のある緑膿菌やMRSAが検出されることがあり注意が必要である。ドレーンなどの培養からよく検出される腸球菌は抗菌薬を使用せずに腹腔内感染症が改善することが多い[2]。**消化管には常在細菌叢が存在するため、培養で検出された細菌が保菌であるのか、起炎菌として治療の対象となるのかを見極める必要がある。**

2. 腹腔内感染症の病態

穿孔性腹膜炎の原因は多種多様である。代表的なものは上部消化管穿孔、急性虫垂炎穿孔、大腸憩室穿孔、悪性腫瘍による穿孔、穿通などがある。腹腔内臓器のどの部位が障害されたかにより問題となる菌が変わってくる。たとえば、上部消化管潰瘍穿孔は口腔内菌により問題が生じ、具体的には連鎖球菌、口腔内に常在する嫌気性菌、*Candida*などが問題となる。ところが、下部消化管穿孔となると大腸菌、*Klebsiella*属など腸内細菌や嫌気性菌が起炎菌となる。膿瘍が形成されるまでの進展様式は、①汚染、②拡散、③炎症がある[1]。菌が漏出することにより始まり、生理的腹水で腹部全体に広がり、同時に腹膜の炎症が伴う。血管の透過性が亢進し病変部位の浮腫が生じる。湧出するは白血球、補体成分などを含む血漿成分や局所の壊死組織は細菌増殖を助長し最終的に膿瘍を形成する。

3. 腹腔内感染症の診断

❶腹腔内膿瘍の診断が遅れるとsepsisに移行してしまうため、早期診断が重要である。最も大切なのは**身体所見**である。白血球やCRPの上昇よりも、バイタルサインや筋性防御、反跳痛などの腹膜刺激症状に注意をはらい診断していくことが重要である。バイタルサインはSIRSの診断基準が目安となる。腹膜刺激症状は、腹壁を圧迫して急に離す方法は刺激としては強すぎるため、**軽く腹壁を打診(percussion tenderness)**で十分に診断できる。また、直腸診や女性であれば内診をすることで腹膜刺激症状をかなり鋭敏に診断できる。直腸診をする時は、側臥位でしっかりと膝を曲げ殿部を突き出した状態で行い、男性であれば前立腺、女性であれば子宮頚部を指診で確認し、さらに奥にある腹膜反転部を触知する。高齢者や知覚神経麻痺(脳梗塞、脊椎損傷、多発性硬化症など)の症例ではこれらの所見に乏しいため、注意が必要である。

❷血液培養検査は起炎菌の同定に役立つことがあるため必ず行う。5分間隔で2～3セット採血するようにする。

❸画像診断は簡便で侵襲が少ないものに腹部超音波検査がある。腹部エコーは腸管ガス、肥満などでは十分に観察できないこともあるが、実質臓器の観察や後腹膜、腹水、虫垂といった腹壁から近い部分の観察には有益である。また近年、multi-row detector CT(MDCT)やMRIにより腹腔内膿瘍の診断は著しく進歩した。造影剤を用いたMDCTでは再構築することで、原因である臓器、膿瘍の範囲、周辺臓器の状況をかなり詳細に確認することができる。回結腸動脈から分枝する虫垂動脈を同定し、膿瘍との位置関係をみることで虫垂炎穿孔による腹腔内膿瘍と診断することが可能である。

4. 治療

❶局所感染からsepsisに移行する前に適切な早期治療が治療の鍵となる。腹腔内感染症に対する治療は、基本的には原因除去である。原因除去の方法には**膿瘍のドレナージと感染巣の切除**がある。腹腔内膿瘍のように局在化した感染巣に対する抗菌薬治療は効果が得られないことが多く、抗菌薬は中心的な治療ではなく、あくまでも感染巣のコントロールが治療の原則である。

❷Sepsisに陥っている重症には、①呼吸・循環の管理、②局所管理、③感染症コントロールが必要である[3) 4)]。このためには、外科、内科、放射線科、集中治療医などさまざまな科の協力なくしては成り立たない。

❸呼吸状態や循環状態が不安定である場合は、気管挿管し人工呼吸管理でまず呼吸状態を安定させ、積極的な輸液負荷を行うことが優先される。輸液負荷のみで血圧の上昇がみられる場合

は、ドブタミン投与、輸血などを用いて循環動態を安定させることが最初の6時間の治療目標になってくる[3)4)]。

❹次に局所管理、つまり感染巣や汚染源のコントロール(source control)をできるだけ早期に行う。敗血症におけるsource controlには①Drainage、②Debridement、③Definitive control、④Device removalの4つの「D」が提唱されている(**表1**)[3)4)]。腹腔内膿瘍には経皮的または手術的ドレナージが重要である。大腸癌の後腹膜穿通やクローン病の回腸管穿孔に対する腸管切除や胆嚢炎に対する胆嚢摘出術など病巣を外科的に摘出するdefinitive controlが重要である。局所管理の方法には、多くの選択肢を用意し、患者の全身状態や手技の利点と危険性だけでなく、年齢、合併症、手術歴などの患者背景、緊急処置に対応できる病院の体制などの状況に応じて治療方針を適切に判断する必要がある。

表1　Source controlのための4つの「D」

①Drainage	腹腔内膿瘍、急性化膿性胆管炎
②Debridement	消化管壊死、壊死性膵炎
③Definitive control	憩室炎、胆嚢炎、虫垂炎、大腸癌穿孔
④Device removal	カテーテル感染、人工異物感染

❺ドレナージには①超音波ガイド下ドレナージ、②CTガイド下ドレナージ、③手術によるドレナージがある。経皮的ドレナージの有効性は80〜90%と報告されており[5)]、手術によるドレナージよりも低侵襲であり、合併症やドレナージ期間の短縮、治療効果が良好であることから、経皮的ドレナージが第一選択となっている。しかし、確実な方法を選択するならば開腹によるドレナージとなる[4)]。症例の重症度に応じた臨機ある対応が必要である。

❻超音波ガイド下ドレナージはベッドサイドで施行できる簡便性より経皮的ドレナージの第一選択となっている。比較的体表に近い横隔膜下膿瘍、傍結腸溝膿瘍などは超音波ガイド下ドレナージが選択されることが多い。

❼CTガイド下ドレナージは骨盤腔内や後腹膜膿瘍など、超音波では困難な場所がよい適応となる。MDCTによりCTの高速化によって比較的容易にかつ安全に行えるようになっている。

❽手術によるドレナージは、超音波ガイド下ドレナージやCTガイド下ドレナージが効果的ではなく全身状態の増悪を認めた場合や、経皮的にアプローチできない部位に膿瘍がある場合に施行すべきである。ドレーンからの排液がなかなか減らない場合は、ドレナージチューブと1本追加し膿瘍腔を生食1日1,000mLで持続洗浄すると効果的である。持続洗浄することで、ドレナージチューブの閉塞を防ぎ、さらに膿瘍腔の菌量を減少させることで創傷治癒に導くことができる。一般的にドレナージチューブは排液が少量になると抜去する。

❾重症感染症が判明してから1時間以内に、経静脈的に抗菌薬の投与を開始する。初期の経験的治療では、感染の原因として疑わしい病原性微生物に対して有効な薬剤を選択する。腹腔内感染症であれば、大腸菌、*Klebsiella*と嫌気性菌である。たとえ**広域スペクトラムの抗菌薬を使用しても、投与開始後48時間後、72時間後には細菌学的検査や臨床データに基づき再評価し、**

より狭域スペクトラムの抗菌薬に絞ること（de-escalation）で、抗菌薬耐性出現を防ぐことが可能になる。腹腔内感染では腸内細菌が起因菌となることが多い。このことから第2、第3セフェム系薬、アミノグリコシドとクリンダマイシンの併用、ニューキノロン系薬、カルバペネム系薬が選択されることが多い。

消化器外科領域のなかでも生命の危機にかかわる腹腔内感染の治療は、各科連携のチーム医療による集中治療で成り立っている。専門領域における幅広い知識、各科連携のコミュニケーション力が必要になってくると考えられる。

▶症例1　膵頭十二指腸切除後12年目に腹腔内膿瘍を来し保存的加療で軽快した例

【症例】

68歳、女性。

【診断】

腹腔内膿瘍。

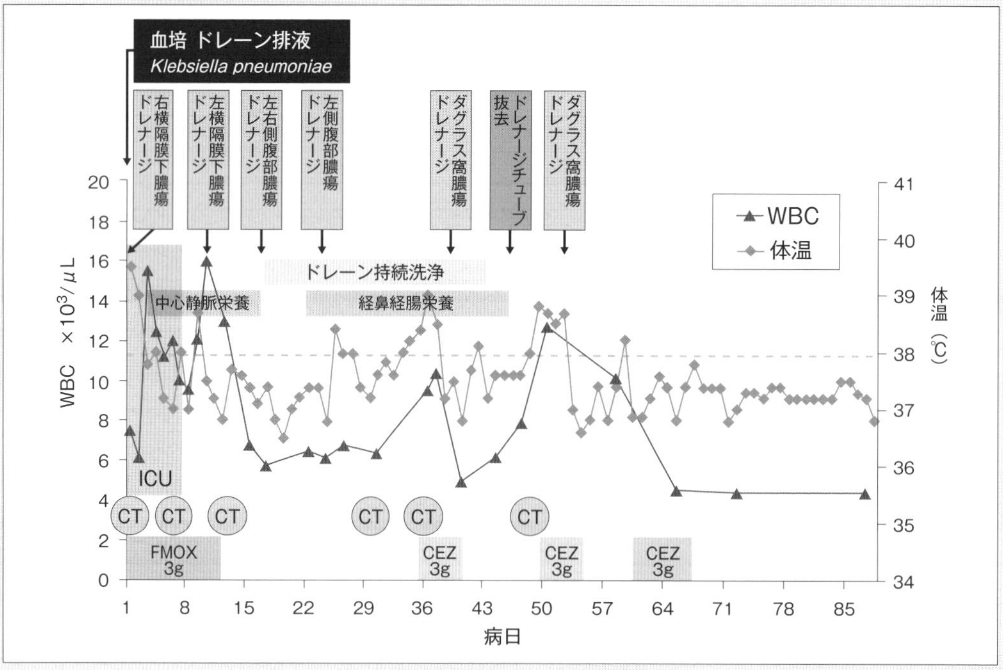

図1　症例1：入院経過

ドレナージを計6回施行した。抗菌薬は炎症所見が上昇した時のみ*Klebsiella pneumoniae*に感受性のあるFMOXまたはCEZを使用した。

【起炎菌】

***Klebsiella pneumoniae*；肺炎桿菌**（膿瘍腔の穿刺液と血液培養より検出）。

【主訴】

腹痛。

【既往歴】

糖尿病（速攻型インスリン皮下注36単位）。

【現病歴】

平成6年6月Vater乳頭部癌に対して膵頭十二指腸切除施行した。pStage IIであり術後再発は認めていない。平成16年より腹水、低栄養のため外科外来で加療中であったが、術後経過5年を過ぎていたため外科外来でのフォローを中止していた。平成18年6月右上腹部痛、背部痛、38℃台の発熱、嘔吐を認め外科受診となった。来院時撮影したCT（図2）で、肝臓にlow density areaを認めた。12年前に膵頭十二指腸切除術を施行した際に施行したPTCD（経皮経肝ドレナージ）チューブが入っていたところが感染し肝膿瘍を形成し、その肝膿瘍が破裂し右横隔膜下、モリソン窩膿瘍を形成したと考えた。

【入院時所見】

身長149 cm、体重34 kg。右上腹部痛、背部痛、38℃の発熱、嘔吐。

【入院時検査】

意識清明。体温37.8℃、呼吸14回/分、血圧147/88 mmHg、HR 102/分。腹部所見：右季肋部に圧痛、筋性防御を認めた。

末梢血液：WBC 7,500/μL、Hb 10.6 g/dL、PLT 28.5万/μL、TP 7.2 g/dL、BUN 31 mg/

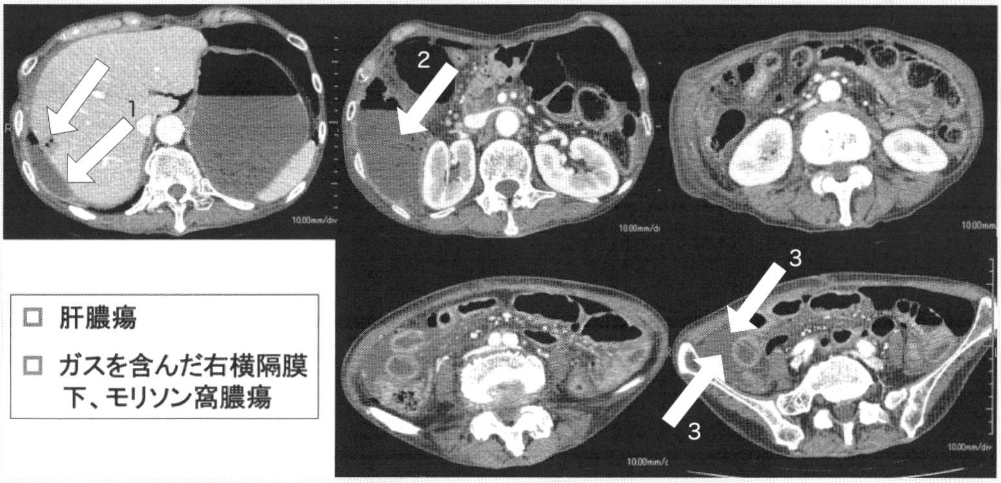

図2　症例1：来院時造影CT

肝内にlow density areaを認め、内部にガスが存在している（→）。右横隔膜下（1→）、モリソン窩（2→）、右側腹部に膿瘍の形成（3→）を認めた。

dL、Cre 0.5 mg/dL、CRP 10.29 mg/dL、Glu 288 mg/dL。

画像所見：腹部CTで右横隔膜下にフリーエアーと液体の貯留を認め右横隔膜下膿瘍と診断した。

【入院後経過】

入院当日：右横隔膜下膿瘍を超音波ガイド下にピッグテイルカテーテルを用いてドレナージを施行した。
抗菌薬は初期投与として**フロモキセフナトリウム(FMOX)を1g×3回(8時間ごと)1日3g**の静脈内投与を開始した。膿瘍腔の穿刺液と血液培養より*K. pneumoniae*が検出された。

入院8日目：CT(図3)で左横隔膜下にも膿瘍を形成しており、超音波ガイド下で穿刺ドレナージを施行した。抗菌薬は感受性のあるFMOXを使用した。

第16病日：左右側腹部の膿瘍に対して超音波ガイド下にドレナージを行い、各部位にドレナージチューブを2本留置し1本から生食を1日1,000 mL滴下し、もう1本からドレナージし膿瘍腔の持続洗浄を行った。

第25病日：左下腹部に膿瘍遺残があり、腸管に囲まれているためCTガイド下ドレナージを追加した。

第36病日：ダグラス窩に膿瘍の遺残を認め経腟的にドレナージを施行した(図4)。発熱と炎症所見の上昇を認めためにCEZ 1g×3回、3日間の投与を行った。

第47病日：発熱と炎症所見の上昇があり、CEZ 1g×3回、3日間の投与を行い、さらにもう一度経腟的にダグラス窩ドレナージ(図5)を行い軽快し退院した。

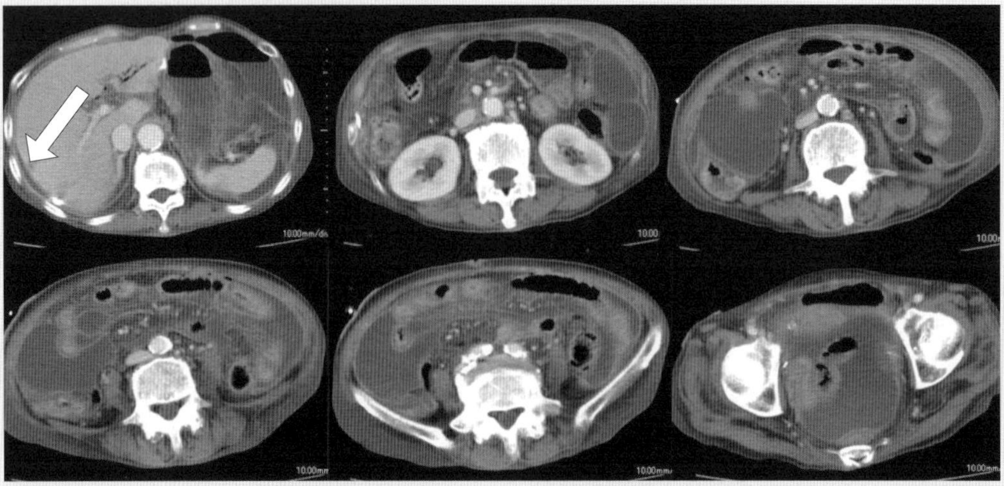

図3　症例1：第8病日造影CT

右横隔膜下膿瘍、モリソン窩膿瘍を軽快したが、左横隔膜下にガスを伴う膿瘍、右側腹部、ダグラス窩に液体の貯留を認めた。

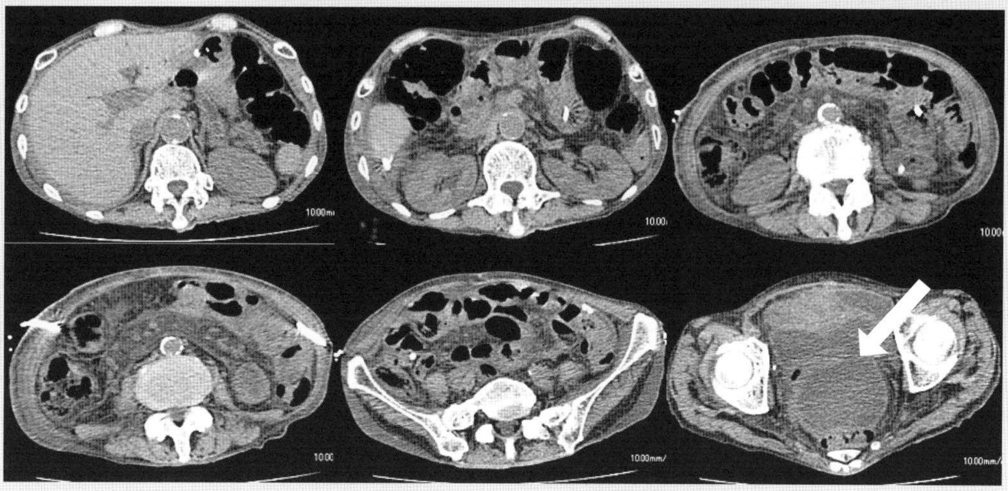

図4　症例1：第36病日単純CT

経皮的ドレナージで両側横隔膜下、右側腹部、左側腹部の膿瘍は軽快した。ダグラス窩に残った膿瘍（→）に対して、経腔的ダグラス窩ドレナージを施行した。

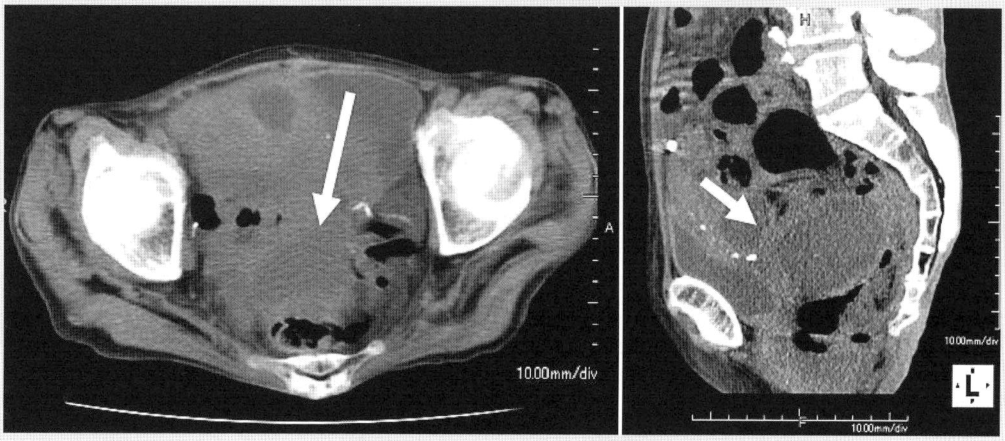

図5　症例1：第47病日CT

ダグラス窩膿瘍が再燃し、再度経腟的にドレナージした。その後腹腔内膿瘍の再燃なく退院となった。

【起炎菌に関するコメント】

***Klebsiella pneumoniae*；肺炎桿菌**

本症例の*K. pneumoniae*は耐性がなく、どの抗菌薬にも感受性を認めた。胆管系経路で肝膿瘍を形成したと考えられる。

巻末の *Klebsiella pneumoniae*；肺炎桿菌の項を参照。

【肝膿瘍に関するコメント】

細菌性肝膿瘍は糖尿病、胆道系異常、悪性疾患などの基礎疾患のある患者に発症することが多い。感染経路は胆管系、血行性、周囲臓器からの波及がある。**起炎菌はグラム陰性桿菌（クレブシエラ属、大腸菌）と嫌気性菌**が多い。グラム陽性球菌（*Streptococcus* 属など）が関与することもある。**診断は造影CTやMRI**が有用である。治療は**CTガイド下または超音波ガイド下による経皮的ドレナージと抗菌薬**が一般的である。抗菌薬は2～3週間経静脈的に投与が必要となることがある。

【本症例のポイント】

❶膵頭十二指腸切除術後12年経過しており、二次性の低栄養と糖尿病を合併した肝膿瘍破裂による右横隔膜下膿瘍に対して、全身状態が悪かったため開腹術を避け、経皮的ドレナージで多発腹腔内膿瘍を治療した症例である。入院時に膿瘍腔の穿刺液と血液培養を施行し、起炎菌を明らかにした。

❷ *K. pneumoniae*が検出されたため抗菌薬は感受性に従い、初期投与の**FMOX**より**セファゾリンナトリウム（CEZ）にde-escalationし**、炎症所見の増悪がある時のみ使用した。

❸**腹腔内膿瘍の治療は、抗菌薬が主体ではなく、ドレナージが中心となる**。膿汁の流出が減少しない時は、同じ膿瘍腔に2本のドレナージチューブを留置して行う膿瘍腔の持続洗浄は有効である。また、本症例は膵頭十二指腸切除後であり、二次性糖尿病と低栄養状態であった。これらの改善も、感染症を制御するには重要になってくる.

❹栄養管理は経鼻経管チューブで行い体重は入院時より8kg増加した。この症例は、**徹底した膿瘍腔ドレナージ、持続膿瘍腔洗浄、適切な抗菌薬使用、栄養管理、血糖管理**で腹腔内ほぼ全領域の膿瘍を軽快できた症例である。

▶症例2　十二指腸潰瘍穿孔による右横隔膜下膿瘍

【症例】

75歳、男性。

【診断】

十二指腸潰瘍穿孔による右横隔膜下膿瘍。

【起炎菌】

Enterococcus faecalis（超音波下ドレナージで採取した横隔膜下膿瘍の培養から検出）

【主訴】

発熱。

【既往歴】

20歳、肺結核。

【現病歴】

2カ月前より心窩部痛、嘔吐があったが放置していた。来院当日、38.8度の発熱があり近医を受診し、腹部CTで右横隔膜下膿瘍を認め当院外科紹介となった。

【入院時所見】

身長155cm、体重49kg。来院時、発熱39.5度。

【入院時検査】

末梢血液：WBC 9,700/μL、CRP 17.8mg/dL。

腹部所見：特に圧痛、反跳痛は認めなかった。

腹部エコー：CTと同様に右横隔膜下に膿瘍腔を認めた（図6）。

【入院後経過】

超音波下ドレナージ、穿刺液培養、血液培養を施行した。

第4病日に穿刺液の培養からは*E. faecalis*が検出されるまで、抗菌薬は初期治療として**セファゾリンナトリウム（CEZ）1g×3回（8時間ごと）1日3g**を4日間投与していた。炎症状態が改善していたことと*E. faecalis*が起炎菌であったことから、CEZは第4病日に中止とした。

膿瘍腔は1日1回生食で洗浄した。

上部消化管内視鏡を施行すると幽門が狭窄しており十二指腸が観察できなかった。

後日再度、内視鏡検査を施行すると十二指腸球部に瘢痕化した潰瘍を認めた。これにより十二指腸潰瘍穿孔による右横隔膜下膿瘍と診断した。

入院7日目のCTで膿瘍腔も縮小しており（図7）、ドレナージチューブは13日目に抜去し軽快退院となった。

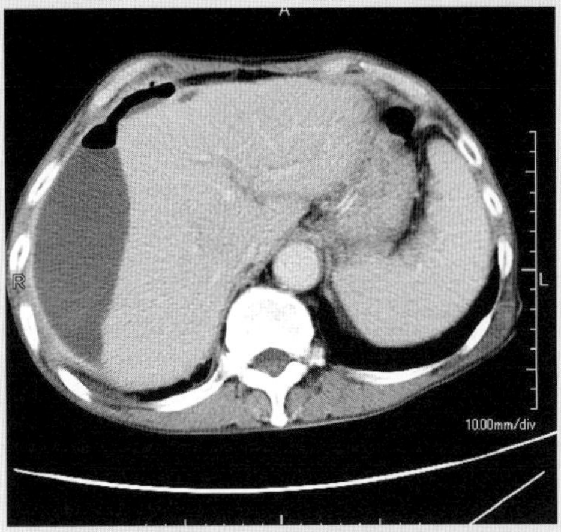

図6　症例2：来院時ＣＴ

右横隔膜下に液体と少量のガスの貯留を認めた。右横隔膜下膿瘍と診断した。炎症は限局しておりその他の部位には異常は認めなかった。に対して、経腟的ダグラス窩ドレナージを施行した。

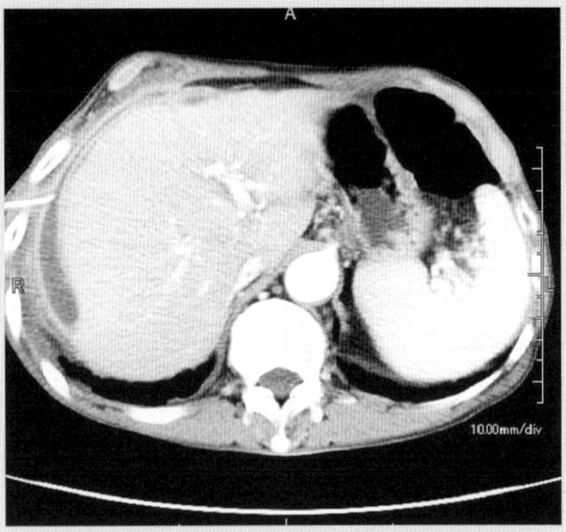

図7　症例2：入院7日目造影ＣＴ

膿瘍腔の狭小化がみられた。この時血液検査での炎症所見はすでに軽快していた。

【上部消化管穿孔の起炎菌に関するコメント】

上部消化管穿孔の一般的な起炎菌は、連鎖球菌、カンジダ属、嫌気性菌など口腔内の菌が問題になることが多い。横隔膜下膿瘍に対して、腸球菌を治療の対象とすることには議論があるところであるが、CEZで治療効果がなかったことから、穿刺液から検出された*E. faecalis*が関与していたのではないかと予想する。*E. faecalis*には第一世代セファム系は無効であり、ペニシリン系が第一選択となる。また、*Enterococcus faecium*にはバンコマイシンの適応となる。本症例ではドレナージが有効であったために特に抗菌薬を使用しなくても治癒した。膿瘍を形成するような消化管穿孔ではドレナージが必須である。

【起炎菌に関するコメント】

***Enterococcus faecalis*；エンテロコッカス・フェカリス**

巻末の*Enterococcus faecalis*の項参照。

【本症例のポイント】

❶上部消化管穿孔は、下部消化管穿孔との違いは起炎菌である。下部消化管穿孔のように大腸菌、*Klebsiella*、*Proteus*などが問題になることは少ないが、下部消化管穿孔ではあまり問題にならない**真菌**が検出されることがあるため注意が必要である。上部消化管穿孔で本症例のように膿瘍を形成した段階で来院するのはまれであり、通常は、突然の腹痛、化学的刺激による上腹部を中心とする腹膜炎、腹部X線撮影でフリーエアーで見つかることが多い。

❷限局した腹膜炎であれば、**胃管チューブで保存的に軽快する症例も多く**、細菌感染が問題になることは比較的少ない。本症例も抗菌薬を使用したのは入院時より4日間のみであり、この**モリソン窩膿瘍に対して穿刺ドレナージと洗浄**が治療の中心であったことはいうまでもない。経皮的ドレナージ術は低侵襲であり、超音波でよく確認できる部位の膿瘍にはいい適応であると考える。

▶ 症例3　肝膿瘍を合併した急性虫垂炎

【症例】

69歳、女性。

【診断】

急性虫垂炎。

【起炎菌】

***Streptococcus constellatus*；連鎖球菌属＋*Escherchia coli*；大腸菌**の混合感染（術中に採取した膿瘍の培養より検出）。

【主訴】

全身倦怠感。

【既往歴】

糖尿病、高血圧。

【現病歴】

3週間前より全身倦怠感と微熱があり1週間より全身倦怠感が著明になり食事がほとんど取れなくなり内科受診となる。初診時のCTで膿瘍を伴う虫垂炎と肝右葉に多発肝膿瘍を認めた。このため入院となり緊急手術となった。

【入院時所見】

身長155cm、体重50kg。意識清明。体温37.0℃、呼吸24回/分、循環108/74mmHg、HR 98/分。

【入院時検査】

末梢血液：WBC 12,500/μL、PLT 35.0万/μL、TP 5.3g/dL、Hb 9.4g/dL、BUN 22mg/dL、Cre 0.5mg/dL、CRP 15.3mg/dL、Glu 165mg/dL、HbA1c 8.5%。

腹部所見：右下腹部から背部にかけて圧痛。反跳痛、筋性防御は認めなかった。

【術中所見】

膿瘍を伴う虫垂炎と肝膿瘍の合併のため、開腹手術を選択した。開腹時、虫垂先端が穿孔しており膿瘍を形成していた。虫垂の根部は炎症が軽度であったため虫垂切除し、膿瘍壁を残さないように可及的に切除した。また、肝膿瘍は肝表面を腹壁と徒手的に剥離すると大量の膿の流出を認め、一部を培養検査に提出した。開腹時に可及的にドレナージし生理食塩水25Lで洗浄した。肝膿瘍腔内とダグラス窩にドレーンを留置し手術は終了した。

【ICU入室後経過】

術後は敗血症性ショックとDICに対して、集中治療を要した。

抗菌薬は初期治療として**イミペネム・シラスタチン（IPM/CS）0.5g×4回（6時間ごと）1日2g**を3日間投与した。術中に採取した膿瘍の培養より起炎菌が*S. constellatus*と*E. coli*と判明したため、**IPM/CSをセフメタゾールナトリウム（CMZ）にde-escalationした。**

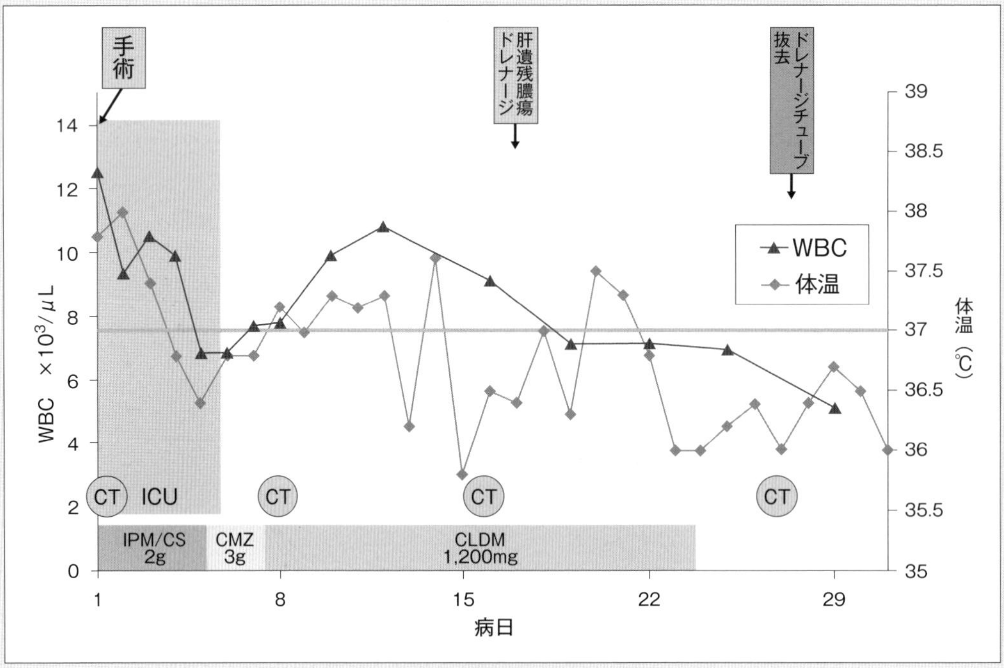

図8　症例3：経過表

7日目に全身蕁麻疹が出現したため、CMZを**リン酸クリンダマイシン**（**CLDM**）に変更し2週間投与を行った。

術後7日目と16日目のCTでS7肝膿瘍の遺残を認めたため（**図10**）、CTガイド下に膿瘍

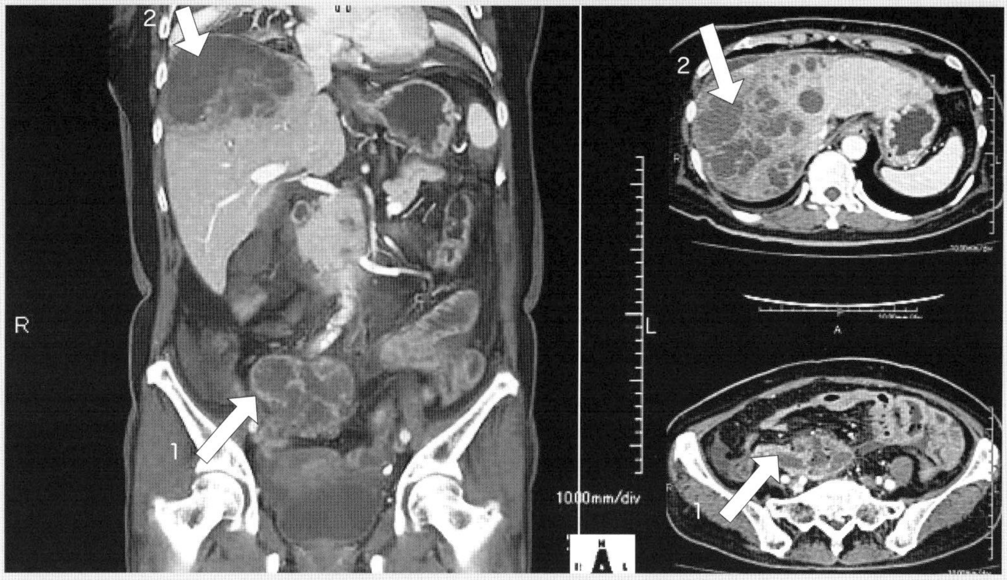

図9　症例3：来院時、腹部造影CT

虫垂先端に7cm大の膿瘍を形成しており、虫垂根部の炎症は比較的軽度である（1→）。また、肝右葉ほぼすべてを占める多発肝膿瘍を認めた（2→）。虫垂炎穿孔による腹腔内膿瘍（1→）、そして門脈を介した多発肝膿瘍（2→）を形成したと考えられる。

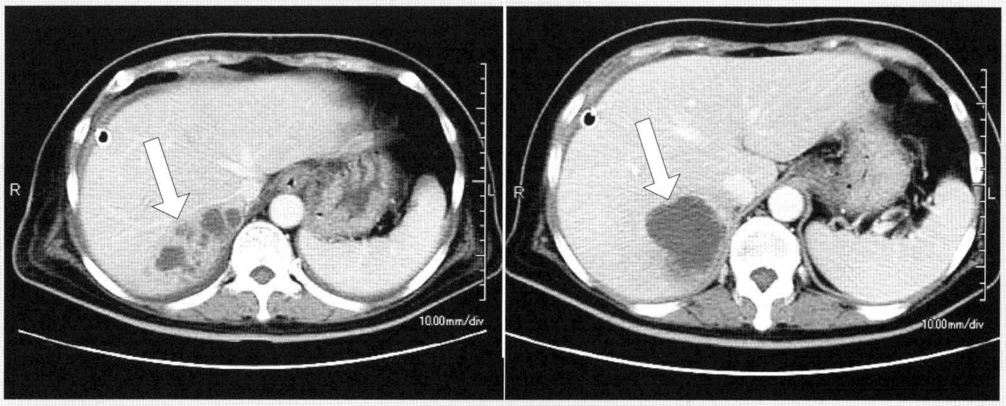

(a)第8病日　　(b)第16病日

図10　症例3：造影CT

多発肝膿瘍は手術時に留置したドレーンで軽快し右横隔膜下には膿瘍の遺残はないが肝S7に限局した膿瘍の遺残を認めた（→）。

をドレナージした。

術後26日目のCTで膿瘍腔が縮小していることを確認し（図11）ドレーンを抜去し、術後31日目に退院となった。

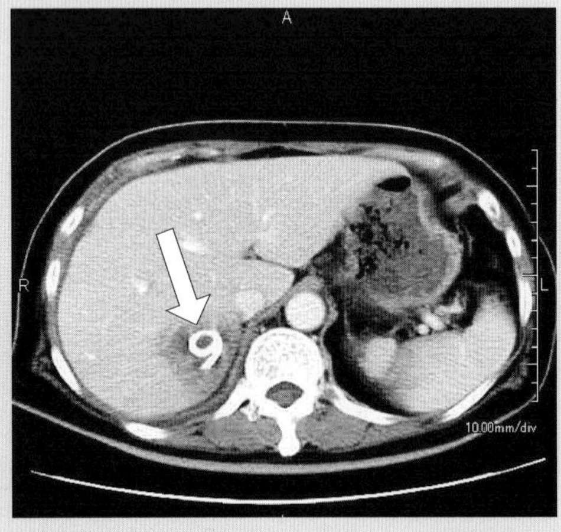

図11　症例3：第26病日造影CT

膿瘍腔にピッグテールカテーテルが留置してあり膿瘍腔の縮小（→）を認め、また排液も少量であることからカテーテルを抜去した。

【起炎菌に関するコメント】

***Escherchia sp*；大腸菌**

本症例の起炎菌である大腸菌は特に耐性のない菌株であった。IPM/CSで3日間治療したが、培養結果後は感受性に基づいて抗菌薬をCMZに変更した。

巻末の*Ercherchia sp*；大腸菌の項参照。

***Streptococcus constellatus*；連鎖球菌属**

巻末の*Streptococcus constellatus*；連鎖球菌属の項参照。

【急性虫垂炎に関するコメント】

❶虫垂炎の診断を炎症の初期に行うのは難しい。虫垂炎の初期は微熱でCRPの上昇も認めない。問診から臨床経過を詳しく聞き、腹部所見を丁寧にとることが診断の鍵である。臨床症状と腹部CT、超音波検査で虫垂の腫大はかなりの高率で診断できる。

❷虫垂炎の治療の第一選択は手術である。虫垂は1日に3mLの分泌液を分泌するといわれており、虫垂石や回盲部のリンパ節腫大により虫垂が閉塞することで、分泌物が蓄積し、さらに細菌感染を合併し局所に炎症が生じる。治療の中心は抗菌薬ではなく手術による切除が第一選択である。

❸虫垂炎の一般的な起炎菌は、腸内細菌でありグラム陰性桿菌（大腸菌、クレブシエラ属など腸内細菌）と嫌気性菌（*Bacteroides*）などの混合感染である。

❹腸球菌もよく培養されるが、通常は初期治療の対象にはならない。治療の対象となるのは血液培養で検出された場合、グラム染色でグラム陽性球菌のみが優位を占める場合、腸球菌にスペクトラムがない抗菌薬を使用していて臨床所見が増悪する場合など特殊な場合のみである。

❺穿孔していない虫垂炎の場合は、術後の抗菌薬は不要と考える。

❻穿孔例や膿瘍形成例はグラム陰性桿菌と嫌気性菌をターゲットに抗菌薬を選択する。投与期間は臨床経過を参考にして中止する。

❼抗菌薬を投与しているにもかかわらず、臨床所見が軽快しない場合は、遺残膿瘍を疑いCTや超音波検査を施行する必要がある。緑膿菌や腸球菌、MRSAなどに菌交代を起こしている場合もある。

【本症例のポイント】

❶腹腔内膿瘍を伴う虫垂炎とそこより波及した多発肝膿瘍を合併した特殊な1例である。虫垂炎と肝膿瘍の合併であり、診断がついた時点で開腹手術による虫垂切除と肝膿瘍のドレナージを選択した。腹腔内感染症の原因である虫垂炎をいち早く取り除き、肝膿瘍にドレーンを留置することでsource controlを行った。

❷術後は一時的に敗血症性ショックに陥り、DICを併発し抜管まで3日間要したが、人工呼吸を行い、輸液とカテコラミン投与で全身状態を集中管理することでショックから離脱することができた。

❸抗菌薬は、IPM/CSを経験的治療として最初に使用したが、腹水培養の結果より3日目にCMZにde-escalationした。

❹肝膿瘍の状況を定期的にフォローし、遺残した膿瘍を早く診断し経皮経肝的にドレナージすることで軽快した。

▶ 症例4　右半結腸切除術後9日目に縫合不全を起こした1例

【症例】

69歳、男性。

【診断】

右半結腸切除術後縫合不全。

【起炎菌】

E.coli*；大腸菌**とEnterococcus avium*；腸球菌**など腸内性菌の混合感染（術中に採取した培養より検出）。

【主訴】

腹痛。

【既往歴】

狭心症。

【現病歴】

上行結腸癌に対して右半結腸切除術施行し、術後1日目より飲水開始、3日目より食事開始し腹痛、発熱なく術後経過良好であったため術後7日目に退院となった。術後8日目に軽度腹痛を自覚し、術後9日目に腹痛が増悪したため外来受診となった。

【入院時所見】

身長163cm、体重55kg。意識清明。体温37.1℃、呼吸25回/分、循環：136/80mmHg、HR 109/分。

【入院時検査】

末梢血液：WBC 10,100/μL、Hb 11.7g/dL、PLT 49.1万/μL、CRP 35.6mg/dL。

腹部所見：右上腹部を最強点とする圧痛、反跳痛、筋性防御を腹部全体に認め、汎発性腹膜炎であった。

画像所見：CTで吻合部付近に少量のフリーエアーを認めた(図12)。

注腸検査：水溶性造影剤を用いて注腸造影を施行した。吻合部を確認するもはっきりとした造影剤のリークは確認することができなかった(図13)。

術後縫合不全による汎発性腹膜炎と診断し緊急手術となった。

【術中所見】

開腹時所見は、黄色混濁した腹水を確認できた。縫合部を中心に膿苔の付着を認め、縫合部に2～3mm大の縫合不全を確認した。吻合部を切除し横行結腸と回腸を再吻合した。腹腔内洗浄を生理食塩水15Lで行い、吻合部ドレーンを留置し手術終了した。

【入院後経過】

再手術後創感染を認めたが遺残膿瘍を形成することなく術後7日目より食事開始し術後

21日目に退院となった。

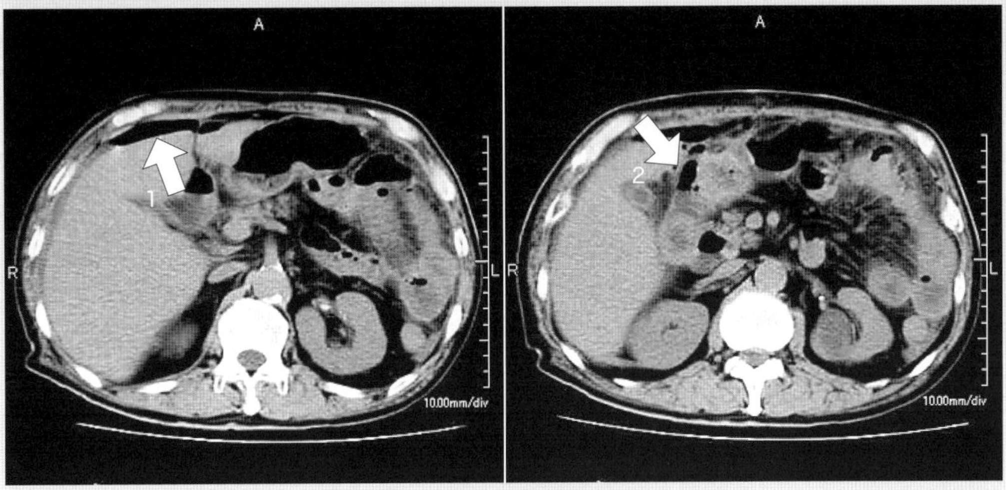

図12　症例4：腹部単純CT

肝表面にフリーエアー（1→）を認める。また、吻合部周辺には腸管外に小さなフリーエアー（2→）が確認できる。

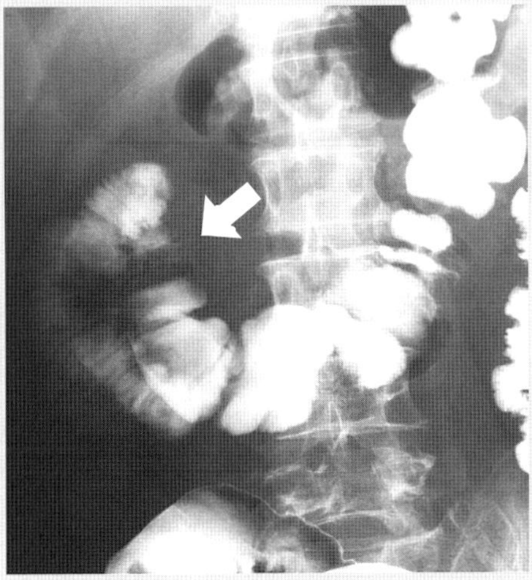

図13　症例4：吻合部造影

吻合部造影をしたが明らかな造影剤の漏出は確認できなかった。

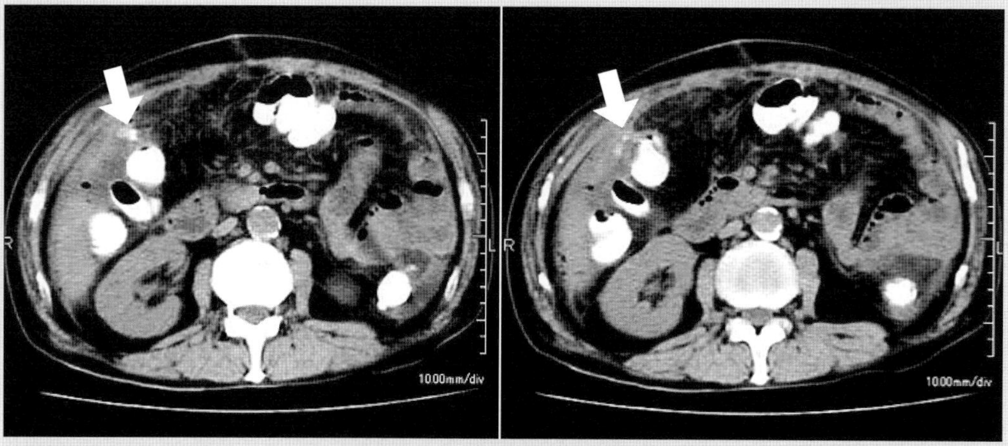

図14　症例4：注腸後単純CT

腸管外に造影剤の漏洩が確認できる(→)。またその周辺に小さなフリーエアー(→)を認める。

【起炎菌に関するコメント】

E.coli*；大腸菌**とEnterococcus avium*；エンテロコッカス・アビウム**

巻末の大腸菌と腸球菌の項参照。

【縫合不全に関するコメント】

❶縫合不全の発症機序は、1) 血流不全、2) 吻合部にかかる張力、3) 吻合部にかかる内圧である。

❷診断方法は、身体所見が最も重要である。術中に留置した予防的ドレーンの排液により縫合不全を確認できることもあるが、ドレーンが有効でないこともありドレーンの排液だけでは診断できない。診断の鍵となる身体所見は熱型と腹膜刺激症状である。

❸縫合不全の確認方法は水溶性造影剤を用いた消化管造影で造影剤の漏出を確かめることである。消化管造影後に単純CTを撮影すると注腸造影では分からないような造影剤の漏出も確認できる。

❹縫合不全に対する処置は、消化器でも部位よって大きく異なる。上部消化管のように菌量の比較的少ない部位では、縫合不全部位からの漏出をドレナージするのみで保存的に軽快することが多く、術中の留置した予防的ドレーンが有効であれば追加する処置は不要である。予防的ドレーンが無効であった場合でも、超音波またはCTガイド下ドレナージで再手術しなくても軽快することが多い。

❺下部消化管の場合は、起炎菌がグラム陰性桿菌や嫌気性菌によることが多く、また菌

量も多いことから、造影剤の漏出が確認できるような縫合不全部では切除を第一に選択すべきである。

❻再吻合の是非は術中所見により決定する。右側結腸と回腸の吻合は再手術であっても可能と考える。また、左側結腸においても状態によっては再吻合可能であると考える。低位前方切除術の縫合不全に関しては仙骨前面に留置した予防的ドレーンで保存的に軽快することもある。当院のデータで術中に留置した予防的ドレーンで縫合不全の56％が保存的に軽快している。残りの46％は人工肛門の造設となっている。

【本症例のポイント】

退院後に発症した縫合不全に対して、身体所見で診断し消化管造影で確認し来院当日に再手術に至った症例である。**縫合不全の診断は身体所見で判断することが重要**である。下部消化管の場合は、菌量と腸管内常在菌の違いより穿孔や縫合不全が生じた時に処置が遅れると敗血症に陥る。敗血症に陥る前に処置を行い、可能な限り問題となる病巣を切除することが重要になってくる。**問題となる病巣を切除し、術中に大量の水で腹腔内をくまなく洗浄する**ことが重要である。

▶症例5　盲腸癌後腹膜穿通、後腹膜膿瘍に対して右半結腸切除術を施行した1例

【症例】

79歳、女性。

【診断】

盲腸腸癌後腹膜穿通による後腹膜膿瘍。

【起炎菌】

***E. coli*；大腸菌＋*Enterococcus avium*；腸球菌**など腸内細菌の混合感染（術中に採取した膿瘍の培養より検出）。

【主訴】

右下腹部痛。

【既往歴】

高血圧、糖尿病、高脂血症。

【現病歴】

2～3カ月前より下腿浮腫を自覚し、1週間前より全身倦怠感、右下腹部痛と食欲低下の症状があった。内科受診し炎症所見の上昇を認めたため緊急入院となる。造影CTで盲腸に造影される腫瘍を認め、さらに後腹膜に膿瘍を認めた。CT（図15）と水溶性造影剤による注腸検査（図16）から盲腸癌後腹膜穿通と診断した。肝・肺への転移は認めなかった。下部消化管穿通であることから同日緊急手術となる。

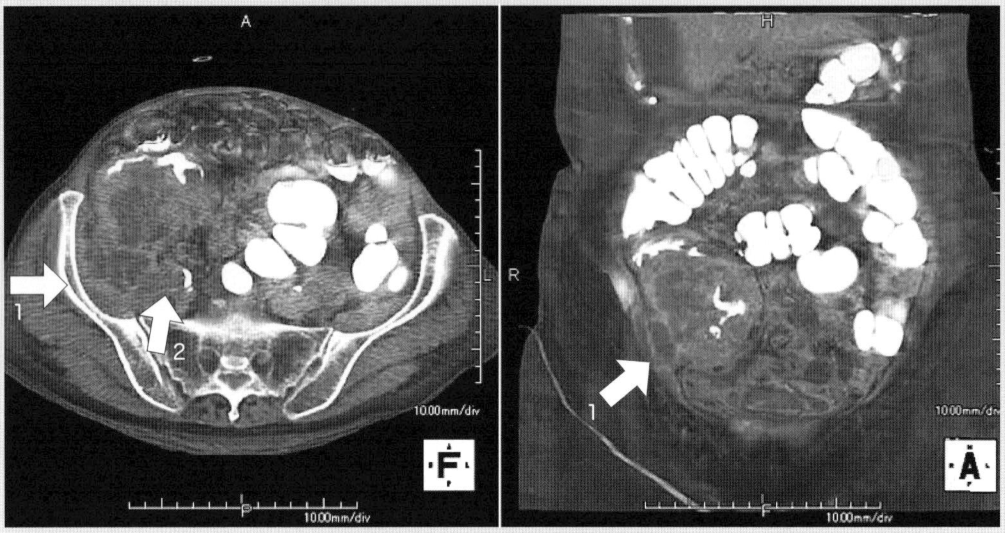

図15　症例5：注腸後単純CT

盲腸背側の後腹膜に辺縁不整な膿瘍（1→）を認め、一部腸腰筋内にも及んでいる（2→）。

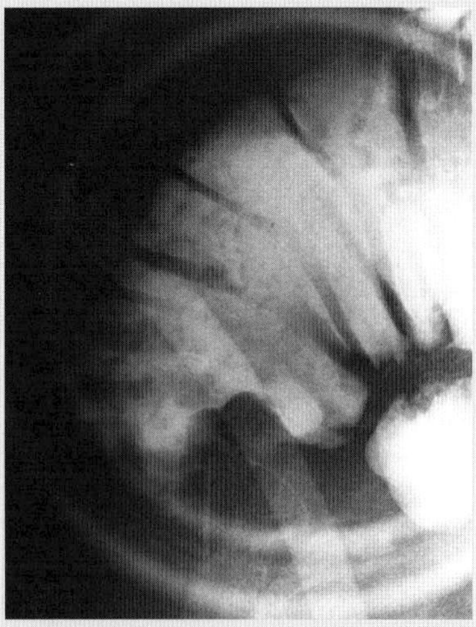

図16　症例5：注腸造影

上行結腸に全周性の不整な陰影欠損を認めた。

【入院時所見】

身長147cm、体重38kg。意識清明。体温38.0℃、呼吸20回/分、循環141/96mmHg、HR 89/分。

【入院時検査】

血液検査：WBC 20,500/μL、Hb 6.0g/dL、PLT 31万/μL、TP 6.2g/dL、BUN 49mg/dL、Cre 1.8mg/dL、CRP 8.0mg/dL、Glu 130mg/dL。

腹部所見：右下腹部から背部にかけて圧痛。反跳痛、筋性防御を認めた。

【術中所見】

開腹所見では腹水は漿液性であり、盲腸に鶏卵大の腫瘤がありその背側に弾性軟の膿瘍を認めた。可及的に膿瘍壁を合併切除し尿管は温存するよう上行結腸を受動した。右付属器と右卵巣動静脈は腫瘍と癒着していたため合併切除した。右外腸骨動静脈のところにまで膿瘍は及んでおり膿瘍壁を合併切除できなかったが,そのほかの膿瘍壁は腫瘍ごと合併切除施行した。また、術前より盲腸癌も指摘されていたためリンパ節郭清も待機的手術に準じて施行し、腫瘍と上行結腸間膜を摘出した。切除後、回腸横行結腸吻合を通常どおり行い、その後腹腔内洗浄を生食15Lで行い、手術を終了した。

【入院後経過】

術後経過は、人工呼吸と輸液、昇圧剤で呼吸・循環動態の管理を必要とした。抗菌薬はフロモキセフナトリウム(FMOX)を3g、5日間投与した。一時的に敗血症性ショックに陥り離脱するのに6日間要したが創感染や遺残膿瘍など合併症なく軽快し退院となった。

【起炎菌に関するコメント】

E. coli*；大腸菌**とEnterococcus avium*；腸球菌**など腸内性菌

巻末の*E. coli*；大腸菌と*E. avium*；腸球菌の項参照。

【大腸癌による穿孔・穿通に関するコメント】

大腸癌穿通による膿瘍形成の場合、穿通部位が癌そのものであることから、穿通部位が自然に閉鎖することはない。このことから、大腸癌穿通による膿瘍形成では単なるドレナージだけでは軽快しない。このため、手術による病巣の切除が第一選択であると考える。

【本症例のポイント】

悪性腫瘍に伴う下部消化管穿孔・穿通は、開腹手術による病巣の切除とドレナージが第一選択と考える。悪性疾患は高齢者に多い。悪性疾患による穿孔は診断が遅れるとショック状態になり重症化するため、surgical delayをできるだけ短くするために、診断・治療をすみやかに行うことが求められる。また、結腸癌は穿孔・穿通を来していたとしても、手術を行えば根治が望める疾患である。したがって、緊急手術時でも通常通りのリンパ節郭清をすることが望ましい。

参考文献

1) 青木　眞．第IX章腹部感染症．レジデントのための感染症診療マニュアル，第2版．東京：医学書院，2008：649–759.
2) 藤田崇宏．腹腔内感染ではどれくらい腸球菌をカバーすべきか？ 青木　眞，編．臨床に直結する感染症診療のエビデンス．東京：文光堂，2008：173–5.
3) Dellinger RP, Carlet JM, Masur H. Surviving Sepsis Campaign guidelines for management of sever sepsis and septic shock. Crit Care Med 2004；32：858–73.
4) Dellinger RP, Levy MM, Carlet JM. Surviving Sepsis Campaign: International guidelines for management of sever sepsis and septic shock:2008. Crit Care Med 2008；36：296–327.
5) 小林美奈子，大北喜基，毛利靖彦．実践に必要な術後創の管理，臓器 / 体腔のSSIの管理．臨床外科 2008；63：929–33.

（市立豊中病院外科　賀川義規、清水潤三）

2 整形外科領域の感染症

▶総　論

1. 整形外科感染症の特徴

(1)整形外科感染症は、骨、骨髄、関節など、もともと無菌的な環境にある部位に発生し、ひとたび感染が成立すると、「感染部位は血流から隔絶され、抗菌薬の移行が悪く」極めて難治性である。また、隔絶された臓器であるこれらの部位の感染では、白血球やCRP、発熱などの全身性炎症反応が発現しにくく、治療効果の判定と治療期間の決定には、画像診断に頼らざるをえない。このため抗菌薬の治療効果や中止時期を一般論として論じることが難しい。

(2)起炎菌はブドウ球菌属と連鎖球菌属などグラム陽性球菌が大半を占めるため、抗菌薬の初期投与はグラム陽性球菌をターゲットに選択する。ブドウ球菌属の中では黄色ブドウ球菌、連鎖球菌属の中ではA群溶血性連鎖球菌の感染はしばしば重篤化する。

(3)起炎菌は、抗菌薬投与前に2セットの血液培養採取と感染部位からの検体採取より特定される。感染部位から採取された膿のグラム染色は、経験的治療のための抗菌薬選択において必須である。抗菌薬を投与してしまうと、起炎菌が検出できなくなり、起炎菌不明のまま長期にわたり、広域抗菌薬の投与を強いられる。

(4)医療技術の進歩に伴い、生体内に人工異物(デバイス)が挿入されることが多くなり、これらの異物が関連した感染、すなわちデバイス感染は難治化することが多い。デバイス感染は原則的に人工異物除去を必要とし、適切な治療がなされなければ長期化する代表的な病院感染である。

(5)整形外科術後感染の治療に伴う長期入院は、患者に多大な精神的ストレスを与え、病院が被る経済的損害も甚大である。

以上の内容をふまえ、本稿では化膿性膝関節炎、化膿性足関節炎、人工関節術後関節炎、前十字靱帯再建術後感染、感染化膿性脊椎炎の5例における治療の実際を紹介する。

2. 化膿性関節炎についての一般論

まず整形外科領域で比較的多く目にする非淋菌性化膿性関節炎(以下化膿性関節炎と略す)についての一般論を述べる。

1）疫学

化膿性関節炎の多くは**一過性の菌血症**からの関節への波及と考えられている。敗血症に伴う化膿性関節炎は1年に人口10万人あたり2～10人と考えられている[1]。**危険因子**として**①80歳以上の高齢者、②糖尿病、③リウマチ性関節炎、④人工関節、⑤最近の関節手術の既往、⑥皮膚感染**が挙げられる[1]。全化膿性関節炎のうち80％は単関節炎で、罹患する頻度は**膝関節**(50％以上)が最も多く次に股関節が多い。残りの20％は2つ以上の関節が罹患する多発関節炎で、リウマチ性関節炎や結合組織疾患患者に好発する[2]。

2）起炎菌

成人の化膿性関節炎はブドウ球菌によるものが最多で約半数を占め、連鎖球菌、グラム陰性桿菌の比率はそれぞれ20％程度である[3]。

3）診断

関節液から起炎菌が同定されれば確定診断が下される。よって**化膿性関節炎を疑えば抗菌薬を投与する前に必ず関節液を採取し、白血球数算定グラム染色と培養は必須である！** 膝関節は直視下で股関節はエコーガイド下またはX線透視下で関節液を採取する。一般に関節液の細胞数は50,000～150,000個/mm^3程度に増加し、細胞分画は好中球優位である。グラム染色で好中球に取り込まれた起炎菌を同定できる。ただし以下の場合は偽陰性となるため注意を要する。

❶最近の抗菌薬の投与

❷グラム染色の感度は29～50％に過ぎない。1週間以上の培養期間を要する増菌培養でのみ検出される起炎菌も珍しくないので、増菌培養の依頼と培養期間の延長を検査室に依頼する。

❸化膿性関節炎の多くは培養が陽性となるが、まれではあるがマイコプラズマによる化膿性関節炎の場合は偽陰性となる。

4）鑑別診断

①痛風、②偽痛風、③反応性関節炎、④リウマチ性関節炎、⑤ウイルス性関節炎、⑥ライム病

5）治療

化膿性関節炎には**病巣除去**が基本であり切開排膿や洗浄処置などを要する。起炎菌が検出されればその感受性に応じ抗菌薬治療を行う。化膿性関節炎に対する抗菌薬治療に関して確立した治療ガイドラインは存在しない。成人では標準的な治療期間は2～4週間、小児では骨髄炎に準じて治療するが、抗菌薬の中止時期は**臨床症状の軽快とCTやMR画像などの画像所見の軽快**をもって判断する。

▶症例1　左化膿性膝関節炎

【症例】

71歳、女性。

【起炎菌】

***Streptococcus pyogenes*；A群溶血性連鎖球菌**。

【既往歴】

高脂血症と糖尿病で6年前より当院内科外来に通院中。HbA1C 6.4。

【現病歴】

当院受診3日ほど前より全身倦怠感があり寝込んでいた。この時左膝痛を自覚。入院前日に糖尿病内科と脳神経外科外来を受診後、左膝関節の疼痛が出現し、力が入らなくなった。夜中過ぎに「馬券を買いに行かなきゃ」など意味不明な発言を認め、ろれつが回らなくなった。家人が異常に気づき当院へ救急搬送。救急外来受診時には見当識障害は軽快していた。腱反射異常や項部硬直など神経学的異常所見なし。

【入院時所見】

身長145cm、体重65kg、体温39.1℃、呼吸数28回。呼吸困難感を訴えSp_{O_2}は90%と低下。左膝関節に疼痛があり腫脹を認めたため、救急外来で関節穿刺施行。37mLの黄白色膿状関節液を採取。同時に血液培養も末梢血2カ所から採取。**血液培養と関節穿刺液からともに*S. Pyogene*を検出**。関節液の細胞数は26,100/μLと高値。左化膿性膝関節炎と診断。

【入院時検査】（異常値のみ）

末梢血液：WBC 12,100μL、CRP 17.2mg/dL、BUN 25.2mg/dL、Alb 3.3g/dL、血糖217mg/dL。

血液ガス：pH 7.497、P_{CO_2} 33.2mmHg、Pa_{O_2} 59.4mmHg（酸素投与なし）、BE 2.3。

【入院後経過】（図1）

第1病日：糖尿病。内科医が**ピペラシリン（PIPC）2g×3回（8時間ごと）1日6g**を開始。**心エコーで心不全や弁に異常がないことを確認**。

第2病日：左膝関節の切開洗浄を施行し閉鎖式持続洗浄を開始。手術中にARDSとなり術後はICUへ入室。この時点で感染コントロールドクター（infection control doctor：ICD）に相談があり**アンピシリン（ABPC）2g×4回（6時間ごと）1日8g**に変更。

第5病日：膝関節に留置したイリゲーションチューブ閉塞。全身麻酔下に再度膝関節洗浄術を施行。チューブを再留置し持続洗浄を9日間施行。術中に**敗血症ショックに陥り術後は挿管のままICUへ帰室**。DICスコア8点。この時点で関節液の培養は陰性化。

第6病日：**クリンダマイシン(CLDM) 600 mg × 3回(8時間ごと) 1日1,800 mg**を追加。

第7病日：ドレーンからの排液が清明となる。敗血症ショックから回復。

第8病日：人工呼吸器を離脱し抜管。

第9病日：胸部単純X線写真で下肺に陰影。胸部CTより両肺に多量の胸水貯留を確認。
胸腔穿刺で約1,000 mLの排液。胸腔ドレーンを留置。

第10病日：肝酵素の逸脱を認めCLDMを中止。

第12病日：ICUより一般病棟へ転棟。

第26日：ABPC中止。その後誤嚥性肺炎を認め**セフォトリアキソン(CTRX) 2 g × 1回(24時間ごと) 1日2 g + ミノサイクリン(MINO) 1日200 mg(経口分2)**との併用へ変更。

第68日：退院。

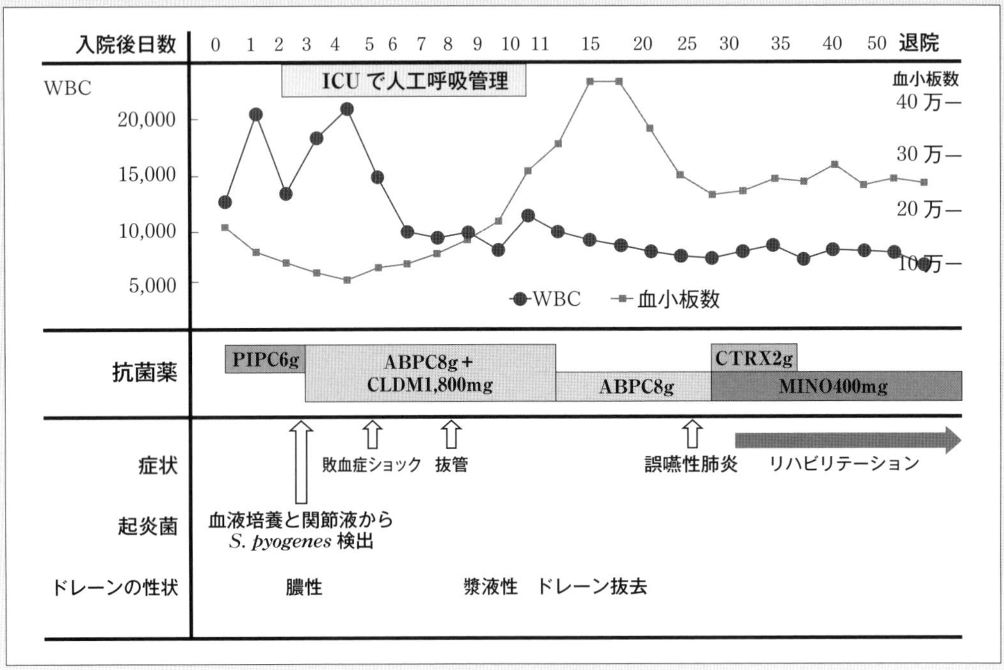

図1　症例1：経過表

【起炎菌に関するコメント】

***Streptococcus pyogenes*；A群溶血性連鎖球菌**

巻末の *Streptococcus pyogenes*；A群溶血性連鎖球菌(A群溶レン菌)の項を参照。

【化膿性膝関節炎に関するコメント】

❶化膿性関節炎は、外傷や手術の後に発症することもあるが、多くは血行性(約70%)に発生する。本症例は外傷や手術の既往はなく、先行する全身症状が存在したことから菌血症から2次的に合併した化膿性膝関節炎と考えられた。

❷連鎖球菌はブドウ球菌に次ぎ頻度の高い起炎菌である。

❸血液培養と膝関節液の培養で*S. Pyogenes*が検出されたことにより確定診断をくだした。

❹化膿性関節炎は菌血症から2次的に感染することが多いため、**抗菌薬投与前の末梢血の血液培養2セット採取は必須**である！

【治療のまとめ】

❶第1病日に糖尿病内科医がPIPC 2g×3回(8時間ごと)1日6gを開始したが､局所所見、炎症所見ともに悪化した。

❷第2病日より**ABPC 2g×4回(6時間ごと)1日8g**の最大量に変更し約4週間継続した。

❸膝関節腔内への組織移行性の良い**CLDM 1,800mg**を第6病日から5日間追加したが、肝酵素逸脱の副作用のために中止した。

❹本症例は感受性のある抗菌薬投与を十分量すみやかに開始し、早期に外科的ドレナージを施行したにも関わらず、**手術中に敗血症ショックとDIC、ARDSを合併し重症化した。**

❺*S. pyogenes*の感染はできるだけすみやかに治療を開始することが肝要であるが、適切な治療に関わらず重篤化することがあり、本症例のような最重症例は**ICUでの全身管理が必須**となる。

▶症例2 化膿性足関節炎

【症例】

71歳、女性。

【起炎菌】

Methichillin-susceptible *Staphylococcus aureus* (MSSA)；メチシリン感受性黄色ブドウ球菌

【既往歴】

小児期より左下肢に不全麻痺がある。近医で10年来糖尿病と高血圧の加療中。家では自力ではほとんど動かず、おむつ内に排泄していた。

【現病歴】

以前より右足関節痛を自覚。近医を受診したところ、足底に壊疽があり血流障害が著明となり当院血管外科を紹介受診。造影CTで右膝窩動脈狭窄と両側後脛骨動脈閉塞が認められ**閉塞性動脈硬化症（Atherosclerotic Obstruction：ASO）**と診断された。足関節の痛みが増強したため手術目的で血管外科に入院。

【入院時所見】

身長153 cm、体重53 kg。意識清明。右足関節に強い痛みがある。両足背動脈触知不可。関節他運動に抵抗あり。足関節部皮下の水腫様跳動あり。同部位に熱感と圧痛と発赤。

【入院時検査】（異常値のみ）

末梢血液：WBC 15,200/μL、CRP 16.6 mg/dL、ALP 285 IU/L、LDH 233 IU/L、Alb 2.6 g/dL、血糖 200 mg/dL。

【入院後経過】（図2）

第2病日：骨盤および下肢動脈血管造影で右浅大腿動脈分岐部狭窄、右膝窩動脈閉塞、左後脛骨動脈閉塞を認めた。同日整形外科を受診し足関節を穿刺したが排膿は認めず。

第3病日：静脈血よりMSSA検出。足底部の壊疽組織の感染を契機として、菌血症から化膿性足関節炎を合併したものと考えられた。ICDに相談があり、**セファゾリン（CEZ）2 g×3回（8時間ごと）1日6 g＋クリンダマイシン（CLDM）600 mg×3回（8時間ごと）1日1,800 mg**を開始。

第4病日：足関節の穿刺排膿。関節内に膿瘍を認め静脈血と同様のMSSAを多量に検出。

第5病日：手術室で切開排膿ドレナージと創部洗浄を施行。MR画像で距骨外側と腓骨遠位端に異常がみられ**急性骨髄炎**（図3）の合併と診断。足関節周囲の軟部組織間や腱周囲、脛骨遠位部に膿瘍がみられた。抗菌薬使用により炎症所見は回復するものの局所の排膿は持続。創部は解放創とし洗浄を継続。

第33病日：疼痛も消失し創部は縮小。排膿なし。MR画像で内側部には良好な肉芽形成がみられ外側部の傷はほぼ閉鎖。

第35病日：CEZを中止。

第46病日：第33病日のMR画像に比較して周囲の膿瘍は消失。荷重を開始。

第79病日：足底部の難治性潰瘍が見られたためASOによる血流不全と判断し、血管外科に転科。

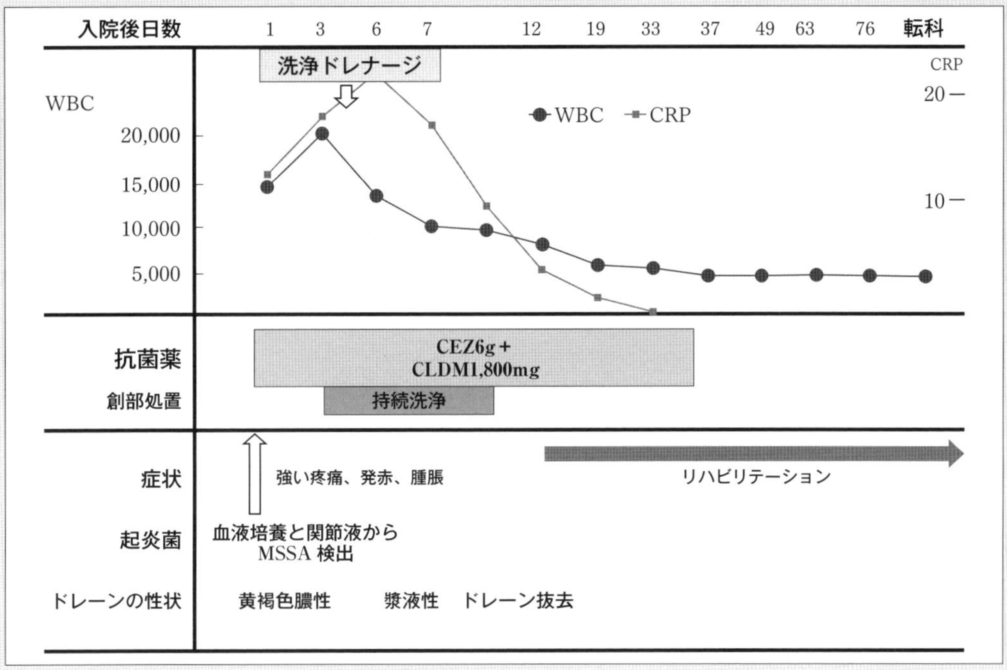

図2　症例2：経過表

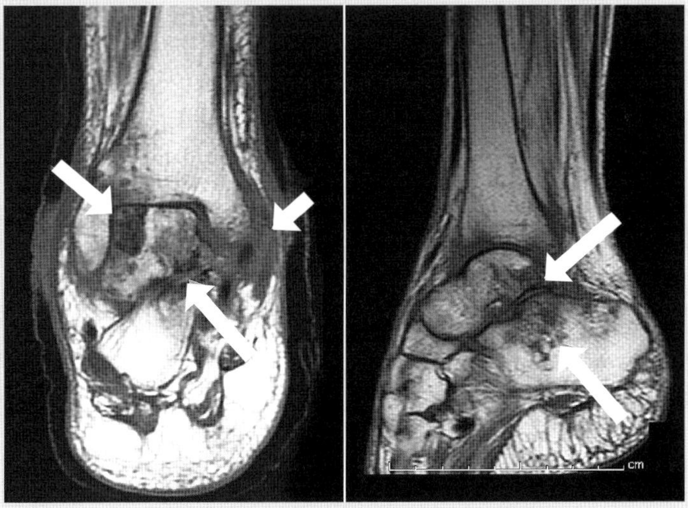

前額断　　矢状断

図3　症例2：急性骨髄炎のMR画像

距骨外側と腓骨遠位端に異常像。足関節周囲の軟部組織間や腱周囲、脛骨遠位部に膿瘍がみられる。

【起炎菌に関するコメント】

Methichillin-susceptible *Staphylococcus aureus*（MSSA）；メチシリン感受性黄色ブドウ球菌

巻末のMethichillin-susceptible *Staphylococcus aureus*（MSSA）；メチシリン感受性黄色ブドウ球菌の項を参照。

【ASO患者の感染症に関するコメント】

ASO患者では患肢に血流不全が存在し潰瘍形成を生じ感染は難治化する。足底部の壊疽に感染が起こり、二次的な菌血症により、化膿性足関節炎を発症したものと推定される。

【治療のポイント】

❶第3病日に起炎菌がMSSAと判明した早期より**CEZ 2g×3回（8時間ごと）1日6g**の投与を開始したが完治するまでに33日間を要した。ASOによる血流不全に起因すると考えられる。

❷CEZのみでは不十分と考え、組織移行性の良い**CLDM 600mg×3回（8時間ごと）1日1,800mg** 26日間併用した。このように血流の悪い部位の難治性感染においては組織移行性の良い抗菌薬の併用を考慮することも選択肢の一つである。**CLDMは血流の4倍もの濃度で組織に移行**するといわれている。

❸本症例の起炎菌であるMSSAはCLDM、MINOともに感受性を有していたが、ブドウ球菌の種類によってさまざまな耐性を有するため、感受性を確認して抗菌薬を決定する。

❹本症例は経過中、急性骨髄炎を合併し、抗菌薬は長期投与を要した。ブドウ球菌による急性骨髄炎は慢性骨髄炎に移行しやすく、**抗菌薬は静脈投与を2週間以上、その後経口薬に切り替え6週間以上の長期投与**を必要とする。慢性骨髄炎に移行すれば極めて難治性で、病巣を掻破しないと治癒しないことが多い。

▶症例3　左全人工膝関節置換術術後創部感染

【症例】

84歳、女性。

【起炎菌】

Methichillin-resistant *Staphylococcus aureus* (MRSA)；メチシリン耐性黄色ブドウ球菌

【既往歴】

高血圧、鉄欠乏性貧血。40歳時から両膝痛を認めていたがこの数年で急速に痛みが増強し当院の整形外科を紹介受診。両側膝関節症と診断された。まず右変形性膝関節症に対して右TKAを施行。術後経過は良好で自力歩行が可能となっていた。

【現病歴】

対側の左変形性膝関節症に対して左全人工膝関節置換術(Total Knee Arthoroplasty：TKA)を施行。局所所見とCTやMR画像の所見から**左TKA術後創部感染**と診断。

【入院時所見】

身長150cm、体重66kg。意識清明。38℃の発熱あり。左膝創部の皮下腫脹、熱感著明。押さえると同部の疼痛を訴える。

【術後創部感染発症時検査】(異常値のみ)

末梢血液：WBC 13,800/μL、RBC325万/μL、Hb 8.8g/dL、Ht 28.1%、CRP 10.5mg/dL。

【初回手術後経過】(図4)

第10病日：左TKA後感染の掻破・ドレナージ施行。皮下血腫が多数存在。左膝内側に皮下組織の菲薄化と関節内には淡血性の関節液が認められた。

第14病日〜第31病日：持続洗浄施行。**術中に採取した血腫および組織培養よりMRSA検出。テイコプラニン(TEIC)静脈内投与とリファンピシン(RFP)1日600mg(経口分1)**開始。**TEICは400mg×2回(12時間ごと)1日800mg**の初期負荷を2日間、その後維持量として**400mg×1回(24時間ごと)1日400mg**を投与。

第31病日：持続洗浄チューブを抜去しチューブ先端を培養したが陰性。経過中何度か38℃以上の発熱。

第55病日：リハビリテーションで全荷重を開始。

第60病日：TEICとRFPを中止。

第90病日：歩行退院。

【再入院後入院経過】(図5)

前回退院の約4カ月後左膝の関節腫脹を認め、**関節穿刺を施行。MRSA検出。**

第1病日：TKA術後感染再燃の診断で入院。

第8病日：左膝人工関節を全抜去し、バンコマイシン（VCM）添加セメントビーズで死腔を閉鎖。

第40病日および第52病日：VCM添加セメントビーズを再度入れ替え施行。

第94病日：左TKAを再施行。再手術後はただちにリハビリテーションを開始。

第102病日：TEICとRFPを中止。

第142病日：歩行退院。

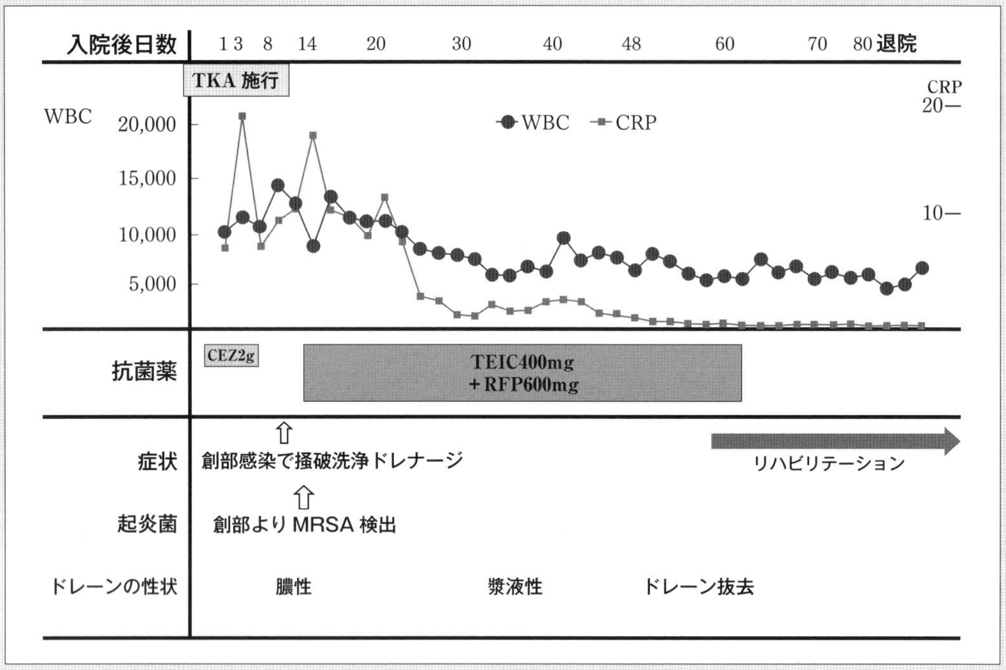

図4　症例3：1回目入院後の経過表

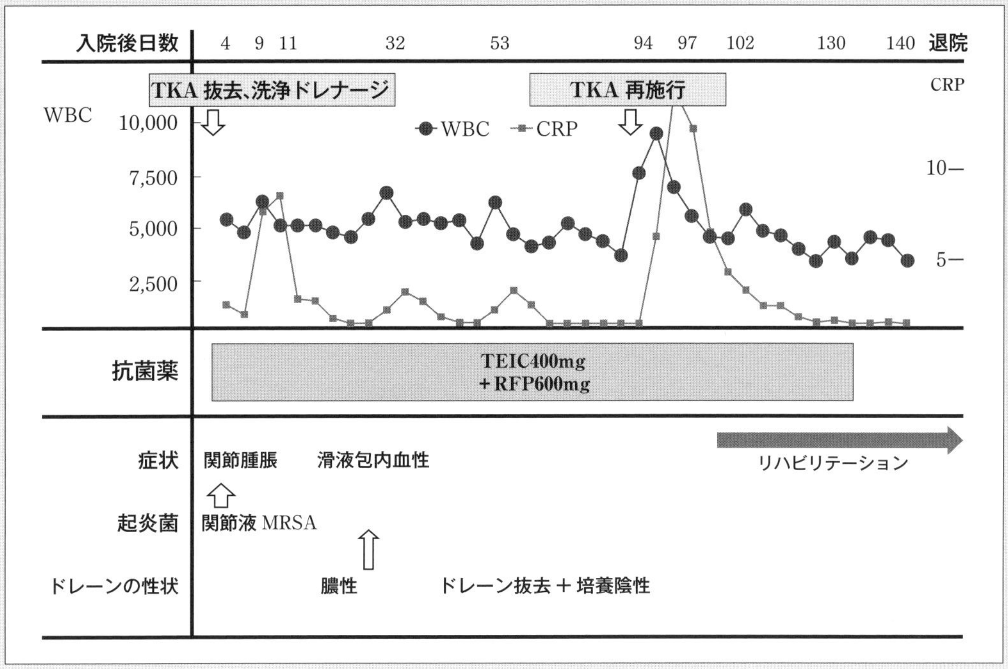

図5　症例3：2回目の入院後経過表

【起炎菌に関するコメント】

Methichillin-resistant *Staphylococcus aureus*（MRSA）；メチシリン耐性黄色ブドウ球菌

巻末のMethichillin-resistant *Staphylococcus aureus*（MRSA）；メチシリン耐性黄色ブドウ球菌の項を参照。

【人工関節感染に関するコメント】

❶近年生体内に人工物が挿入される機会が飛躍的に増加している。人工関節手術の感染率は1～5%とまれであるが、ひとたび感染を起こすと異物除去を必要とし、欠損部位は大きく、患側手肢の短縮や機能障害を残すこともある。

❷リスク因子としては1)同部位の再手術、2)リウマチ性関節炎、3)免疫不全、4)糖尿病、5)低栄養、6)肥満、7)乾癬、8)高齢などが挙げられる[4)]。

❸**全人工関節感染の20～40%が血流感染によるもの**と考えられている[4)]。

❹起炎菌はコアグラーゼ非産生ブドウ球菌（coagulase-negative *Staphylococci*：CNS）と

黄色ブドウ球菌を含むコアグラーゼ陽性ブドウ球菌属などブドウ球菌属が最多で40%程度、グラム陰性桿菌が25%程度、連鎖球菌属が14%程度、腸球菌属が7%程度、嫌気性菌が10%程度である[5)]。

❺**ブドウ球菌は人工物表面でバイオフィルムを形成する。人工物表面に付着した細菌は血流から遮断されているため、好中球、補体、抗体などの免疫や抗菌薬の移行が悪く難治性である。**

❻臨床症状としては関節痛(95%)、発熱(43%)、関節浮腫(38%)、排膿(32%)が挙げられるが、臨床症状の発現形態は患者によりさまざまである[5)]。多くの患者は全身所見を伴わない慢性的な痛みで発症するが、時に発熱や激烈な関節痛や発赤などの急性炎症反応を呈する。

【治療のまとめ】

〈人工関節後創部感染の治療のポイント〉

❶**人工関節感染の治療の原則はデバイスの抜去**である。特に黄色ブドウ球菌による感染の場合は破壊力が強く、人工関節の全抜去が必須である。

❷**6週間以上の十分な抗菌薬の投与ののち、培養が陰性で感染徴候が完全に消失してから再置換**する。

❸当院では人工関節抜去ののちVCM添加のセメントビーズで死腔を閉鎖している。

〈MRSA感染の抗菌薬選択〉

❶MRSA感染症に対して現在日本で使用できる抗菌薬はグリコペプチド系のバンコマイシン(VCM)**とテイコプラニン(TEIC)、アミノグリコシド系のアルベカシン(ABK)、オキサゾリジノン系のリネゾリド(LZD)の4種類**のみである(ただし化膿性関節炎に保険適応が認められているのはVCMのみ)。

❷当院ではこの4種類に加え、**リファンピシン(RFP)、クリンダマシン(CLDM)ミノサイクリン(MINO)、スルファメトキサゾール・トリメトプリム(ST合剤)など組織移行性の良い抗菌薬を感受性の有無を確認して併用**している。

❸**RFPは骨への移行性に優れ、整形外科領域では併用することが多い。**RFPは肝代謝の薬剤で腎機能による用量調節は必要ない。RFPは短時間で耐性化しやすいため単独では使用せず必ず他の抗菌薬と併用する。ワーファリンの作用を増強させるため相互作用には十分注意する。

〈本症例に関するコメント〉

人工関節感染は度重なる手術と筋力低下や長期間の入院など患者には多大な苦痛を与えることになる。本症例は数年前に経験した症例で抗MRSA薬としてTEICとRFPを併用した。TEICのトラフ値は15μg/mLと十分であったが、糖尿病を基礎疾患としてもつ84歳の高齢者であったためか創傷の治癒が遅れ完治まで約8カ月を要した。

▶症例4　前十字靱帯再建術後創部感染

【症例】

16歳、男性。

【起炎菌】

Mechichillin-resistant *Staphylococcus epidermidis* (MRSE)；メチシリン耐性表皮ブドウ球菌。

【既往歴】

特記事項なし。

【現病歴】

バスケットボールの試合中、右膝関節を捻転し受傷。翌日、近医の整形外科を受診し、MR画像で右膝十字靱帯断裂と診断。当院に紹介され全身麻酔下に関節鏡視下右膝前十字靱帯(ACL)再建術を施行。手術時間は2時間55分、出血量は100g。麻酔導入後皮膚切開30分前にCEZ 1gを予防投与。術後経過は良好で第3病日よりリハビリテーションを開始。

【術後創部感染発症時身体所見】

身長178cm、体重68kg。上記ACL再建術後6日目、入院第7病日より右膝関節の腫脹と熱感が出現。その後頭痛、発熱、全身倦怠感を認めた。

【術後創部感染発症時検査】(異常値のみ)

末梢血液：WBC 7,900/μL、RBC 421万/μL、Hb 12.6g/dL、Ht 36.2%、CRP 6.0mg/d、赤血球沈降速度 82mm/時。

【入院後経過】(図6)

第2病日：全身麻酔下に関節鏡視下右ACL再建術を施行。

第5病日：膝蓋跳動が陽性であったため、関節穿刺を施行。血性排液45mL(培養陰性)。

第7～10病日：右膝関節の腫脹と熱感が出現。その後頭痛、発熱、全身倦怠感を認めた。

第11病日：関節穿刺を施行。血性の排液30mL(培養陰性)。

第14病日：関節穿刺を再施行。黄褐色の排液が20mLみられたため培養に供した。

第15病日：関節鏡下右膝関節滑膜切除術施行。術後同部の持続洗浄を開始。持続洗浄は1週間継続。**関節液のグラム染色でグラム陽性球菌の好中球による貪食像が**

多数認められた。主治医により**セファゾリン(CEZ)2g×3回(8時間ごと)1日6g**の初期投与開始。**膝関節液の組織診で高度の好中球浸潤とフィブリン析出を伴う壊死物質がみられ、右化膿性膝関節炎と診断。**

第17病日：起炎菌はMRSEと同定されたが、VCMやTEICのMIC値から、感染部位への組織移行性を考慮し、組織移行性を考慮し、組織移行性の良好なリネゾリド(LZD)を選択した。**リネゾリド(LZD)600mg×2回(12時間ごと)1日1,200mg**の投与開始。

第23病日：関節液と血液を採取しLZD血中濃度と関節液内移行率を測定。

第37病日：本人の強い希望により、LZD内服継続し、退院となる。

第42病日：LZD内服中止。その後経過良好で現在に至るまで感染の再燃を認めず。

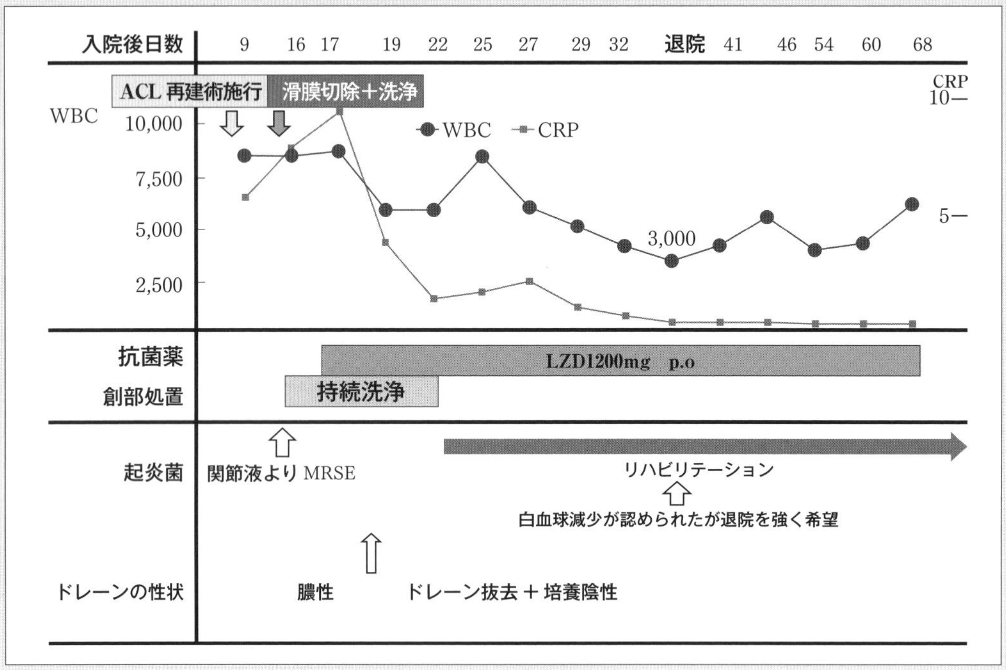

図6　症例4：経過表

【起炎菌に関するコメント】

Methichillin-resistant *Staphylococcus epidermidis*（MRSE）；メチシリン耐性表皮ブドウ球菌

院内で検出されるMRSEは**グリコペプチド系におけるMICが比較的高く**、組織移行性の悪い部位で感染症を発症するとグリコペプチド系抗菌薬での治療は困難である。本症例もVCMに対するMIC 2.0mg/L、TEICのMIC 6.0mg/Lと比較的高かったため、グリコペプチド系での治療は困難と判断しLZDを第一選択薬とした。

巻末のMethichillin-resistant *Staphylococcus epidermidis*（MRSE）；メチシリン耐性表皮ブドウ球菌の項を参照。

【ACL再建術後感染症に関するコメント】

当院ではACL再建の際、損傷した前十字靱帯の代わりに自己の腱屈筋腱と人工靱帯を組み合わせたものを新たに作成し内視鏡下に再建する。この新しい靱帯は生体にとって異物であり、もともとACLは血流に乏しい組織であることから、術後感染を発症すると難治化する。

【治療のまとめ】

LZDは組織移行に優れ、関節腔内、骨や皮膚軟部組織にも移行が良いため、整形外科領域の感染症には良い適応である（ただし保険適応なし）。

❶本症例はLZDを第一選択薬とし、**経口で600mg ×2回（12時間ごと）1日1,200mg**の投与を開始した。PK/PD理論では、**LZDの効果は1）Time above MIC（TAM）と2）Area Under the Concentration-time curve（AUC）/Minimum Inhibitory Concentration（MIC）で規定される**と考えられている。本症例の血中濃度を投与開始から12時間で6点測定したところ、トラフ値5.8mg/L、ピーク値16.8mg/L、AUC 0～12時125.4mg・時/L、蛋白結合率24.1％で、**TAM≧100％とAUC/MIC≧501.1（有効値は100以上）**とPK/PD理論上十分な投与量であるという知見を得た。また血中濃度と関節液濃度を比較したところ、**組織移行率は100％**と良好であった（図7）。

❷LZDの血漿中濃度は、静脈内および経口のいずれの投与経路でも同じであるため、経口摂取の不可能な重症患者では静脈内投与で開始し、症状の改善に伴い経口薬に変更することが可能である。

❸ACL感染は治癒すると関節液採取は困難で、感染治癒を判断することが難しいため、LZDの投与期間は6週間と期間を区切って長めに投与した。

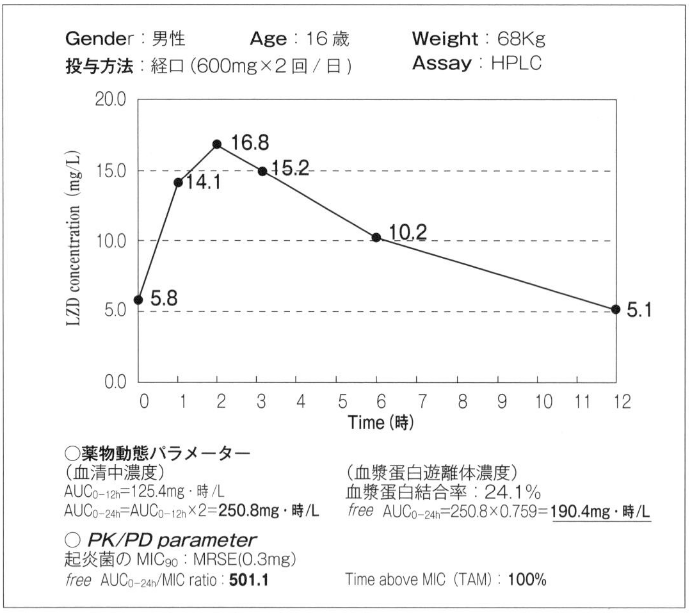

図7　症例4：LZD 600mg（12時間ごと）の血中濃度推移

起炎菌のMRSEのLZDに対するMICは0.38mg/Lであり、AUC≧100、TAM≧100%と十分な血中濃度を得られている。

▶症例5　化膿性脊椎炎

【症例】

45歳、女性。

【起炎菌】

MRSA。

【既往歴】

20歳時発症のアトピー性皮膚炎があり、ステロイド剤の外用・内服を継続していた。以前よりアトピー性皮膚炎増悪時に四肢や顔面などに蜂窩織炎を生じることがあった。

【現病歴】

当院受診3カ月前に発熱と全身倦怠感があり腰痛を自覚していた。この時近医の整形外科を受診したが腰椎単純X線写真上異常は指摘されなかった。内科医院を受診して間欠的に抗菌薬投与(詳細不明)を受けていたが軽快せず、当院整形外科を紹介され受診。初診時、左下肢L5支配領域に軽度の痛みとしびれを自覚していたが、膀胱直腸障害や明らかな筋

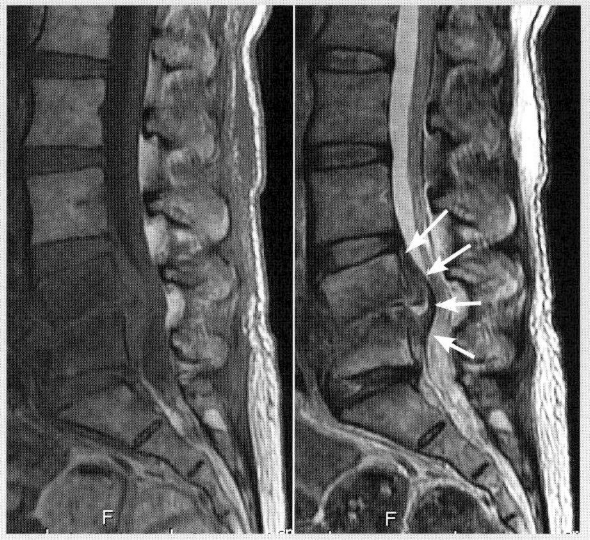

図8　症例5：初診時MR画像

T2強調画像でL4/5椎間板内に高輝度領域が散在し、後方には硬膜外膿瘍を認める。

力低下は認めなかった。腰椎単純X線写真でL4/5椎間板腔の狭小化を認めた。MR画像でT2強調画像でL4/5椎間板に高輝度領域と椎体後方に硬膜外膿瘍を認めたため（図8)、加療目的で緊急入院。

【入院時所見】

身長167cm、体重54kg。意識清明。発熱なし。強い腰痛を訴える。左下肢に経度の痛みとしびれを自覚。膀胱直腸障害や明らかな四肢の筋力低下は認めない。

【入院時検査】

末梢血液：WBC 9,500/μL、Plt 40.7万/μL、Fib 659.0mg/dL、CRP 4.0mg/dL、赤血球沈降速度98mm/時。

【入院後経過】（図9）

第1病日：ICDに相談があり血液培養を施行。静脈血よりMRSAが検出され、化膿性脊椎炎はMRSA菌血症に併発したものと診断。コルセットによる外固定と**バンコマイシン（VCM）1g×2回（12時間ごと）1日2g**を開始。

第8病日：VCMのトラフ値が5μg/mLと低く至適トラフ値（10～15μg/mL以上）に達しないため、**リネゾリド（LZD）静脈内投与600mg×2回（12時間ごと）1日1,200mg**の投与を開始。

第14病日：MR画像で椎体終板の破壊が進行。腰部皮膚の状態が不良で感染の危険を伴うこと、また腰椎動態撮影で著明な不安定性がないことから手術適応はないと

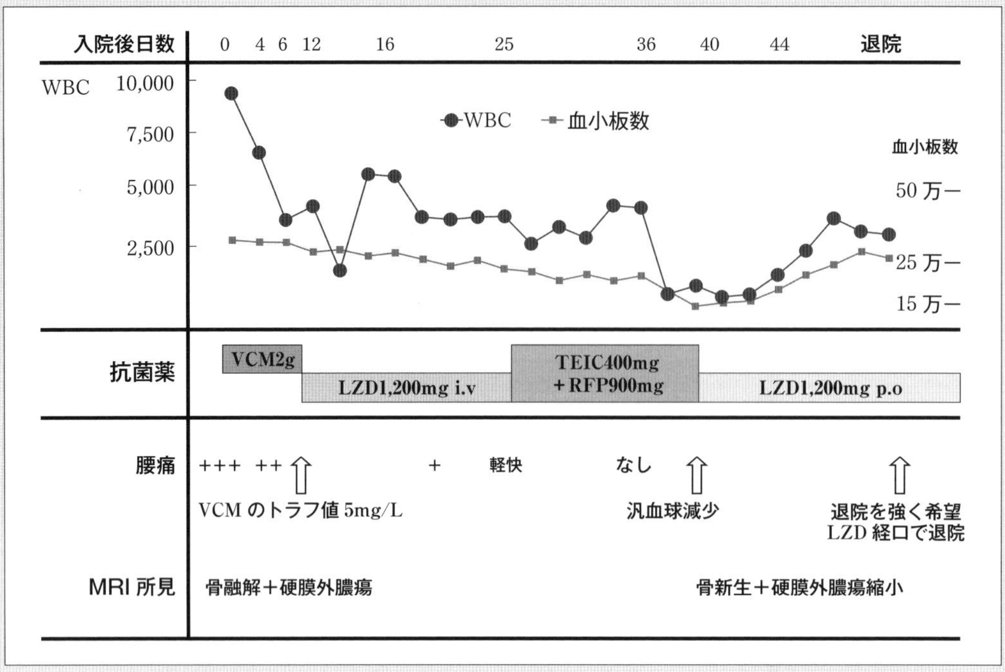

図9　症例5：化膿性脊椎炎

判断し、内科的加療で経過観察。

第22病日：LZDを2週間投与したのち**テイコプラニン(TEIC)とミノサイクリン(MINO) 200mg(経口分2)の併用に変更。TEICは400mg×2回(12時間ごと)1日800mgの初期負荷を2日間、その後400mg×1回(24時間ごと)1日400mg**の投与を行った。

第34病日：TEICが原因と考えられる白血球減少を認めたため、**LZD 1,200mg(経口分2)**の投与を開始。TEICの中止により白血球減少は7日間で軽快。

第51病日：LZD内服で退院。

第66病日：腰椎単純X線写真でL4/5前方に骨新生(図10)、MR画像のT2強調画像では硬膜外膿瘍の縮小が認められた(図11)。

第96病日：LZD中止。その後経過良好で現在までに再燃を認めない。

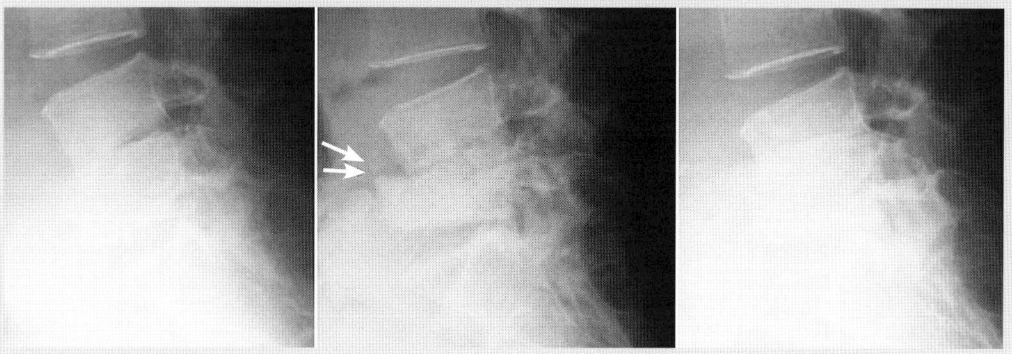

(a) 初診時
椎体終板の破壊と椎間板腔狭小化を認める。

(b) 2カ月後
椎体前方に骨新生。

(c) 9カ月後
L4、5椎体は炎症性に癒合が完成し塊椎を形成。

図10　症例5：初診時腰椎単純X線写真

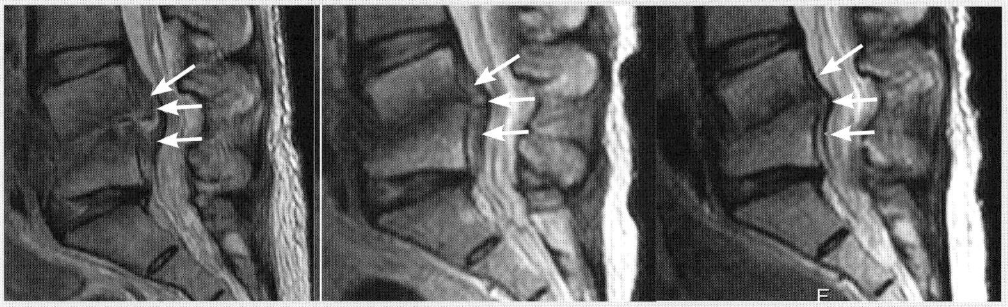

(a) 2週間後
L4～5の後方に硬膜外膿瘍を認め、椎体の輝度が上昇している。

(b) 2カ月
椎間板内の輝度変化は消失し硬膜外膿瘍は縮小化。

(c) 9カ月後
硬膜外膿瘍がほぼ消失(→)。椎体そのものの輝度変化もほぼ消失。

図11　症例5：経過中MR画像、T2強調

【化膿性脊椎炎に関するコメント】

❶化膿性脊椎炎の診断は困難で、強い腰痛を自覚し整形外科を受診するまで診断が遅れることが多い。本症例もかぜ様症状と腰痛を自覚してから約3カ月経過しており、化膿性脊椎炎は高度に進行していた。

❷化膿性脊椎炎は整形外科領域で最も治療の困難な感染症の一つである。**急性期では椎間板の高度な破壊、慢性期では骨破壊の進行と腐骨形成**がこの疾患の特徴である。**早期診断と早期治療により慢性化させない**ことが重要である。慢性化すると胸部では脊

髄損傷のリスクが高まり、腰部では寝たきり状態になるといった重大な後遺症を残し、日常生活に大きな支障を来す。

❸リスクファクターとして1)糖尿病(25%以上)、2)高齢、3)肺炎や尿路感染や皮膚感染など先行する感染、4)免疫不全などが挙げられる[6)]。

❹**起炎菌の半数以上はブドウ球菌**によるものである[6)]。

❺本症例は、25年来のアトピー性皮膚炎があり、皮膚への黄色ブドウ球菌(MRSA)の定着があり、皮膚炎の部位からMRSAが血中へ侵入し、血流を介して化膿性脊椎炎を発症したものと推測している。

【治療のまとめ】

〈本症例の治療のまとめ〉

❶本症例は**VCM 1g×2回(12時間ごと)1日2g**の最大量を開始したがトラフ値は5μg/mLにとどまり、**目標トラフ値である10〜15μg/mL**に上昇せず、画像所見でも骨破壊などの悪化を認めた。

❷そこで**LZD静脈内投与600mg×2回(12時間ごと)1日1,200mg**を開始した。

❸LZD投与開始14日目に血小板が40万から25万に減少したためLZDより**TEIC＋MINO**に変更した。

❹その後TEIC＋MINO投与開始14日目に白血球が2,000に減少したためLZDの経口に再度変更するなど抗菌薬をたびたび変更する結果となった。

❺LZDの経口投与へ変更したのちは順調に軽快し骨新生と硬膜外膿瘍の縮小が認められた。第50病日に退院し、外来通院で第96日に完治するまでLZDの経口を続けたが、白血球減少や血小板減少を生じることなく経過した。

〈LZDに関するコメント〉

❶**LZDの副作用である血小板減少は約10%程度みられ、投与期間が14日を超えると頻度が高くなるという特徴をもつ。**

❷最近の報告では**透析患者では腎機能の正常な患者に比べ血小板減少や貧血などの副作用が6倍多く発症**するとの報告があるため、腎機能の低下した症例では副作用には十分注意する必要がある[7)]。

❸LZDによる血小板減少は投与中止とともに2〜3日程度で回復することが知られており、可逆性である。本症例のLZD投与開始14日目の血小板減少は感染のために増加した血小板が感染症の治癒とともに正常化したと考えられる。当時LZDの投与に不慣れであったために副作用である血小板減少を不必要に危惧しLZDを慌てて中止してしまった。このような経験をふまえ、現在では**LZDの長期投与(14日以上)が必要**

な場合は血小板10万以下で中止することにしている。

▶おわりに

整形外科領域の感染症は抗菌薬の移行の悪い部位の感染が多く一般に難治性である。起炎菌を確実に同定し、起炎菌に対する組織移行の良い抗菌薬を選択する必要性がある。菌血症から化膿性股関節炎、化膿性膝関節炎や化膿性脊椎炎を発症することも多く抗菌薬投与開始前の血液培養や感染部位の検体(膿)の採取が必須である。また全身所見が消失しても局所所見や画像所見の改善をもって抗菌薬の中止を判断し、一般に抗菌薬は長期投与する必要がある。

謝辞：本稿を執筆するにあたって当院の整形外科　藤井敏之先生、陳宗雅先生、平田正純先生、柴谷匡彦先生、阪尾敬先生、酒井亮先生、赤井敬紀先生に多大なご協力を賜りましたことを心より感謝いたします。

参考文献

1) Margaretten ME, Kohlwes J, Moore D, et al. Does this adult patient have septic arthritis? JAMA 2007；297：1478–88.
2) Dubost JJ, Fis I, Denis P, et al. Polyarticular septic arthritis. Medicine (Baltimore) 1993；72：296-310.
3) OHL CA. Infectious arthritis of native joints. Chapter 98. In：Mandell GL, Benett JE, Dolin R, editors. Mandell, Douglas and Benett's principles and practice of infectious diseases, 6th ed. Philadelphia：Elsevier Churchill and Livingstone, 2005：1311–22.
4) Brause BD. Infections with prostheses in bones and joints. Chapter 100. In：Mandell GL, Benett JE, Dolin R, editors. Mandell, Douglas and Benett's principles and practice of infectious diseases, 6th ed. Philadelphia：Elsevier Churchill and Livingstone, 2005：1332–7.
5) Inman JN, Gallegos KV, Brause BD, et al. Clinical and microbial features of prosthetic joint infections. Am J Med 1984；77：47–53.
6) Berabari EF, Steckelberg JM, Osmon DR. Osteomyelitis. Chapter 99. In：Mandell GL, Benett JE, Dolin R, editors. Mandell, Douglas and Benett's principles and practice of infectious diseases, 6th ed. Philadelphia：Elsevier Churchill and Livingstone. 2005：1322–32.
7) Wu V, Wang Y, Wang C, et al. High frequency of linezolid-associated thrombocytopenia and anemia among patients with end-stage renal disease. Clin Infect Dis 2006；42：66–72.

（大阪府済生会吹田病院集中治療部　小林敦子、
大阪府済生会吹田病院整形外科　黒川正夫）

IV

その他

IV その他

[1] 抗菌薬の組織・臓器移行性

▶総　論

はじめに

感染臓器や組織では、細菌が十分な量にまで達すると組織に損傷を生じ、その結果、過剰な生態防御反応が起こることで、生態機能にまで影響を与えるようになる。治療に用いる抗菌薬は、その感染部位に移行することが可能であり、その部位で起炎菌を殺菌する、もしくはその増殖を阻止できる濃度に到達することでその臨床効果を得ることができる。特に免疫能が十分でない症例に投与すべき抗菌薬は、その組織・臓器に移行可能で、必要な時間その部位に留まり、かつその部位で抗菌活性を維持する必要がある。近年、薬物動態学/薬力学(pharmacokinetics/pharmacodynamics：PK/PD)理論の普及により、抗菌薬の特性に応じた効果的な投与法が実践されるようになってきてはいるが、ヒトにおける臓器・組織別の検討はまだ十分でない。さまざまな感染症治療のガイドラインにおいて、感染部位への移行性が良い抗菌薬の選択が推奨されているが、その組織・臓器移行性の根拠となる情報は、統一された方法で検討されているものばかりではなく、また健常者から採取された検討結果を使用している場合もあり、これらの評価が真の移行性を反映しているとは言い難い場合も考えられる。

本稿では、総論として、抗菌薬の組織・臓器移行性について、薬物動態学的な観点から抗菌薬の移行性やその抗菌活性に影響を与える因子について述べるとともに、組織移行性の評価にまつわる問題点についても触れる。

1. 臓器・組織移行におけるパラメータ

抗菌薬を投与する際には、患者背景や重症度を考慮した後、感染部位とその原因となる微生物が同定されたうえで、最も適した抗菌薬を選択する段階へ至る。加え臨床効果を高め副反応が起こりにくい選択をするための助けの一つとなるのが薬物動態の知識である。薬物動態には、吸収・分布・代謝・排泄の過程があり、投与経路選択には吸収が、臓器・組織移行性では分布が、投与量調節や排泄経路を考えるうえで代謝・排泄がそれぞれ関与する。

1) 吸収(投与経路)

一般に経口投与が可能な抗菌薬では、経静脈注射と比べると血中濃度は低くなる。しかしキノロン、メトロニダゾール、ボリコナゾール、リネゾリドなど一部の経口投与薬では、血中動態が経静脈投与とほとんど変わらない。薬物の腸管吸収は、食事や胃酸分泌、腸管運動または血流など患者個々の病態に影響を受ける。そのため確実な吸収を得る必要がある重症感染症の初期治療においては経静脈投与が望ましい。一方、バンコマシイン(分子量1485.71)やアムホテリシンB(分子量924.08)などの分子量の大きいものやポリミキシンBなど高分子化合物は、消化管からの吸収を受けず腸管内で高濃度のまま維持されるため消化管内での殺菌効果が期待できる。

2)血中濃度(血漿蛋白結合率)

血液内の薬物は血漿蛋白に結合したものと結合せずに遊離したものの2種類が存在し、この結合体と遊離体の割合は薬物に固有のもので血漿蛋白結合率と呼ばれる。**血漿蛋白結合**は可逆的であり、常に一定の割合で遊離体が存在する。薬物は遊離体のみが毛細血管の内皮細胞を透過し、細胞間液や組織内に移行することができる。抗菌活性を示すのはこの遊離体であるため、血漿蛋白結合率の低い薬物は高い薬物と比較すると、血漿中濃度が同じでも抗菌活性が高く組織への移行も良いと考えられている。しかし遊離体は代謝排泄の対象となるため、血漿蛋白結合率の低い薬物は一般に半減期が短い傾向となる。ただし血漿蛋白結合率が高くても、1回の投与で高い血中濃度が得られるのであれば十分な遊離体濃度が確保される。また半減期が長いことから1日の投与回数を減らすことが可能となり、患者負担を軽減することができる(例:セフトリアキソンは1日1回投与、ダルババンシン:臨床治験中の抗MRSA薬は、週に1回のみの投与でよい)。現在、治療的薬物モニタリング(therapeutic drug monitoring:TDM)が必要とされるバンコマイシンやテイコプラニンのグリコペプチド系、ハベカシンなどのアミノグリコシド系抗菌薬の血中濃度は、結合体と遊離体を合わせた血漿中濃度で報告されており、この数値を起炎菌のMIC値と直接比較することはできない。

3)分布

血液中の薬物は毛細血管を介して全身に広がり、臓器・組織に移行する。多くの抗菌薬における臓器・組織への移行は、濃度の高い所から低い所への移行、つまり受動拡散である。拡散のしやすさは分子量、脂溶性、解離定数により規定される。この分布は常に一定ではなく、腹水貯留、重症セプシス、重度の熱傷などでは、血液中よりもサードスペースへ薬物が移行するために分布容積が増大することが知られており、細胞間液への移行が多い薬物(β-ラクタム剤やアミノグリコシド系など)では、治療域の血漿中濃度を得るためには投与量を増やす必要がある。

分子量の小さい薬物は、一般に組織移行は良い。オキサゾリジノン系のリネゾリドは分子量337.35とグリコペプチド系抗菌薬のバンコマイシン(分子量1485.71)やテイコプラニン(分子量1564.25〜1893.68)に比べ優れた組織移行性を示す。アミノグリコシド系抗菌薬は親水性が高く、高度にイオン化されるために、能動的な取り込みがなければ細胞内に取り込まれない。そのため細胞間液までしか移行することができず、組織移行性は悪い。マクロライド系抗菌薬は、脂溶性が高く細胞内移行性が良いことに加え、細胞内での滞留性も高いことから、細胞内で血中濃度と同等またそれ以上の濃度が得られる。マクロファージなどの食細胞への移行も良好であり、取り込まれた抗菌薬が遊走した炎症部位で放出されるため、より感染巣での高い濃度維持が期待できる。そのため細胞内寄生菌であるレジオネラやクラミジアによる感染症の治療に有用である。

4）代謝

抗菌薬の多くは代謝を受けず未変化体のまま腎から排泄され、また脂溶性の高いものは肝臓で代謝（抱合）を受け水溶性となり腎から、あるいは胆汁中へと排泄される。肝臓の主要な薬物代謝酵素はチトクローム P450（Cytochrome P450：CYP）であり、代表的なものとしてアゾール系抗真菌剤の代謝酵素として知られている。アゾール系抗真菌薬はこのCYPで優先的に代謝されるため、他の薬剤の代謝を阻害し血中濃度を上昇させるため注意が必要である。そのためアゾール系抗真菌薬投与の前には、投与薬剤の相互作用チェックを行い、併用薬の減量など投与量調節が必要である。CYPは多くの薬物の主要代謝経路にあたり、その薬物相互作用をすべて暗記するのは困難である。特に抗真菌薬を投与する際には、電子カルテなどに組み込まれた電子媒体で相互作用用チェックを利用するか、薬剤師にチェックを依頼すべきと考える。

抗真菌薬以外では、MRSA感染症の治療にリファンピシン（RFP）がグリコペプチド系抗菌薬と併用されるケースもあるが、RFPにはCYP誘導作用があるため、併用されている薬剤の中には代謝が亢進され血中濃度が低下するものもある（**表1**）。そのためRFPを併用する際には、この相互作用に該当する薬剤が併用されていないか確認し、それら薬剤の臨床効果や検査値について留意する必要がある。

表1　リファンピシンの主な薬物相互作用

相互作用の重要性が高いもの	血中濃度が低下する薬剤
抗HIV薬	インジナビル、サキナビル、ネルフィナビル、アンプレナビル、ホスアンプレナビル、アタザナビル、デラビルジン
抗真菌薬	ボリコナゾール、イトラコナゾール、他
抗菌薬	クラリスロマイシン、リネゾリド
副腎皮質ステロイド薬	プレドニゾロン、他
免疫抑制剤	タクロリムス、シクロスポリン
経口抗凝固剤	ワルファリン
強心配糖体	ジゴキシン、ジギトキシン
抗不整脈薬	ジソピラミド
気管支拡張薬	テオフィリン

5）排泄

抗菌薬の排泄経路により、腎排泄型、肝排泄型とその両者の型に分けられる。通常、排泄経路にある臓器での抗菌薬の濃度は高値となる。そのため尿路感染症では腎排泄型の抗菌薬を、胆道感染症では肝排泄型の薬剤を選択すると効果的と言える。腎障害のある症例には肝排泄型の抗菌薬、肝障害のある症例には腎排泄型の抗菌薬が投与されることが多い。しかし腎障害を有する患者の尿路感染症を治療する際にも肝排泄の薬剤が投与されている症例を散見するが、これは尿路への移行を無視することでもあり留意いただきたい。

薬剤排泄経路の観点から、胆道感染症における抗菌薬選択について述べる。胆道感染症の主な起炎菌は腸内細菌と腸内嫌気性菌である。治療は外科的手法にて胆汁うっ滞の原因を取り除くこととドレナージが原則である。抗菌薬の選択は胆道への移行が良好であり、腸内細菌と腸内嫌気性菌にスペクトラムを有するものが必要である。ペニシリン系ではピペラシリン(PIPC)が、セフェム系ではセフトリアキソン(CTRX)やセフォペラゾン(CPZ)などが該当する。特に胆汁排泄型の抗菌薬であるCTRXやCPZの胆汁移行率は非常に高く血中薬物半減期も長いため、PK/PD理論からも望ましい選択といえる。また腸内細菌や嫌気性菌の多くはβ-ラクタマーゼ産生するため、β-ラクタマーゼ阻害剤であるスルバクタム(SBT)やタゾバクタム(TAZ)の合剤も選択肢となるが、これらβ-ラクタマーゼ阻害剤の排泄経路は主に腎排泄であり、胆道への移行は期待できないため必要性は乏しいと思われる。

2. 組織・臓器移行性と滞留性

新薬の説明会などで、「この新しい抗菌薬は組織移行性が優れており、組織中濃度は血中濃度の10倍にもなり、この部位での感染症にお勧めです！」などの情報提供を得る機会も多い。これらの情報は果たして真の組織移行を反映したものなのだろうか。この例として薬物Aと薬物Bの移行性を比較し説明する(図1)。薬物A､Bは､1時間点滴で投与され､いずれの薬物もトランスポーターなどによる能動的な組織への取り込みがないものとする。薬物Aは、血漿中濃度の上昇に伴い、すぐに組織中濃度も上昇している。しかし組織中濃度は血漿中濃度を超えることはない。投与後6時間目で評価すると、組織移行濃度は血漿中濃度の1割程度である。薬物Bは、血漿中濃度の上昇に伴い組織中濃度も上昇するが､組織中濃度は血漿中濃度が減少してもさほど低下せず、結果、血中濃度よりも組織中濃度の方が高くなる。投与後6時間値で評価すると、組織移行は血中濃度の10倍以上となる。この薬物AとBのいずれが組織移行の良い薬物といえるのか。濃度からみれば薬物Bの方が組織移行の高い薬剤に見受ける。しかし薬物動態的に組織移行性が優れているのは、薬物Aである。組織移行性が良い薬物とは、血中濃度とすみやかに平衡が得られるものを意味しており、組織中濃度が高いことは無関係である[1)]。血漿中濃度より組織中濃度が高いということは、その組織内で何らかの物質に結合し滞留する特性があることを示している。このように薬物動態学的には、組織移行性と滞留性は別々に考えるべきものである。

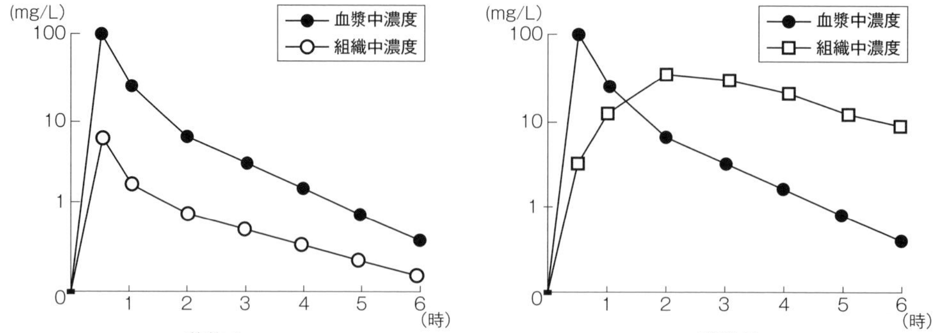

薬物A
血漿中濃度よりも組織中濃度の方が低濃度であるが，濃度の推移は血中濃度とパラレルである。

薬物B
血漿中濃度の上昇に遅れて組織中濃度が上昇するが，血漿中濃度よりも高値で推移する。

〔文献1)より引用、一部変更〕

図1　薬物Aと薬物Bの血中濃度と組織中濃度の比較

次に、採取ポイントの重要性について述べる。薬物Bの血漿中濃度のピーク（最も濃度が高いところ）時点で移行性を評価すると、組織中濃度は血漿中濃度の1割程度であるが、2時間目以降で採取すれば、血漿中濃度の5倍以上の移行を示す薬剤となる。このように1ポイントのみでの濃度比較は抗菌薬の移行性を評価するには不十分である。しかし現実には複数回の検体採取が不可能な部位も多く、経時的な濃度の推移を知ることは困難である。そのような場合には、1人あたりの検体採取数が少なくても、多くの症例を集めることで、その薬物のPKを解析できる母集団薬物動態解析（population pharmaco kinetics：PPK）を用いた結果を参考とすべきである[2)]。

3. 組織中濃度の測定の評価

薬剤の組織中濃度を測定する手法としては、通常、ホモジナイズ（採取した組織を洗浄した後、攪拌や超音波で破砕）した検体の液体部分を回収し測定された結果が用いられている。しかしこの方法では、正しい組織中濃度を測定できていない。組織は別々の分画（間質液、細胞、細胞内のさまざまな細胞小器官）よりなり、薬剤はそのすべてに分布しているわけではない。ホモジナイズは結果として組織全体を測定するため、その測定結果は感染部位における抗菌薬の濃度を正確に反映するものではない。**β-ラクタム剤やアミノグリコシドは細胞外液に分布**する。ホモジナイズすれば、細胞外液と内液を混合することで、濃度を希釈された結果、感染部位の濃度は過小評価されることになる。逆に細胞内に滞留するキノロン系やマクロライド系抗菌薬は、ホモジナイズで細胞外液の濃度が実際よりも高濃度で示される。このように**ホモジナイズで得られた結果は、臨床効果を反映させる指標としての利用価値は低い。**

組織移行性を間接的に測定する手法として、肺への抗菌薬移行性を評価するために、喀痰中濃度が用いられてきたが、喀痰は肺への移行を反映しているのであろうか？　喀痰は膿性の部分と唾液の部分よりなるが、唾液中の薬物濃度は膿性部分よりも低いことが分かっている。また気管支肺胞部分から直接採取されていないのであれば、その喀痰には唾液や気道分泌物の混入や水分の蒸発などが考えられるため、この検体を測定しても感染部位での情報を反映しているわけではない。このような理由で、喀痰中濃度での肺炎の臨床効果を予測することは困難であり、また他剤と移行性比較することも無理があるといえる。現在のところ、**肺への移行を評価するためには、肺上皮被覆液（epithelial lining fluids：ELF）を用いることが肺内の情報を反映する**と考えられている。皮膚・軟部組織や筋肉組織への移行性には、マイクロダイアリシス法で経時的に採取された皮下間質液が用いられる。このマイクロダイアリシス法では、半透膜を利用することで、血漿蛋白と結合した薬物は半透膜を通過できないことから、間質液中の遊離型薬物濃度を測定することが可能である。これを血漿中の遊離型薬物濃度と比較することで、より正確な移行性を求めることができる。このように、臓器・組織移行性検討の手法にはさまざまなものがあり、適切な検体、適切なポイントで採取されたのかを加味したうえで抗菌薬は比較評価されるべきと考える。

4.組織移行性とPK/PDパラメータ

PK/PDとは、薬物動態学と薬力学を併せて評価することで、その有効性や安全性を評価するものである。抗菌薬のPK/PDでは、PKが主に生体内での血液中抗菌薬の濃度の推移、PDが抗菌薬の活性(MIC)が用いられる。しかし組織での活性を評価できるのは血漿蛋白遊離体であるため、PK/PDにおける薬物動態解析も遊離体濃度を基準とすべきである[3)]。

抗菌薬の効果の指標となるPKパラメータには、AUC(血中濃度曲線下面積)、C_{max}(最高血中濃度)やC_{min}(最低血中濃度)があり、PDパラメータにはMICが利用される。PK/PDパラメータは、①Time above MIC(TAMもしくは%T>MIC):24時間のうち何時間MICを超えていたかの割合、②C_{max}/MIC:最高血中濃度をMICで序したもの、③AUC/MIC:血中濃度曲線下面積をMICで序したものが用いられる(**図2**)。抗菌薬には、細菌とMIC以上の濃度で接触した後であれば、濃度がMIC以下にあるいは消失しても細菌の増殖が抑制される効果を示すものがある。この効果をpost antibiotic effect (PAE)と呼び、投与間隔を決定する因子の一つである。PK/PDパラメータと抗菌薬の特徴に基づいた投与方法を示す(**表2**)。現在の臨床におけるPK/PDに基づいた抗菌薬の投与方法にはいくつかの問題がみられる。それは遊離体濃度ではなく血中濃度で論じられることで、組織移行が置き去りにされていることにある。たとえば「*β*-ラクタム系抗菌薬は、血中濃度が起炎菌のMICを必要時間上回っていれば有効」なのではなく「**組織中における起炎菌周囲での抗菌薬濃度がMICを必要時間上回っていること**」が必要である。髄膜炎の治療における抗菌薬大量療法はこの典型例であり、1回投与量を増やすことで高いピーク濃度を得て受動拡散による抗菌薬浸透を増やし、移行性の悪い髄液中の抗菌薬濃度を高めるのが目的である。このような場合、*β*-ラクタム剤の1日投与量を小刻みに分割することは、本来の目的から逸脱することになる。

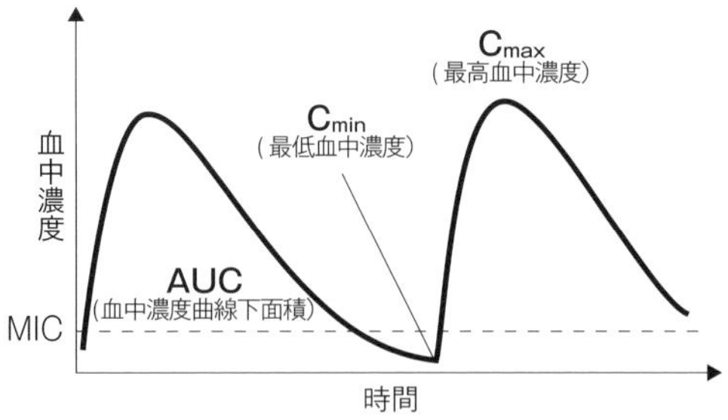

図2 連続投与時連続投与時の薬物動態パラメータ

AUC:Area under the concentration-time curve、C max:Maxmum plasma concentration、C min:Minimum plasma concentration、MIC:Minimum inhibitory concentration。

表2　PK/PDパラメータと抗菌薬

PK/PDパラメータ	抗菌作用	抗菌薬	投与例
AUC/MIC C max/MIC	濃度依存的殺菌作用と長いPAE	アミノグリコシド系、キノロン系、キャンディン系、ポリエン系、ケトライド系	1日1回投与
Time above MIC (TAM)	時間依存的殺菌作用と短いPAE	β-ラクタム系、フルシトシン	分割投与、持続点滴
AUC/MIC	時間依存的殺菌作用と長いPAE	マクロライド系、アジスロマイシン、クリンダマイシン、バンコマイシン、テトラサイクリン、リネゾリド	1日総投与量の増量

5.CLSIブレイクポイントと投与量

本邦での汎用されている薬剤感受性検査におけるブレイクポイントは、米国Clinical and Laboratory Standards Institute（CLSI）が規定した基準で判定されている。しかしCLSIの判定基準は、臨床効果を保障するものではなく、治療上問題となる薬剤耐性をもつかどうかを判定するものである。つまり、“S：Susceptible”と表記されている薬剤を投与しても、必ず患者が良くなるわけではなく、感受性結果を基に臨床状況に応じた抗菌薬の選択と用量を設定する必要がある。米国と本邦では、同じ抗菌薬であっても、その用法用量設定が異なるものも多い。たとえばアミノグリコシド系抗菌薬であるアミカシン（AMK）の米国成人での点滴静脈注射時における用法用量は、1日7.5mg/kgを12時間ごと（体重60kgであれば1回450mg、1日投与量で900mg）とされている。本邦では、成人において、100～200mgを1日2回投与（1日投与量で最大400mg）するとされており、米国との投与量の差は2倍以上の開きがある。アミノグリコシド系抗菌薬は濃度依存的な殺菌作用を示し、AMKの有効ピーク値は、28mg/L以上に達した症例での有効性が報告されており[6]、本邦の用量設定では多くの患者でこの濃度域まで到達できないことが予想される。

またセフェム系抗菌薬であるセフェピム（CFPM）の本邦での用法用量は、「(1)一般感染症：通常成人には、症状により1日1～2gを2回に分割し、静脈内注射又は点滴静注する。なお、難治性又は重症感染症には、症状に応じて1日量を4gまで増量し分割投与する。(2)発熱性好中球減少症：通常成人には、1日4gを2回に分割し、静脈内注射又は点滴静注する。」とされている。一方、米国のpackage insertには、感染の部位や菌種によりそれぞれ異なる用法用量設定や治療期間の目安が併記されている（**表3**）。このように米国の用量設定は本邦とは異なるものが多く、重症感染症であるほど用量の差が広がることになり、添付文書の標準用量に適宜増減の範囲で増量を行っても十分な効果が得られない場合も考えられる。

表3　セフェピムの推奨される用法用量（血中クレアチニンクリアランス＞60mL/分の場合）

Site and Type of Infection	Dose	Frequency	Duration (日)
Adults			
Moderate to Severe Pneumounia due to S. pneumoniae* *P. aeruginosa, K. pneumoniae, or Enterobacter* species	1～2g IV	q12h	10
Empiric therapy for febrile neutropenic patients(See **INDICATIONS AND USAGE** and **CLINCAL STUDIES**.)	2g IV	q8h	7**
Mild to Moderate Uncomplicated or Complicated Urinery Tract Infections, includint pyelonephritis, due to *E. coli, K. pneumoniae, or P. mirabilis**	0.5～1g IV/IM***	q12h	7～10
Severe Uncomplicated or Complicated Urinary Tract Infections, including pyelonephritis, due to *E. coli or K.pneumoniae**	2g IV	q12h	10
Moderate to Severe Uncomplicated Skin and Skin Structure Infections due to *S. aureus or S. pyogenes*	2g IV	q12h	10
Complicated Intra-abdominal Infections (used in combination with metronidazole) caused by *E. coli*, viridans group streptococci, *P. aeruginosa, K. pneumoniae, Enterobacter* species, or *B. fragilis* (See **CLINICAL STUDIES**.)	2g IV	q12h	7～10
Pediatric Patients (2 months up to 16 years) The maximum dose for pediatric patients should not exceed the recommended adult douit dose. The usual recommended dosage in pediatric patients up to 40 kg in weight for uncomplicated and complicated urinary tract infections (including pyelonephritis), uncomplicated skin and skin and skin structure infections,and pneumonia is 50 mg/kg/dose, administere q12h (50 mg/kg/dose, q8h for febrile neutropenic patients), for durations as given above.			

* including cases associated with concurrent bacteremia.

** or until resolution of neutropenia. In patients whose fever resolves but who remain neutropenic for more than 7 days, the need for continued antimicrobial therapy should be re-evaluated frequently.

*** IM route of administration is indicated only for mild to moderate, uncomplicated or complicated UTIs due to *E. coli*, when the IM route is considered to be a more appropriate route of drug administration.

6. 抗菌薬の一般的な臓器移行性

抗菌薬の一般的な臓器移行性について示す（**表4**）。抗菌薬の移行性を特に重視した選択をすべき臓器・組織は限られており、中枢神経系、前立腺、眼内や膿瘍などである。

表4　抗菌薬の組織・臓器移行性の特徴

臓器・組織	移行しやすい	移行しにくい
髄液	セフェム系の一部 キノロン系 ST合剤 マクロライド系 テトラサイクリン系 リネゾリド リファンピシン ボリコナゾール アムホテリシンB脂質製剤 フルシトシン	β-ラクタム系 アミノグリコシド系 クリンダマイシン
肺	マクロライド系 キノロン系 テトラサイクリン系 アミノグリコシド系 リネゾリド リファンピシン	バンコマイシン
肝胆道系	セフェム系（セフトリアキソン、セフォペラゾン） キノロン系 マイロライド系 テトラサイクリン系 クリンダマイシン リファンピシン	β-ラクタム系 アミノグリコシド系
腎尿路系	β-ラクタム系 アミノグリコシド系 キノロン系 フルコナゾール	マクロライド系 テトラサイクリン系 クリンダマイシン モキシフロキサシン
前立腺	キノロン系 セフェム系（セフトリアキソン） ST合剤 ドキシサイクリン	
食細胞内	マクロライド系 キノロン系 テトラサイクリン系 クリンダマイシン	β-ラクタム系 アミノグリコシド系

7. 膿瘍への抗菌薬移行[7)]

膿瘍は線維化した外壁と、白血球の内相と、壊死片の中心部分より形成され、膿瘍の被包化により透過性は低下する。また死滅した細胞や細菌、代謝産物酸化還元電位が低下するため、アミノグリコシド系やマクロライド系の抗菌活性は阻害される。さらに膿瘍内部は嫌気状態であるため、細菌の能動的取り込みが減少し、嫌気性菌以外の細菌に対しても抗菌活性は落ちる。膿瘍内にβ-ラクタマーゼ産生菌が存在すれば、ペニシリン系抗菌薬は不活化され無効となる。膿瘍治療に有効な特性をもつ抗菌薬の条件としては、被包化した外膜を透過するために、分子量が小さい、血漿蛋白結合率が低い、膿瘍内で活性を保つために酸性の嫌気性下でも抗菌活性を示すことが求められる。いったん膿瘍内に取り込まれた抗菌薬は、膿瘍液中の蛋白と結合することで滞留し膿瘍内に留まる。そのため膿瘍内での半減期が延長されることとなり、時間依存的な殺菌作用を示す抗菌薬にとっては好都合となる。

膿瘍治療に効果のあった抗菌薬として、単剤療法で**メトロニダゾール、セフェム系(CTRX、CTX)、リネゾリド(LZD)、カルバペネム系(MEPM、IPM/CS)、クリンダマイシン(CLDM)、モキシフロキサシン(MOFX)、β-ラクタマーゼ配合ペニシリン系(SBT/ABPC、TAZ/PIPC)が、併用療法では、メトロニダゾールにペニシリン(PC)+クロラムフェニコール(CP)、CTRX、CTXを加えたものや、ペニシリン(PC)+アミノグリコシド系(GM)、IPM/CS+ST合剤などの組み合わせ**が報告されている。これらの多くが膿瘍治療薬として有用な特性があり、膿瘍のある臓器の特徴を加味したうえで、単剤もしくは併用による治療となる。

今回、抗菌薬の組織・臓器移行性の特性を示した典型例として、脳膿瘍と術後縦隔洞炎の症例を呈示する。なお呈示症例の治療は、海外のガイドラインなどで学術的に妥当な処方例であり、その適応微生物や用法用量については、本邦の保険適応とは限らないことに留意いただきたい。

▶症例1　脳膿瘍の症例

【症例】

6歳、女児。

【診断】

術後脳膿瘍。

【起炎菌】

Streptococcus intermedius；*Streptococcus milleri* Group＋β-ラクタマーゼ産生嫌気性菌関与の疑い。

【既往歴】

無脾症。生後1カ月、総肺静脈還流異常症(TAPVR)修復術。

【現病歴】

突然の左共同偏視あり呼びかけにも反応せず、救急搬送で入院。

【入院時所見】

体重19kg、体温38℃台、Sp_{O_2} 50～60%(O_2投与)。

【入院時検査】(異常値のみ)

末梢血液：WBC 9,900/μL、RBC 8.42/μL、HGB 16.6g/dL、HCT 57.5%、MCV 68.3fL、MCH 19.7pg、MCHC 28.9g/dL、RDW 27.8%、LDH 344U/L、TP 8.5g/dL、CRP 4.2mg/dL。

【入院後経過】

第1病日：アンピシリン(ABPC)1g×3回(8時間ごと)1日3g投与開始。

第2病日：強直性の痙攣あり。頭部CTで右前頭葉にmassを認め、脳膿瘍を疑われABPC 1.5g×3回(8時間ごと)1日4.5gへ増量。

第7病日：頭部MRIで脳膿瘍(病巣は6cm×3cm)と診断(前回入院時の頭部MRIでは異常認めず)。

第9病日：ABPCに加え、セフォタキシム(CTX)1.2g×3回(8時間ごと)1日3.6g投与開始。

第12病日：穿頭ドレナージを施行。膿瘍穿刺液培養で、*Streptococcus intermedius*検出。感受性検査ではPCG、ABPC、CTRX、MEPM、LVFXなどに感性ありABPC＋CTX継続。

第14病日：治療継続されるがCRP 10.8mg/dLへ上昇認めたため、メトロニダゾール500mg分3追加される。

第21病日：WBC 2,900/μL、Neut 31.2%と減少傾向続いたため、抗菌薬の副反応の可能性を考慮されCTXとメトロニダゾールは中止。ABPC単剤治療へ。

第22病日：発熱持続。メロペネム(MEPM)650mg×3回(8時間ごと)1日1,950mg追加。

第23病日：頭部MRI：病巣部は縮小し膿はほぼ消失。ABPC＋MEPM継続へ。

第37病日：第33病日よる発熱なし。頭部MRI：病巣部はやや病巣部拡大。ABPC＋MEPMからペニシリンG(PCG)75万U×6回(4時間ごと)＋CTX 1.2g×3回(8時間ごと)1日3.6gへ変更。

第42病日：第40病日より37℃台の発熱続く。WBC 4,900/μL、CRP 4.7mg/dLと上昇認めたため、PCG＋CTXからABPC＋MEPMへ再度変更。

第43病日：CRP 8.4mg/dLとさらに上昇。ICTコンサルトでメトロニダゾール投与を推奨。抗菌薬をABPC 900mg×6回(4時間ごと)＋メトロニダゾール 500mg分3へ変更。

第64病日：頭部MRI：病巣部縮小を確認(1.5cm×1.5cm)。抗菌薬継続。

第80病日：頭部MRI：病巣部縮小を確認(1.3cm×1.0cm)。抗菌薬継続。

第134病日：その後、頭部MRIでさらなる病巣部縮小を確認した。ABPC点滴静注をスルバクタム/アンピシリン(SBT/ABPC)540mg分3経口投与へ変更した。

第152病日：頭部MRI：病巣部さらに縮小(7mm)。
第187病日：頭部MRI：病巣部さらに縮小傾向を確認した。抗菌薬はSBT/ABPC＋メトロニダゾールを同投与量で継続した。外来フォローとなる。

【治療に関するコメント】

❶抗菌薬の脳内への移行は、血液脳関門により制限される。血液と脳の間のバリアはクモ膜の脳毛細血管上皮にあり、血液と髄液の間のバリアは脈絡叢上皮に存在する。どちらも細胞間隔は密接に結合し、物質の透過を制限している。そのため抗菌薬は、主に濃度勾配による受動拡散によって移行する。これらの移行は、炎症の存在で透過性は増し、炎症の改善により減少する。そのため状況の改善によって減量など行わず、十分量で最後まで投与する必要がある。

❷今回、原因微生物として、*Streptococcus intermedius*が検出され、感受性結果よりカルバペネム系抗菌薬と3世代セフェム系抗菌薬が併用されたが、臨床症状の改善は得られなかった。

❸メトロニダゾール追加によりいったん脳膿瘍のサイズは縮小するが中止後には増大し、再度のメトロニダゾール投与で縮小した。通常、*S. intermedius*に対してメトロニダゾールは臨床的に無効とされている。またPCGに対する効果も乏しかったことから、*S. intermedius*以外のβ-ラクタマーゼ産生嫌気性菌の関与が疑われる。

【メトロニダゾールについて】

❶メトロニダゾールは、分子量が171.15の低分子であり、血漿蛋白結合率も10%程度と低い。そのため組織内に分布しやすく、細菌内への受動拡散で移行したメトロニダゾールは、ニトロ還元酵素系の反応によって還元を受け、ニトロソ化合物となることでフリーラジカルを産生し、DNAに障害を与えることで殺菌効果を示す。

❷メトロニダゾールは嫌気性菌に対して顕著な活性を有するが、好気性菌には効果が乏しい。嫌気性菌に対しては濃度依存的な殺菌効果を示し、PAEは3時間程度といわれる。薬物動態は、服用後2時間で最高血中濃度に達し半減期は約8時間である。経口投与時においても静注と同様のAUCが期待でき、組織移行性も優れており、すべての臓器、組織、体液へ分布し、血液脳関門の透過も良好である。代謝は肝代謝でグルクロン酸抱合にて胆汁中に排泄される[8]。

❸本邦ではメトロニダゾールの静注が使用できないため、経口のみの投与となる。経口

投与でもバイオアベイラビリティは高く、消化管内からほぼ100%吸収されるため、腸管からの吸収に問題がなければ、重症感染症においても使用可能である。本邦ではトリコモナス症とヘリコバクターピロリ菌の除菌のみの適応であり、嫌気性菌治療に関する用法用量設定はない。米国では、成人用量で、500mg × 1日4回、小児では、7.5mg/kg × 6時間ごとの投与となっている。

▶症例2　MRSA縦隔洞炎

【症例】

10カ月、女児。

【診断】

術後縦隔洞炎。

【起炎菌】

Methicillin-resistant *Staphylococcus aureus* (MRSA)

【現病歴】

心室中隔欠損閉鎖術目的で入院。術後の経過は良好であった。

【術後感染症発症時身体所見】

身長66.5cm、体重6.5kg。

術後9日目に発熱38.6℃あり、その後39℃台へ上昇。心エコーで心内にvegetationを認めず。胸部単純X線写真で肺炎像を認めず。腸管ガス認めるもイレウス所見を認めず。セフジニル(CFDN)内服4日間で解熱。

【術後感染症発症時検査】(異常値のみ)

末梢血液：WBC 46,500/μL、Neut 82.2%、PLT 44.7万/μL、LDH 399U/L、ALP 478U/L、K 3.4mmol/L、Cl 88mmol/L、CRP 21.6mg/dL。

【入院後経過】

第1病日：CFDN終了2日後に再度発熱。正中創の一部開創でdischargeあり。洗浄でアイテル多量。血液培養、膿培養でグラム陽性球菌(GPC)検出。PCR (polymerase chain reaction) 法でpenicillin-binding protein 2' (PBP2') 陽性でMRSAと判明。創部洗浄とドレナージに加え、初日、テイコプラニン(TEIC) 50mg × 2回をローディングとして12時間ごと、以降維持量として50mg × 1回(1日50mg)の投与開始。

第3病日：TEIC血中濃度：トラフ値19.3 mg/L（院内推奨トラフ値15～20 mg/L）。

第4病日：発熱なし。WBC 9,800/μL、Neut 52.9％、CRP 14.7 mg/dLと改善傾向。

第8病日：創部より排膿認めるが、洗浄でクリア。

第13病日：検査値および創部改善認めるが、夜間に37℃台の発熱あり。CTでドレーン先端と少し離れた創部側にいまだ溜まりあり（被包化した膿瘍の可能性）。ドレナージ、洗浄、TEIC継続投与となる。

第19病日：創部排膿なく改善傾向であったが、38℃台の発熱あり、血液培養採取。

第22病日：提出した血培よりMRSA検出。TEICトラフ値で16.5 mg/Lと推奨濃度内で推移していたが治癒に至らず。組織移行を考慮してリネゾリド（LZD）60 mg×3回（8時間ごと）点滴静注で開始。

第25病日：解熱傾向。CTで胸部周囲に明らかなfocusなし。他部位にも明らかな炎症のfocusを認めず。LZD血中濃度測定により体内動態確認：ピーク値（C_{max}）15.6 mg/L、トラフ値（C_{min}）3.5 mg/L、クリアランス（CL）3.28 mL/分/kg、分布容積（Vd）0.73 L/kg、$AUC_{0\text{-}24h}$ 207.6 mg・h/L。LZD感受性：MIC_{90} 0.5 mg/L。

第38病日：第30病日より発熱なし。創部排膿認めず。LZD静注から経口へ同用量でスイッチ。

第40病日：血培、創部検体から最後にMRSA陽性となった日より連続3回陰性を確認。

第45病日：LZD投与終了。退院。

▶症例3　再燃を繰り返した縦隔洞炎の症例

【症例】

2歳、男児。

【診断】

術後縦隔洞炎。

【起炎菌】

MRSA。

【現病歴】

9カ月前、心室中隔欠損閉鎖術施行。術後の経過は良好であった。

【術後感染症発症時身体所見】

体重9.0 kg。

退院後著変なく経過していた。外来受診時に発熱を認め、血培検体採取後、いったん帰宅。血培よりGPCが検出され緊急入院。

【術後感染症発症時検査】（異常値のみ）

末梢血液：WBC 10,100/μL、Neut 78.8％、LDH 373U/L、AST 97U/L、ALT 52U/L、ALP 747U/L、CRP 7.36mg/dL。

【入院後経過】

第1病日：CTで縦隔洞炎と診断。創部ドレナージに加え、経験的治療として、スルバクタム/アンピシリン（SBT/ABPC）400mg×3回（8時間ごと）1日1,200mg投与開始。

第3病日：血培からのGPCがMRSAと判明。SBT/ABPCからTEIC 90mg×2回をローディングとして12時間ごと、以降維持量として90mg×1回 1日90mgへ変更。

第5病日：TEIC血中濃度：トラフ値で25.7mg/Lと高値であったが容態改善乏しく、血液培養採取後、TEICにスルファメトキサゾール・トリメトプリム（ST）1g分2が追加された。

第7病日：血液培養より再度MRSA検出したため、ICTコンサルト。TEIC無効と判断し、LZD 100mg×3回（8時間ごと）1日300mg点滴静注へ変更。

第11病日：LZD血中濃度測定により体内動態確認：ピーク値（C_{max}）22.7mg/L、トラフ値（C_{min}）4.1mg/L、$AUC_{0\text{–}24h}$ 361.2mg・h/L。MRSA感受性 MIC_{90} 0.5mg/L。

第15病日：発熱なし。創部排膿なく状態は改善傾向であったため、LZD静注から経口へ同用量でスイッチ。

第33病日：ガリウムシンチで縦隔異常集積消失確認。退院。

第40病日　発熱（38.7℃）を認め再入院。LZD 300mg分3で再開。

第42病日：解熱。入院時採取の血培よりMRSA検出。縦隔洞炎再燃に対してLZDにST 1g分2追加。ST開始7日目にクロストリジウム・ディフィシル腸炎を認めSTからメトロニダゾール100mg分2へ変更。

第84病日：LZDによる治療は6週間で終了。終了後も感染兆候なく退院。

第118病日：発熱38.7℃認め再再入院。LZD 300mg分3で再開。開始翌日より解熱。

第123病日：ガリウムシンチで、これまでと同様の部位に淡い集積亢進があり縦隔洞炎再再燃と診断。LZD血中濃度トラフ値 0.1mg/L以下であったため450mg分3へ増量。LZDによる治療は8週間で終了。以降、再燃なく経過。

【治療に関するコメント】

❶呈示症例は、TEIC血中濃度トラフ値が推奨濃度で維持できていても持続的な菌血症を生じたため、組織移行性の高いLZDへ変更となった。本邦においてLZDの小児適応はなく、用法用量も規定されていないため、保護者へのインフォームドコンセントおよび同意を得ての投与となった。LZDの小児薬物動態は、クリアランスが高く成人と比べて半減期が短くなることが知られており、米国での11歳以下の小児に対する用法用量は、複雑性皮膚・軟部組織感染症で10mg/kgを8時間ごとに静注または経口投与と規定されている。

❷この症例の治療時点には、いまだ日本人に対する薬物動態の検討は報告されておらず、また小児に対しては症例報告もなかったことから、血中濃度を測定し安全性を確認しながらの投与となった。症例の体内動態パラメータは、米国でのザイボックス® package insertに記載されている小児の動態と大きな違いは認めなかった。またLZDのPK/PDは、%TAMが100%、AUC/MIC比が100以上と報告[10]を参考に投与量調整の目安とした。

❸今回、MRSA縦隔洞炎に対してLZDの有効性を認めたが、治療により炎症が改善することで、逆に抗菌薬の組織移行が妨げられる場合もあり、治癒を得るためには長期投与を余儀なくさせられることもある。

【リネゾリドについて】

❶リネゾリドはオキサゾリジノン系の合成抗菌薬で、細菌リボソームと結合し翻訳過程の70S開始複合体の形成を妨げ、蛋白合成を阻害することで、グラム陽性球菌やグラム陽性桿菌に感性を示す。本邦での適応は、バンコマイシン耐性腸球菌（VRE）とMRSA感染症のみである。比較的新しく上場された抗菌薬であるが、すでにLZD耐性MRSAが報告されている[9]。リネゾリドの薬力学的特性は、ブドウ球菌と腸球菌に対して静菌的に働く。分子量は337.35と小さく、血漿蛋白結合率も31%と低い。

❷臓器・組織への移行も良好であり、特に抗MRSA薬であるグリコペプチド系抗菌薬の移行が悪い肺や髄液にも高い移行率を示す。

❸また経口、静注の剤形があり、バイオアベイラビリティもほぼ100%であることから、静注から経口へ同投与量でのスイッチ療法が可能となる。代謝は酸化によるとされ、腎機能・肝機能に左右されないため、用量の調整は不要とされる。

❹重大な副作用として血球減少があり、特に血小板減少は、臨床試験のデータ（添付文書）よりも市販後調査では頻度が高いことが報告されており、週1回以上の検査が必要である。

▶おわりに

組織移行性の優れた抗菌薬は、患者予後の改善や感染症治療期間の短縮などの期待がもたれるが、その特性の恩恵をこうむることができるのは、起炎菌に対してスペクトラムを有し、かつ治療開始のタイミングを逸せず十分な投与量で必要な期間治療されることが必要条件である。感染巣内での薬物動態は測定手法が限られていることもあり、臨床データはまだ不十分である。組織移行性のデータに加え、臨床成績のアウトカムを重視した抗菌薬の選択が重要と考える。

参考文献

1) 加藤基浩．はじめての薬物速度論．東京：南山堂，2008：87-99.
2) 高田寛治．薬物動態学．東京：薬事時報社，1993：265-7.
3) Livermore DM, Mushtaq S, Warner M. Selectivity of ertapenem for *Pseudomonas aeruginosa* mutants cross-resistant to other carbapenems. J Antimicrob Chemother 2005；55：306-11.
4) Craig WA. Pharmacokinetics/Pharmacodynamics parameters: rationale for antibacterial dosing of mice and men. Clin Infect Dis 1998；26：1-10.
5) Andes D. Antifungal pharmacokinetics and pharmacodynamics: understanding the implications for antifungal drug resistance. Drug Resist Updat 2004；7：185-94.
6) Moore RD, Smith CR, Lietman PS. Association of aminoglycoside plasma levels with therapeutic outcome in gram-negative pneumonia. Am J Med 1984；77：657-62.
7) Wanger C, Sauerman R, Joukhadar C. Principles of antibiotic penetoration into abscess fluid. Pharmacology 2006；78：1-10.
8) Freeman CD, Klutman NE, Lamp KC. Metronidazole. A therapeutic review and up date. Drugs 1997； 54：679-708.
9) 二木芳人，小司久志，吉田耕一，ほか．リネゾリド耐性MRSAの臨床分離とその背景因子．日本化学療法学会雑誌 2008；56(suppl)A：192.
10) Craig RR, Forrest A, Meagher AK, et al. Clinical pharmacodynamics of linezolid in seriously Ⅲ patients treated in a compassionate use programme. Clin Pharmacokinet 2003；42：1411-23.

（京都府立医科大学附属病院薬剤部　小阪直史）

Ⅳその他

2 手術部位感染症の予防 ―SSIサーベイランスを中心に―

▶はじめに

19世紀後半から近代外科は大きく進歩した。無菌的手術法の確立である。さらに20世紀に入り抗菌薬が開発され、外科医は術後の感染を克服するかのように思われた。しかし現実は手術手技の向上に伴う対象疾患の拡大、耐性菌の出現、移植手術の出現により術後の感染症はゼロにはならず、逆により複雑なものと変化した。さらに、医療関連感染の観点から、尿路感染、カテーテル留置に伴う血流感染、人工呼吸器関連肺炎と同等に手術部位感染（SSI）も重大な問題としてとりあげられるようになった。手術部位感染の定義、予防、サーベイランスについて概説する。

▶手術部位感染とは？

1. SSIの定義

手術部位感染は創感染だけではなく手術により操作された部位すべてが対象となる。1999年に出されたCDCのガイドライン[1)]に定義されており、この定義にのっとって診断する。日本語訳されたもの[2)]を基に解説する。手術部位感染は深さにより3つに分類され(図1)、深さごとに定義されている。この定義は非常に重要であるので以下に全文を記載する。

表層切開創SSI：感染が手術後30日以内に起こる。

さらに　感染が切開創の皮膚と皮下組織のみである。

さらに　患者は次の少なくとも1つにあてはまる。

a．表層切開創から膿性排液がある。

b．表層切開創から無菌的に採取した液体または組織から病原体が分離される。

c．以下の感染の徴候や症状が少なくとも1つある：疼痛、圧痛、局所性腫脹、発赤、熱感。さら表層切開創が手術医によって意図的に開放され、培養陽性あるいは培養されなかった場合。培養陰性の場合はこの基準を満たさない。

d．手術医または主治医による表層切開創SSIの診断

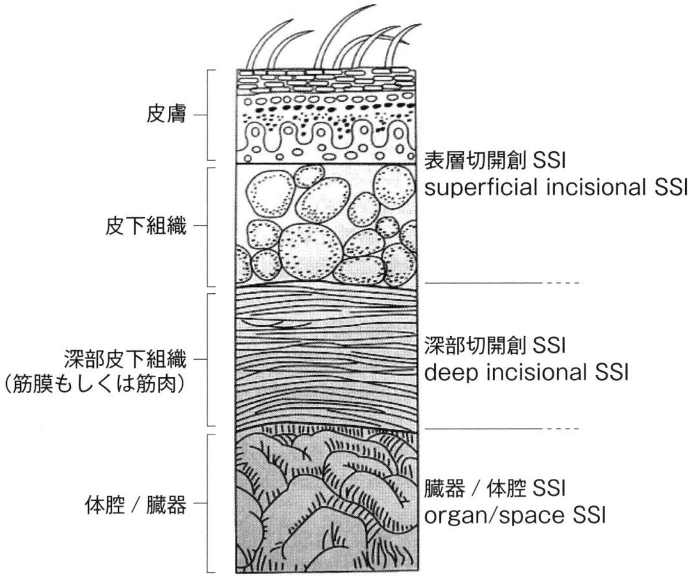

図1　SSIの種類

〈注意点〉

- 刺入部膿瘍（縫合糸の刺入部に限局した微小な炎症と浸出）を感染に含めない。
- 限局した刺創の感染をSSIとして報告しないこと。深さによって、皮膚または軟部組織の感染と報告する。
- 新生児の環状切除部位の感染はCIRCと報告する。新生児の環状切除はNNIS手術手技ではない。
- 熱傷の感染はBURNと報告する。
- 切開創の感染が筋膜や筋層に広がるならば、深部切開創SSIと報告する。
- 表層と深部の両方に及ぶ切開創の感染は、深部切開創SSIに分類する。

深部切開創SSI：埋入物（手術で永久的に置かれる非ヒト由来の埋入可能な異物、人工弁、非ヒト血管グラフト、人工心臓、人工関節など）を置いていない場合は術後30日以内に、埋入物を置いた場合は術後1年以内に感染が発生し、感染が手術手技に関連していると思われる。

さらに　感染が深部の軟部組織（筋膜と筋層）に及んでいる。

さらに　以下の少なくとも1つにあてはまる。

a．手術部位の臓器 / 体腔部分からではなく、深部切開部から排膿がある。

b．深部切開創が自然に「哆開」あるいは手術医によって意図的に開放された場合で、かつ、切開部の培養が陽性かあるいは培養されておらず、以下の感染の徴候や症状が少なくとも1つ以上ある：発熱（＞38℃）限局した疼痛、限局した圧痛。培養陰性の場合はこの基準を満たさない。

c．深部切開創に及ぶ膿瘍または他の感染の証拠が、直接的検索、再手術中、組織病理学的、放射線学的検査によって発見される。

d．手術医あるいは主治医による深部切開創SSIの診断。

〈注意点〉

- 表層と深部の両方に及ぶ切開創の感染は、深部切開創SSIに分類する。

臓器/体腔SSI：手術手技中に開放されあるいは操作された、皮膚切開創・筋膜・筋層を除く身体のどの部位にも及ぶ。

埋入物を置いていない場合は術後30日以内に、埋入物を置いた場合は術後1年以内に感染が発生し、感染が手術手技に関連していると思われる。

さらに　感染は手術手技中に開放されあるいは操作された身体のいずれの部位に及ぶ。皮膚切開創、筋膜または筋層を除く。

さらに　患者は次の少なくとも1つにあてはまる。

a．刺創を通じて臓器/体腔に留置されているドレーンから膿性排液がある。

b．臓器/体腔から無菌的に採取した液体または組織検体からの病原菌が分離される。

c．臓器/体腔に及ぶ膿瘍または他の感染の証拠が、直接的検索、再手術中、組織病理学的、放射線学的検査によって発見される。

d．手術医あるいは主治医による臓器/体腔SSIの診断。

〈注意点〉

- 時々、臓器/体腔の感染が切開創を通して排膿されることがある。このような感染は、一般に再手術を必要とせず、切開創の合併症と考えられる。したがってこれを深部切開創SSIに分類する。

2. SSIの診断に困るもの

❶**表層切開創SSIで問題になりやすいのは脂肪壊死**である。これは皮下組織を斜めに切開した結果、脂肪組織が壊死に陥った外科医の手技による問題と考えられるがSSIとの鑑別が難しいことがある。培養の結果陽性であればSSI、陰性であれば脂肪壊死とすべきかと思われる[3)]。30日間観察できない創の場合SSIの判定が困難である。

❷**術後出血で再手術した場合、24時間以内であれば最初の手術の手術時間に止血術の手術時間を足してひとつの手術として判定する。**ただし感染が原因で再手術した場合には30日観察されなくともSSIと判定しなくてはならない。これらは後に述べるサーベイランスの際に重要で注意が必要である。

3. SSIの原因

SSIはその要因により内因性のものと外因性のものに分けられる。

内因性感染とは手術を受けた患者自身がすでに口腔・気道・消化管内に保有していた病原体に

よる感染である。SSIの多くはこの内因性であると考えられる。

外因性感染とは手術室の空調や手術器具の汚染、医療従事者の清潔操作の破綻などにより患者の体外から侵入した病原体による感染である。SSIよりも尿路感染やカテーテル関連血流感染の原因になりやすいが、ドレーンの留置日数が長い日本においては無視できない要因である[4)]。

▶SSIの予防

SSIは治療よりも予防が重要である。その対策は術前から行うもの、術中に行うもの、術後に行うものがある。

1. 術前

❶**術前入院日数が長いもの、手術となる部位以外に感染があるものはSSIが多くなる**ことが指摘されている[5)~7)]。できるだけ術前日数を短縮させること、手術となる部位以外に感染があるものは先に感染症の治療を行うことが重要である。

❷**ステロイドの使用は免疫抑制のためSSIの増加につながる**可能性があるが、術前のステロイド減量がSSI予防になるということは証明されていない[8)]ので、予定手術前にステロイドを減量する必要はない。

❸**糖尿病患者に術後感染が多い**ことはよく知られている事実である。原因は糖尿病による長期的代謝障害、微小循環障害に起因するもの、周術期の高血糖に起因するものなどが考えられている。術前に血糖コントロールを十分行っておくことはもちろんのこと、周術期の血糖コントロールも重要である[9)]。

❹**喫煙が術後の肺合併症とよく関係していることは知られているが、SSIについても重要なリスクファクターとなっている**。術前の禁煙によりSSIが有意に減少することがしられており[10)]、期間は4週間が必要とされている[11)]。

❺**MRSAを含むブドウ球菌の鼻腔保菌がSSIのリスクファクターになる事が指摘されている**[12)]。ムピロシンによる術前鼻腔除菌の有効性が期待されたがルーチンの使用ではSSIを減少させることはなかった[13)]。しかし鼻腔保菌者に対しては有意にSSIを含む術後感染症を減少させたことから、ハイリスク症例の保菌者に対する除菌は有用である可能性がある。

❻**手術前には消毒薬を用いたシャワー浴を行い皮膚の細菌数を減少させておく**ことがCDCガイドラインで勧められている。クロルヘキシジンを用いたシャワー浴により皮膚のコロニーを1/9に減少させることが判明している。著者の経験でもクロルヘキシジンを用いたシャワー浴の導入により胆嚢摘出術後のSSIが減少した。しかしヨーロッパで行われたRCTではSSIに差を認めなかったことから、有用性を明確にしたエビデンスは今のところ示されていない。

❼**カミソリを用いた剃毛はSSIを増加させることが明らか**であり行ってはいけない。必要がある場合に限りクリッパーを用い、できる限り手術の直前に行う[14)]。

2. 術中

❶**予防的抗菌薬の投与**は当該手術において予防的に投与した場合のSSIの頻度が投与しない場合のSSIに比べて明らかに低下する場合に用いられるべきである。投与のタイミングは術前2時間前から手術直前までに投与された場合のSSIが最も低率で、手術開始後3時間以上遅れて投与した場合には高いSSI率となってしまう[15)]。予防的抗菌薬として最も多くの術式で推奨されるセファゾリンは3時間で追加投与する必要がある。

❷**手術中の体温管理**は重要である。低体温では血管が収縮し、局所の血流が減少して組織が低酸素状態となり、好中球の酸化的殺菌作用が低下することによりSSIが起こりやすくなると推察されている。保温のSSIに対する効果は科学的に証明されている[16)]。

❸**結紮縫合に用いる縫合糸**は日本では伝統的に絹糸を多く用いられてきたが、SSIを起こすのに必要な細菌数は組織1gあたり10^5個であるが[17)]、絹糸の存在下では10^2でSSIが起こるとされている[18)]。米国では1970年後半すでに創閉鎖における糸の選択について、絹糸のほうが吸収糸より創感染や縫合糸膿瘍が有意に高率であると報告されている[19) 20)]。腹壁縫合において吸収糸の有用性を報告するメタアナリシスがいくつか存在する[21)～23)]。

3. 術後

❶**術後の創処置(術後の創の消毒)は一次縫合創においては不要**である。重要なことは創の観察であり、術後48時間を超えて創を清潔に保持する目的でのガーゼやドレッシングは不要と考えられる。術後48時間を超えればガーゼおよびドレッシングを取り除き、シャワー等を許可し、創の観察を密に行うことでSSIを早期に発見することが患者にも医療従事者にもメリットが大きいと思われる。

❷**開放式ドレーンは外因性感染の原因となる**。できるだけ閉鎖式ドレーンを使用すべきであり[24)]、またドレーンは不要となればすぐに抜くことが重要である。

❸多くのRCTにより**術後の予防的抗菌薬はSSI予防効果が得られていない**。わが国ではいまだ慣習的に術後3～4日の投与がなされているのが現状である。本邦での臨床試験が待たれるところである。

▶SSIサーベイランス

SSIサーベイランスを行うことではじめて正確なSSI発生率を認識できる。チーム医療として対策を講じることが可能となり結果としてSSIが低減する。SSIサーベイランスを行うとSSIが減少することはいくつもの事例で示されており確立している。

1. サーベイランスの対象決定

SSIサーベイランスを始めるにあたり、まず**対象の手術手技**を決める。手術手技はNNISマニュアルに定義されているが、その施設で多く行われている手術手技を選ぶことが勧められる。なぜなら症例数が少ないとデータの蓄積に時間を要し介入した効果を確認するにも時間を要するからである。消化器外科手術はどの施設でも症例数が多く、比較的SSIの頻度も高いためSSIサーベイランスの対象としては好適である。また心臓血管外科と整形外科についてはSSIの発生は比較的少ないがSSIを起こすと致死的であるため、サーベイランスの価値は高いと思われる。対象科のなかでサポートをしてくれる医師がいることもサーベイランスを円滑に進めるのに重要なので、対象を決める時には考慮すべきである。**サーベイランス開始当初はできるだけ対象を少なく絞って行う**ことがポイントとなる。サーベイランスのシステムがある程度完成すれば、徐々に対象手術を増やしていくことも可能になる。

2. サーベイランスの実施期間

サーベイランスを行う期間はサーベインランスを始める前に設定しておく。サーベイランスの期間についてはサーベイランスの対象により適切な長さを設定する必要がある。SSIを低減させていくには数年を要することもある。**フィードバックのタイミングは最初に設定しておく。**実施期間としては、有益な情報を得ることができる十分な症例数を集める期間を設定することが重要である。期間が長いと症例数は多くなるが介入するのが遅れ、逆に期間が短いと症例数が少なくなり、データ解析結果の信頼性が低下する。**過去の手術実績を考慮して予定される症例数から期間設定を行う**ことが現実的である。

具体的な期間の例としては、感染率が10～20%と考えられる消化器外科手術では50～100例を収集する期間がサーベイランスの期間として十分と思われる。感染率が数%の心臓血管外科や整形外科では150～200例ほどの集計を要する期間が必要と思われる。

3. 収集する項目と収集方法

❶サーベイランスの項目

日本環境感染学会の学会事業としてJapanese healthcare associated infections surveillance (JHAIS：ジェイハイスと発音)委員会が行っているシステムではJHAIS項目として分母項目17(手術日、患者ID、年齢、性、手術手技コード、手術時間、ASA、創分類、全麻、緊急、外傷、埋入物、内視鏡、合併手術、人工肛門、日帰り、SSIの有無)、分子項目11(診断日、深さ、部位、時期、検体、病原体、転帰(血流感染、死亡)、皮下膿瘍、縫合不全、遺残膿瘍)の28項目をサーベイランス項目としている。各施設で必要と考えられる項目を追加してみてもよく、例としては抗菌薬の種類や投与日数、ドレーンの挿入日数、術後創部の管理方法等が候補として挙げられる。ただし項目を多くするとサーベイランスの作業量が増加することに注意が必要である。

❷データの収集法としてはワークシートを用いると円滑になる。

市立豊中病院でのSSIサーベイランスの流れを例として示す。手術室の外回りナースは対象症例に対しワークシートをカルテに挟み必要事項を記入する（図2）。この時必ず創分類を術者に確認する

❸創分類については特に消化器外科で多い質問は以下の通りである。

1．**マイルズ術などストーマを作った場合は、準清潔手術ではなく汚染手術とするのですか？**
マイルズ術は準清潔手術である。ストーマ作成も準清潔である。

ID card

SSI サーベイランス・ワークシート（外科）改訂版

ope 室記入項目	記入担当看護師（　　　　　　）
手術日	200　．．
病名	
手術術式	
合併手術	yes / no
人工肛門	yes / no
術者	
全麻	yes / no
緊急	yes / no
絹糸の使用　（腹腔内）	yes / no

手術時間	時間　　分　；　T時間　以上　/　以下	→0/1
創分類	I（清潔）/ II（準清潔）/ III（汚染）/ IV（不潔・感染）	→0/1
ASA	1・2・3・4・5	→0/1
RISK INDEX	T時間以上・創分類 III 以上・ASA 3以上で1ポイント → total　M・0・1・2・3	

SSI　　有　・　無

主治医確認日　200　．．
主治医サイン（　　　　　　）

主治医記入欄	
発生日	200　．．
診断時期	A（入院中）・P（退院後）・R（再入院）
SSI 定義分類	1．表層切開部位　2．深部切開部位　3．臓器・体腔部位
感染部位	
検体提出	有　・　無
原因	1．皮下膿瘍　2．縫合不全　3．遺残膿瘍　4．膵液漏 5．胆汁漏　6．逆向性感染　7．その他
起因菌	

転帰1（2次的血流感染）	yes / no
転帰2（死亡）	yes / no
転帰3（感染と死亡の関連）	yes / no

図2

2．**胃空腸吻合など上部消化管の手術で、内溶液が少し漏出した場合、すべて汚染手術とするのですか？**

消化液が多量に漏れた場合を汚染手術にすると定義されている。判断に迷う症例があると思われるが、少し漏出した手術は準清潔手術でよいと思われる。

3．**虫垂切除術では炎症の程度により創分類を分けるべきですか？**

カタル性虫垂炎の場合は準清潔、蜂窩織炎性虫垂炎では汚染創、穿孔性あるいは壊死性虫垂炎では感染創とあらかじめ決めておくと混乱が生じない。

❹**ワークシートにはICUおよび病棟で担当看護婦が必要事項を記入**する。

SSIが発生した場合には担当医が必要事項(感染発生日、深さ、起炎菌など)を記入する。記載済のワークシートは病棟リンクナースが内容を確認する。ICDは月1回ワークシートを回収して、データをコンピュータ入力したうえで分析を行う。このような分業を行うことで、特定メンバーの負担を軽減するだけでなく、多くの人たちが関わり活動に広がりが生まれる。

4. データ活用方法

対象症例数が多い施設ではワークシートの発行や、データ入力など煩雑な仕事が増えるため、入力の作業をできるだけ省略することが重要になる。

具体例を挙げると、市立堺病院でのSSIサーベイランスでは、麻酔科のデータベースを利用する事で省力化を行った。市立豊中病院ではオーダリングシステムから対象手術のオーダー情報を自動的に拾い上げて、入力の担当者へ配布することで入力量を減らしている。このような方法を用いれば症例のID、手術日、手術術式、年齢、性別、手術時間などの基本的な情報は入力せずにSSIに関連する項目のみを入力すれば良いようになる。

5. 対象部署の理解と協力の獲得

❶サーベイランスを開始する前にまず関係する部署で啓蒙活動をする必要がある。

❷啓蒙すべきスタッフは手術室の看護師、病棟の看護師、外来の看護師、ICUの看護師、麻酔科医、外科医が挙げられ、それぞれを対象として研修を行う。手術室の看護師に対しては、手術の清潔度はもちろんのこと、執刀時の抗菌薬の投与や、3時間を越える手術での追加投与について、また創分類やASAスコアについて詳しい説明が必要と考えられる。

❸病棟、外来、ICUの看護師に対しては、SSIの判定についての理解が必須となる。麻酔科医、外科医にはサーベイランスの必要性と協力を要請することが重要となり、ASAについても情報提供をお願いすることになる。研修資料としてはSSIの定義(前述)、ASAスコアの定義(**表1**)、創分類の定義(**表2**)、ワークシートなどを準備する。

❹研修で最も重要なのは**サーベイランスが円滑に行えるように職員に周知**することである。サーベイランスを行うと関係する部署では業務が増加するので、感染を減らすという目的を職員に十分理解してもらえないと協力が得られない。関係部署のスタッフ全員がSSIサーベイランスに対する目的意識を共有することこそが最も重要である。

表1　ASAスコア

ASA 1	標準的な健康な患者
ASA 2	軽い全身疾患の患者
ASA 3	重篤な全身疾患があるが、活動不能ではない患者
ASA 4	日常生活を営めない、常に生命を脅かされている全身疾患の患者
ASA 5	手術の有無にかかわらず、24時間生きることが予測できない瀕死の患者
ASA 6	脳死状態の患者

表2　創分類

清潔創	まったく炎症のない非汚染創のことである。呼吸器、消化器、生殖器、感染していない尿路は含まれない。さらに清潔創は本来閉じられており、必要に応じて閉鎖式ドレナージによる排液が行われている。もし、この基準を満たすようであれば、非穿通創の結果生じる手術による切開創はこのカテゴリーに含まれる。
準清潔創	呼吸器、消化器、生殖器、尿路がモニター下にあって、通常は起こらないような汚染がない手術創のことである。特に胆道、虫垂、膣、口腔の手術など、感染の形式や術式に大きな間違いのない場合が含まれる。
汚染創	開放創、浅傷、偶発的な創傷を含む。さらに、滅菌消毒技術に大きな過失があった手術（例えば、開胸心マッサージ）、あるいは消化管からの大量の排液、急性の非化膿炎症の生じた切開創などがこのカテゴリーに含まれる。
感染創	壊死組織の残存する陳旧性外傷、臨床的感染、あるいは消化管穿孔を伴う創などで、このような定義は術後感染を引き起こす病原体が術前よりすでに手術領域に存在していたことを示唆する。

6. データ収集しケース判定を行う

❶データ収集を始めるにあたり、**サーベイランスを開始する時期を設定**して各部署に周知してもらう。サーベイランスの開始後はワークシートの記入や分担がうまく行えているかどうか確認が必要である。

❷当初計画していた方法が常にうまく行く方法であるとは限らないので**システムは随時変更**しなければならない。手術室で対象手術に漏れなくワークシートが発行されているかどうか、病棟での記入が漏れなくなされているかどうかをチェックして常に監視する。

❸SSIの観察期間が終われば**ワークシートを回収し、遅滞なくデータを入力する**。症例数により収集の間隔は変わるが一般的には2週間あるいは1カ月に1回は回収と入力をすることになる。サーベイランスを行っている期間は常に症例が蓄積されていくので定期的に入力作業を行う。

❹データ入力時に記入漏れが判明することが多く見受けられる。記入漏れがあると入力ができないので、再度カルテで確認する作業が必要となる。できるだけ**記入漏れが生じないようなシステムにする**必要がある。SSIの有無の記入が漏れているという根本的なミスをなくすため、市立豊中病院では退院時に主治医にSSIの有無を必ず確認し、主治医のサインもしてもらうようにルールを決めて対応している。

❺術後在院日数の短縮から退院時にはSSIがなくても退院後にSSIが発生することもある。腹腔鏡下胆嚢摘出術などでは2、3日で退院するのでSSIは外来で発見されるのが常であることか

ら**外来でのサーベイランスも重要**となる。市立豊中病院では外科外来にサーベイランスチェックシートを置き、SSIが発見された場合には患者IDと発見日、培養の有無を記入してもらうようにしている。

❻SSIの判定はナースが主に判定しても構わない。ただし時に判定の困難な症例があって、ICTが判定に加わらなければならない場合もある。

7. 感染率の算出とベンチマーキングを行う

サーベイランスの集計がある一定の期間経過すれば、感染率を計算する。感染率の計算は、(特定の期間に行われた手術で感染者数)÷(特定の期間行われた手術数)で算出する。手術手技コード別に算出してはじめて比較が可能になる。

手術手技コードはもともと米国で作成されたもので、日本の手術との乖離が指摘されている。そこでJHAISでは食道手術(ESOP)を新たに作成し大腸手術(COLO)を結腸手術(COLN)と直腸手術(REC)に分けている。今後は日本で多い胃の手術と肝胆膵手術が分類される可能性がある。いずれにしてもSSIは手術術式により大きく異なるので同一の手術で比較しなければいけない。

8. ベースラインを明らかにする

サーベイランスの開始後、初めて結果が得られた時は、**NNIS (http://www.cdc.gov/ncidod/hip/NNIS/2004NNISreport.pdf) あるいはJHAIS[29]のデータを参照して比較する。**感染率がNNISやJHAISより高いからといってすぐに感染対策が不足しているということではなく、逆に低いからといって感染対策が十分とはいい切れず、施設間の患者の重症度や治療法の差に起因することが多いため、データを分析する際には注意を要する。そのような対象の違いを補正し比較するために、リスクの大小によってグループ分け(層化)して、それぞれのグループごとに感染率を比較する。すなわち**標準化感染比(standardized infection ratio：SIR)**を算出すれば全体との比較が可能となる。手術部位感染に影響のある3つのリスクインデックス(75パーセンタイルを超える手術時間、ASA分類が3以上、創分類が汚染手術または感染手術)でカテゴリー分類したうえで、カテゴリーごとに予測される感染数を全国集計の感染率から算出し、これで実際に発生した感染数を割ればSIRとなる。つまりSIRが1であれば全国集計と同じで、1より多いと感染が多いとことになる。

たとえば、ある施設で胃の手術のSSIが50例中5例10%から45例中8例17.8%に増えたとする。この場合SSIがとても増加していると判断してアウトブレイクと考えるべきなのだろうか？　確かに78%もSSIが増加している。しかしFisherの直接法を用いて(サンプル数が多い場合はχ^2検定)検定するとp値は0.39と統計学的には有意な差はないことになる。このような検定は外科医にデータを伝える際にとても重要となる。

9. プロセスサーベイランスを通して対策を評価する

❶**原因の追及**；SSIがJHAISと比較して明らかに多い、あるいはサーベイランスの経過で明らか

な増加があれば、その原因を究明しなければならない。原因はいろいろな因子が関係している可能性があり、原因を特定できないことが多い。また個々の病院や診療科によっても原因は異なると思われる。

❷**ガイドラインの順守**；CDCの手術部位感染予防のガイドライン[1)]通りにしているかどうかをチェックすることは最初のステップとなる。

❸**共通点を探す**；次のステップとしてSSIを起こした患者群の共通点を探す。感染の深さや感染の時期、病棟、執刀医、ケアに関わった職員、処置や使用した器具などで共通していることをチェックする。共通点の中にSSIの原因が隠れている可能性がある。

a．原因を見つける方法の一つとして、関係する職員に考えられる原因をインタビューすることも重要である。「**毎日の医療行為の中で、何が感染に関わっていると感じますか？**」という極めて素朴な疑問を投げかけ、一つ一つの医療行為を想い起こしながら、考えてもらう。

b．SSIは手術中の汚染を原因とすることが多いので、**手術中の感染対策を見直す**ことは重要である。手術術野皮膚の消毒ではポピドンヨードが使用されることが多くあるが、塗布してから乾燥するまで2分程待つことは案外守られていない。

c．**予防的抗菌薬**が執刀よりも前に投与されているかどうかや3時間を越える手術で追加投与がなされているかどうか、などを確認する。

d．できるだけ吸収糸を用いること、ドレーンは閉鎖式にし、しかも手術創とは別のルートで挿入すること等、**CDCのガイドラインで示されている対策**[3)]は外科医とよく相談したうえで導入を考えることが大切である。

e．手術室に入り実際の手術を見学させてもらうためには、外科医及び手術室ナースと十分なコミュニケーションがとれていることが条件となるが、この条件をクリアしていれば、**視察は高い効果が得られる**可能性がある。

❹**SSIが少ない場合には不必要な対策を廃止する**ということもある。

手術室入室時のスリッパ履き替えや手術時手洗いの滅菌水使用を廃止し、感染対策の余計なコストを減らすことは病院経営の助けになり、そこで余剰となった予算を必要な感染対策に用いることが可能になる。

術後の創処置の簡略化や予防的抗菌薬の投与日数短縮は看護師の業務を減らすので業務改善にもつながる。

❺**改善策の周知徹底が済めば再度サーベイランスを行い、改善策の効果を確認する。**

SSI発生率を調べる、データを解析しフィードバックする、再びSSIを調べる、この繰り返しによりSSIを減らすことがサーベイランスそのものである。決してSSIのデータを調べて全国平均と比較するだけで終わってはいけない。

10. フィードバック

サーベイランスにおいてフィードバックは最も大切な過程であるが実際には軽視されているこ

とが多い。関西地区での多施設共同SSIサーベイランスの参加施設に対しフィードバックに関するアンケート調査結果を示す。外科部長、若手外科医、病棟師長、手術室師長に対して面談によるアンケートを行ったところ、95.5%がSSIサーベイランスの施行を知っていると回答したが、SSIの発生頻度を知っているという回答は52.3%と半数にとどまった。この結果から十分なフィードバックが行われていない現状が明らかとなった。

❶**サーベイランスデータの分析が完了したならばできるだけ早くフィードバックすべき**である。フィードバックする際には、いつ改善策を導入するかまで示しておくことも重要で、対策の開始が病棟ごとに違ったりすると次回の分析時に改善策が効いたのかどうか判定に困ることになる。

❷**フィードバックの対象**としては外科医、手術室、病棟およびICUのナースにフィードバックすることはもちろんのこと、他の部門の職員にも情報を提供する方がよいと思われる。SSIに関わる項目の多くはすべての手術や手技に共通していることが多く、得られた改善策は他の部門でも適用することができるからである。

❸**外科医にはカンファレンスなどを利用して直接、結果を伝える。**SSIの感染対策をうまく進めるには外科医の協力が不可欠で、外科医に対するフィードバックの際に、互いに感想を出し合う中で有効な対策が生まれることも多いので活用すべきである。データをフィードバックする際には、感情的な反発を生じさせないように十分な配慮をする必要がある。感情のもつれからサーベイランスが継続できなくなるような事態に陥らないよう、冷静にかつ繊細に結果を提示することが肝要である。

❹**フィードバックの期間は最低でも半年に1回は行うべき**である。症例数が多い施設では1、2カ月に1回のペースでもよい。市立豊中病院の消化器外科では1カ月に1回のペースでデータを外科医、手術室、病棟にフィードバックをしている。手術室や病棟は詰所会などを利用して結果を伝えれば良い。また他の職員にはICTニュースなどを利用して、SSIの現状を伝える。

❺**フィードバックを通して手術に関わる職員全員に常にSSI予防を意識して業務を行ってもらうよう刺激する**ということがサーベイランスを機能させるために重要である。つまり**常時SSIをモニターして「みていますよ」というメッセージを伝えておくことが見張り効果を高め、結果としてSSIの低減につながる。**

▶おわりに

SSIの定義、予防、サーベイランスについて概説した。SSIサーベイランスを行い、サーベイランスを通してSSI予防に重要なこととあまり重要でないことを関連職員に明確に情報提供することがICTの責務であると思われる。

参考文献

1) Alica JM, et al. Guideline for prevention of surgical site infection, 1999. Inf Cont Hosp Epidermiol 1999；20：247–78.
2) 森兼啓太，今井栄子，訳．小林寛伊，廣瀬千也子，監訳．サーベイランスのためのCDCガイドライン—NNISマニュアル2004年版より—，改訂3版．大阪：メディカ出版，2005.
3) 横山　隆，檜山英三．脂肪壊死とSSIの鑑別．日本外科感染症学会雑誌　2005；2：27–9.
4) 清水潤三，北田昌之，島野高志．ドレーンの逆行性感染．日本外科感染症学会雑誌　2005；2：19–21.
5) Nagachinta T, Stephens M, Reitz B, Polk BF. Risk factors for surgical-wound infection following cardiac surgery. J Infect Dis 1987；156：967–73.
6) Edwards LD. The epidemiology of 2056 remote site infections and 1966 surgical wound infections occurring in 1865 patients： a four year study of 40923 operations at Rush–Presbyterian–St. Luke's Hospital, Chicago. Ann Surg 1976；184：758–66.
7) Tran TS, Jamulitrat S, Chongsuvivatwong V, Geater A. Risk factor for postcesarean surgical site infection. Obstet Gynecol 2000；95：367–71.
8) Ziv Y, Church JM, Fazio VW, et al. Effect of systemic steroids on ileal pouch ? anal anastomosis in patients with ulcerative colitis. Dis Colon Rectum 1996；39：504–8.
9) Lathan R, Lancaster AD, Covington JF, et al. The association of diabetes and glucose control with surgical site infections among cardiothoracic surgery patients. Inf Cont Hosp Epidermiol 2001；22：607–12.
10) Moller AM, Villebro N, Pedersen T, et al. Effect of preoperative smoking intervention on postoperative complications：a randomised clinical trial. Lancet 2002；359：114–7.
11) Sorensen LT, Karlsmark T, Gottrup F. Abstinence from smoking reduces incisional wound infection：a randomized controlled tria. Ann Surg 2003；238：1–5.
12) Kluytmans JA, Mouton JW, Ijzerman EP, et al. Nasal carriage of Staphylococcus aureus as a major risk factor for wound infections after cardiac surgery. J Infect Dis 1995；171：216–9.
13) Perl TM, Cullen JJ, Wenzel RP, et al. Intranasal mupirocin to prevent postoperative Staphylococcus aureus infections. N Engl J Med 2002；346：1871–7.
14) Alexander JW, Fischer JE, Boyajian M, et al. The influence of hair-removal methods on wound infections. Arch Surg 1983；118：347–52.
15) Classen DC, Evans RS, Pestotnik SL, et al. The timing of prophylactic administration of antibiotics and the risk of surgical-wound infection. N Engl J Med 1992；326：281–6.
16) Kurz A, Sessler DI, Lenhardt R. Perioperative normothermia to reduce the incidence of surgical-wound infection and shorten hospitalization. Study of Wound Infection and Temperature Group. N Engl J Med 1996；334：1209–15.
17) Krizek TJ, Robson MC. Evolution of quantitative bacteriology in wound management. Am J Surg 1975；130：579–84.
18) Noble WC. The production of subcutaneous staphylococcal skin lesions in mice. Br J Exp Pathol 1965；46：254–62.
19) Adams IW, Bell MS, Driver RM, et al. A comparative trial of polyglycolic acid and silk as suture materials for accidental wounds. Lancet 1977；10：1216–7.
20) Kronborg O. Polyglycolic acid (Dexon) versus silk for fascial closure of abdominal incisions. Acta Chir Scand 1976；142：9–12.
21) Rucinski J, Margolis M, Panagopoulos G, et al. Closure of the abdominal midline fascia： meta-analysis delineates the optimal technique. Am Surg 2001；67：421–6.
22) van 't Riet M, Steyerberg EW, Nellensteyn J, et al. Meta-analysis of techniques for closure of midline abdominal incisions. Br J Surg 2002；89：1350–6.
23) Ceydeli A, Rucinski J, Wise L. Finding the best abdominal closure： an evidence-based review of the literature. Curr Surg 2005；62：220–5.

（市立豊中病院外科　清水潤三）

付録1

起炎菌に関するコメント

1. グラム陰性桿菌 (gram-negative rods：GNR)

院内感染を引き起こす代表的なGNRは、SPACE(スペイス)と頭文字で呼ばれる。S:Serratia、P:Pseudomonas、A：Acinetobacter、C：Citrobacter、E：Enterobacterであり、これらの菌種は抗菌薬への耐性傾向が強く、各施設で感受性が異なることがある。したがって各施設の感受性パターン(ローカルファクター)を知って、抗菌薬を選択しなければならい。

a) *Pseudomonas aeruginosa*；緑膿菌

ブドウ糖非発酵菌で、土壌や汚水など環境に広く生息している。*P. aeruginosa*は院内感染の代表的な起炎菌であり、特に病院の汚物処理場や手洗い場などの水場を好む。近年、本菌の耐性化が感染対策上の大きな問題となっている。アミノグリコシド系(AMK)、キノロン(GM)、カルバペネム(IPM)の3剤すべてに耐性をもつ場合は、「薬剤耐性緑膿菌」といわれ、多剤耐性緑膿菌(MDRP)と一般的に称されている。本菌による感染症は、感染症法5類(基幹定点)に分類されている。MDRPの治療薬として、決定的なものはなく、多剤併用による相乗効果を期待するか、あるいは日本では販売されていないが「コリスチン」が有効とされている。また、カルバペネム系薬剤を分解するメタロβ-ラクタマーゼを産生する緑膿菌もあり、この場合はすべてのβ-ラクタム薬が無効である。

b) *Stenotrophomonas maltophilia*；ステノトロフォモナス・マルトフィリア

ブドウ糖非発酵菌で、土壌や汚水に生息する多剤耐性菌である。本菌は臨床的に集中治療室入室や広域抗菌薬投与、人工呼吸器装着の患者の肺炎を引き起こす頻度が高いが、通常呼吸器検体から分離されても感染症よりも定着が大半である。また、血管留置カテーテル関連菌血症の原因ともなるが、抜去することで治癒を早める。元来、構成的(染色体性)にメタロβ-ラクタマーゼを産生するため、本菌はカルバペネム系を含むβ-ラクタム系薬に耐性である。広域スペクトラムのβ-ラクタム薬やアミノグリコシド系を長期に使用することにより菌交代現象として検出される。治療薬としては、ST合剤とTIPC/CVAの単剤又は併用が選択される。

c) *Klebsiella pneumoniae*；肺炎桿菌

*K. pneumoniae*は、腸内細菌科(Enterobacteriaceae)に属する。肺炎、尿路感染症以外に、病院内では創部感染症、胆道感染症、血管留置カテーテル関連感染症、腹膜炎、髄膜炎などの原因菌となる。本菌は染色体性にペニシリナーゼを産生しており、ABPC耐性である。ペニシリ

ン投与患者では腸管内で増殖し、咽頭にまで上行し誤嚥性肺炎の原因となる。治療は、施設毎の感受性パターンにより異なる(ローカルファクター)。感受性により、β-ラクタマーゼ阻害薬入りペニシリン系か、またはセフェム系では、第一世代から第四世代セフェムまで選択すべき薬剤が大きく変わる。ESBL(基質拡張型β-ラクタマーゼ；Extended-Spectum β-Lactamases)産生の可能性があれば、感受性によりセファマイシン系またはカルバペネム系を選択する。

d) *Klebsiella oxytoca*；クレブシエラ・オキシトカ

クレブシエラ属では、*K. pneumoniae*がその代表であるが、もう一つのクレブシエラとして、*K. oxytoca*がある。細菌学的にはインドール産生により、*K. pneuminiae*と区別される。近年、ESBL産生菌を含め耐性化が進んでおり、治療の際には薬剤感受性検査を参考に抗菌薬の選択をする。

e) *Citrobacter freundii*；シトロバクター・フロインディ

腸内細菌科に属し、*C. freundii*、*C. diversus*がヒトの感染症起炎菌となる。日和見感染を起こす腸内常在細菌叢で、広域抗菌薬を用いた時に菌交代現象として検出され、日和見感染を起こす菌として有名である。尿路カテーテルを留置された尿検体や呼吸器検体から、しばしば分離されるが、定着であり必ずしも起炎菌とは限らない。腹腔内感染、軟部組織感染症などを引き起こすことがある。*ampC*遺伝子により染色体性にβ-ラクタマーゼを産生するため、ABPC、第一および第二世代セフェムに自然耐性であり、さらに第三世代セフェムにも耐性となってきているため、感受性が判明するまでは、第四世代セフェムあるいはカルバペネム系を経験的に使用する。治療には第四世代セフェムまたはカルバペネム系が用いられる。

f) *Enterobacter cloacae*；エンテロバクター・クロアーカ

エンテロバクター属による感染症の大半は、*E. cloacae*、*E. aerogenes*、*E. sakazakii*の3菌種が関与する。院内感染の起炎菌として、肺炎、尿路感染症、創部・熱傷創部の感染症、血管留置カテーテル関連感染症などを引き起こす。シトロバクター同様*ampC*による耐性機序のため感受性が判明するまでは、第四世代セフェムあるいはカルバペネム系を経験的に使用する。また分離時に感受性であっても、抗菌薬投与後に強くβ-ラクタマーゼ産生が誘導され、耐性化し、治療失敗が起こることがあるので注意する。

g) *Serratia marcescens*；セラチア・マルセッセンス

腸内細菌科のセラチア属のなかで最も高頻度に分離される院内感染症起炎菌である。水や土壌など湿潤した自然界に存在するが、腸管内の常在菌ではないため、多くは外因性感染である。尿路感染症を引き起こし、呼吸器や創部からも分離される。また骨髄炎、関節炎、眼内炎などを血行性に引き起こす。シトロバクターやエンテロバクター同様に、*ampC*遺伝子により染色体性にβ-ラクタマーゼが誘導産生されるため、抗菌薬の選択にはエンテロバクターと同様の注意が必要である。

h) *Escherichia coli*；大腸菌

*E. coli*は、腸内細菌科の代表であり、腸管内の常在菌である。O157などの病原性大腸菌以外は通常腸管内で病原性をもたない。単純性尿路感染症の起炎菌の90%を占める以外に、新生児の髄膜炎、肺炎、胆嚢・胆管炎、骨髄炎、蜂窩織炎、化膿性関節炎など多彩な腸管外感染症を引き起こす。また、イレウスや汎発性腹膜炎などで腸管粘膜に組織障害が起こった場合には病原性を呈してくる。近年耐性化傾向が強くなり、ESBL産生菌の出現も認められている。

2. グラム陽性球菌（*Gram-positive cocci*）

a) *Streptococcus pneumoniae*；肺炎球菌

*S. pneumoniae*は、乳幼児では扁桃に常在していて、中耳炎の起炎菌として頻度が高い。成人では市中肺炎の起炎菌の50%以上を占めるといわれている。組織障害性が非常に強く、抗菌薬投与により菌が死滅しても炎症反応が長引き、白血球数、発熱、胸部単純X線写真の浸潤影、炎症反応のデータがただちに改善しないことが多い(non-resolving pneumonia)。肺だけでなく血流感染や髄膜炎の原因にもなりinvasive pneumococcal diseaseと呼ばれる。最近ではペニシリン耐性を獲得したペニシリン耐性肺炎球菌(PRSP)やペニシリン低感受性肺炎球菌(PISP)が増加している。微量液体希釈法によりベンジルペニシリン(PCG)に対する感受性がMIC値≧2.0mg/Lと判定された株はPRSP、0.12～1mg/Lと判定された株はPISPと定義する(CLSIの基準)。髄膜炎以外の感染症では、十分量を投与すれば、PISPやPRSPでもペニシリン系で治療可能である。

b) *Streptococcus constellatus*；α連鎖球菌

口腔連鎖球菌と呼ばれ、*S. sanguis*グループに属する口腔内常在菌である。歯周炎や心内膜炎および慢性呼吸器疾患の起炎菌として注目されている。

c) *Streptococcus pyogenes*；A群溶血性連鎖球菌(A群溶レン菌)

化膿性扁桃腺炎や蜂窩織炎などの皮膚軟部組織感染症の他に、猩紅熱や丹毒といった特殊な感染症を引き起こす。Ⅲ型アレルギーとしての急性糸球体腎炎などの原因となることがある。ブドウ球菌よりも病原性は強く「壊死性菌膜炎」など致死的な皮膚軟部組織感染症を引き起こすことがあり、「人食いバクテリア」と呼ばれる。*S. pyogenes*にペニシリン耐性菌は存在しないため、狭域ペニシリン系抗菌薬(PCG)を第一選択とする。

d) Methichillin-susceptible *Staphylococcus aureus*（MSSA）；メチシリン感受性黄色ブドウ球菌

米国臨床検査標準化委員会（Clinical and Laboratory Standards Institute：CLSI）の基準に基づき、黄色ブドウ球菌のうち、オキサシリン（MPIPC）に対してMIC＜2mg/Lまたはセフォキシチン（CFX）に対してMIC＜4mg/Lのものをいう。黄色ブドウ球菌は他のブドウ球菌に比べ病原性が強く、コアグラーゼを産生するという特徴をもつ。ブドウ球菌はグリコカリックスという多糖類を産生し、バイオフィルムを形成するため抗菌薬に抵抗性を示し難治化することが多い。治療薬の選択は、メチシリンやクロキサシリンであるが、日本では販売されていないのでセファメジン（CEZ）を使用する。

e) Methichillin-resistant *Staphylococcus aureus*（MRSA）；メチシリン耐性黄色ブドウ球菌

MRSAは、抗ペニシリナーゼ産生ブドウ球菌ペニシリンであるメチシリンに耐性となり、さらにカルバペネム、セフェムを含むすべてのβ-ラクタム系に対する耐性を獲得した黄色ブドウ球菌である。CLSIの基準に基づき、黄色ブドウ球菌のうち、オキサシリン（MPIPC）に対してMIC≧4mg/Lまたはセフォキシチン（CFX）に対してMIC≧8mg/Lのものをいう。MRSAに対して感受性のある抗菌薬が限られていることから難治化する。日本における院内感染感染症の起炎菌の約80％が、MRSAである。

f) Methichillin-resistant *Staphylococcus epidermidis*（MRSE）；メチシリン耐性表皮ブドウ球菌

MRSEはβ-ラクタム系に対する耐性を獲得した表皮ブドウ球菌であり、CLSIの基準に基づき、表皮ブドウ球菌のうち、オキサシリン（MPIPC）に対してMIC≧0.5mg/Lを示す場合にいう。コアグラーゼ非産生ブドウ球菌（CNS）に分類され黄色ブドウ球菌に比べ病原性は低いと考えられている。しかしながら、血管留置カテーテルに起因する菌血症の原因菌となり、血液悪性腫瘍の治療による免疫能低下患者では化膿性関節炎などを引き起こす。また、バイオフィルムを産生するため、人工物への感染症では、極めて難治性であり、時に人工物の抜去を必要とする。院内で検出されるCNSの大半が、MRSEに分類される。治療方針はMRSAと同じである。

g) 腸球菌；*Enterococcus spp.*：腸管の常在菌

E. faecalis、*E. faecium*、*E. avium*など数多くの菌種があるが、臨床で検出される菌種の80～90％が*E. faecalis*で5～10％が*E. faecium*である。腸内の常在細菌叢を形成する菌であり、病原性は低いが、β-ラクタム系、アミノグリコシド系、キノロン系など多くの抗菌薬に自然耐性を示している。通常は治療の対象にならないが、免疫能低下患者や腸管の感染防御機能が低下した状態では感染症治療の対象となる。

①*E. faecalis*；エンテロコッカス・フェカリス

ペニシリン系の90％以上が感受性をもち、本菌治療の基本である。セフェム系抗菌薬は効かない。β-ラクタマーゼ産生腸球菌には、スルバクタム/アンピシリン（SBT/ABPC）またはバンコマイシン（VCM）を用いる。

②*E. faecium*；エンテロコッカス・フェシウム

すべてのβ-ラクタム薬、アミノグリコシド系など多くの薬剤に耐性であり、唯一バンコマイシンが有効である。

3. グラム陽性桿菌（gram-positive rods）

a) *Clostridium perfringens*；クロストリジウム・パーフリンゲンス

嫌気性グラム陽性桿菌。*C. perfringens*は土中に広く分布し、ヒトの約50％は腸管に常在する。皮膚軟部組織の感染症は「ガス壊疽」と呼ばれる。ヒトの正常腸管にも常在菌として存在する。芽胞を形成するため、消毒剤への抵抗性が強い。*C. perfringen*によるガス壊疽の治療にはPCG、ABPCなどのペニシリン系を中心に、CTXやCTRXなどを使用すると同時に、外科的デブリドメントを実施する。

付録2

薬物投与計画表

一般名　（商品名）	米国サンフォードガイドの1日投与量（投与間隔）
ペニシリン系	
ベンジルペニシリン注（ペニシリンG®）	300～2,400万単位（4h）
アンピシリン注（ビクシリン®）	1～8g（6h）
ピペラシリン注（ペントシリン®）	12～24g（4～6h）
スルバクタム・アンピシリン注（ユナシン-S®）	6～12g（6h）
ピペラシリン・タゾバクタム注（ゾシン®）	10.125～18g（6～8h）
アモキシシリン内服（サワシリン®）	750～3,000mg（分3）

注：投与量の記載は1日量（投与間隔）とした。たとえば、アンピシリン注4g（6h）は1回1gを6時間ごとに投与ということである。

一般名　（商品名）	米国サンフォードガイドの1日投与量（投与間隔）
カルバペネム系	
イミペネム・シラスタチン注（チエナム®）	2g（6h）
パニペネム・ベタミプロン注（カルベニン®）	米国での発売なし
メロペネム注（メロペン®）	1.5～3g（8h）
ビアペネム注（オメガシン®）	米国での発売なし
ドリペネム注（フィニバックス®）	1.5g（8h）
モノバクタム系	
アズトレオナム注（アザクタム®）	3g（8h）～8g（6h）
セフェム系	
セファゾリン注（セファメジンα®）	0.75g（8h）～6g（6h）
セフォチアム注（パンスポリン®）	米国での発売なし
セフメタゾール注（セフメタゾン®）	サンフォードに記載なし
フロモキセフ注（フルマリン®）	米国での発売なし
セフォタキシム注（セフォタックス®）	2g（12h）～12g（4h）
セフトリアキソン注（ロセフィン®）	1～2g（24h）
セフォペラゾン・スルバクタム注（スルペラゾン®）	2～4g（12h） 重症　8～12g（6h）
セフタジジム注（モダシン®）	2～6g（8～12h）
セフェピム注（マキシピーム®）	2～4g（12h）
セファクロル内服（ケフラール®）	0.75～1.5g（分3）
セフジニル内服（セフゾン®）	600mg（分1～2）

日本の保険適応最大投与量			
腎機能正常時	1日量(投与間隔) 腎不全時(Ccrea≦30)	透析時	透析性
240万単位(6h)	120万単位(12h)	120万単位(24h) 透析日は透析後	(+)
4g(12～24h)	4g(12～24h)	1～2g(24h) 透析日は透析後	(+)
4g(6～12h) 重症　8g(6～12h)	4g(12h)	1～2g(24h) 透析日は透析後	(+)
6g(12h)	3g(12h)	1.5g(24h) 透析日は透析後	(+)
13.5g(8h) 重症　18g(6h)	9g(6h)	6.75g(8h)	(+)
1,000mg(分4)	1,000mg(分2)	500mg(分2) 透析日は透析後	(+)
1g(8～12h) 重症　2g(8～12h)	0.5g(12h)	1回0.5gを週3回 透析後	(+)
1g(12h) 重症　2g(6～8h)	0.5g(12h)	0.25g(24h) 慎重投与	資料なし
1g(8～12h) 重症　2g(8～12h)	0.5g(24h)	1回0.5gを週3回 透析後	(+)
1.2g(12h)	0.3g(24h)	1回0.3gを週3回 透析後	(+)
1.5g(8h)	0.5g(12h)	不明	資料なし
2g(12h) 重症　4g(6～12h)	1g(12h)	0.5g(24h) 透析日は透析後	(+)
1g(12h) 重症　5g	2g(12～24h)	0.5～1g(24h) 透析日は透析後	(+)
2g(6～12h) 敗血症　4g(6～12h)	2g(24h)	0.5～1g(24h) 透析日は透析後	(+)
2g(12h) 重症　4g(6～12h)	2g(12～24h)	0.5～1g(24h) 透析日は透析後	(+)
2g(12h) 重症　4g(6～12h)	1g(24h)	1日1gを週3回 透析後	(+)
2g(12h) 重症　4g(6～12h)	1g(12h)	1g(24h) 透析日は透析後	(+)
2g(12～24h) 重症　4g(12h)	2g(24h)	1～2g(24h)	(－)
2g(12h) 重症　4g(12h)	4g(12h)	2～4g(12h)	(±)※
2g(12h) 重症　4g(6～12h)	2g(24h)	1g(24h) 透析日は透析後	(+)
2g(12h) 重症　6g(8h)	0.5g(12～24h)	1回1gを週3回 透析後	(+)
750mg(分3) 重症　1,500mg(分3)	750mg(分3)	750mg(分3)	少量
300mg(分3)	100mg(分1)	100mg(分1) 透析日は透析後	(+)

セフジトレン・ピボキシル内服(メイアクト®)	400～800mg(分2)
セフカペン・ピボキシル内服(フロモックス®)	米国での発売なし

注：投与量の記載は1日量(投与間隔)とした。たとえば、セファゾリン注2～4g(12h)は1回1～2gを12時間ごとに投与するということである。
*セフォペラゾンには透析性はないが、スルバクタムには透析性がある。

アミノグリコシド系

ゲンタマイシン注(ゲンタシン®)	5.1mg/kg(24h)
トブラマイシン注(トブラシン®)	5.1mg/kg(24h)
アミカシン注(アミカシン®)	15mg/kg(24h)
アルベカシン注(ハベカシン®)	米国での発売なし

注：投与量の記載は1日量(投与間隔)とした。たとえば、ゲンタマイシン注120mg(24h)は
1回120mgを24時間ごとに投与ということである。

テトラサイクリン系

ミノサイクリン注(ミノマイシン®)	米国での発売なし
ミノサイクリン内服(ミノマイシン®)	200mg(分2)

注：投与量の記載は1日量(投与間隔)とした。たとえば、ミノサイクリン注100～200mg(12h)は
1回50～100mgを12時間ごとに投与ということである。

マクロライド系

エリスロマイシン注(エリスロシン®)	1～2g(6h) 重症では最大4g
エリスロマイシン内服(エリスロシン®)	1～2g(分4) 重症では最大4g
アジスロマイシン内服*(ジスロマック®)	初日：0.5g(分1) 2日目以降：0.25g(分1)
クラリスロマイシン内服(クラリシッド®)	1～2g(分2)

注：投与量の記載は1日量(投与間隔)とした。たとえば、アジスロマイシン500mg(分1)は1回500mgを24時間ごとに投与ということである。
*アジスロマイシンの投与は3日に限定される。米国では市中肺炎において，初日500mg，以降維持量として250mg(分1)で2～5日間投与。

リンコマイシン系

クリンダマイシン注(ダラシンS®)	1,800～2,700mg(8h)
クリンダマイシン内服(ダラシン®)	600～1,800mg(分4)

注：投与量の記載は1日量(投与間隔)とした。たとえば、クリンダマイシン注600～1,200mg(6～12h)は1回600mgを12時間ごとに
投与するのが基本であるが、体重が少ない場合は1回300mgを12時間ごとに投与する。状況に合わせて、1日量を4分割(6時間ごと)してもよい。

ホスホマイシン系

ホスホマイシン注(ホスミシンS®)	米国での発売なし
ホスホマイシン内服(ホスミシン®)	3g(分1)

注：投与量の記載は1日量(投与間隔)とした。たとえば、ホスホマイシン注2～4g(6～12h)は1回2gを12時間ごとに
投与するのが基本であるが、体重が少ない場合は1回1gを12時間ごとに投与する。状況に合わせて、1日量を4分割(6時間ごと)してもよい。

ニューキノロン系

シプロフロキサシン注(シプロキサン®)	400～800mg(12h)
シプロフロキサシン内服(シプロキサン®)	1,000～1,500mg(分2)
レボフロキサシン内服(クラビット®)	250～750mg(分1)
トスフロキサシン内服(オゼックス®)	サンフォードに記載なし
スパルフロキサシン内服(スパラ®)	サンフォードに記載なし

300mg（分3） 重症　600mg（分3）	200mg（分1）	100mg（分1）	（−）
300mg（分3） 重症　450mg（分3）	300mg（分1）	100mg（分1）	不明
120mg（8～12h）	1回120mgを48hごと	初回2mg/kg、 以後は毎透析後に1.6mg/kg	（+）
180mg（8～12h）	1回120mgを48hごと	初回2mg/kg、 以後は毎透析後に1.6mg/kg	（+）
400mg（12h）	200mg（24h）	初回4mg/kg、 以後は毎透析後に2mg/kg	（+）
200mg（12～24h）	150mg（24h）	初回3mg/kg、 以後は毎透析後に2.4mg/kg	（+）
200mg（12～24h）	200mg（12h）	200mg（12h）	（−）
200mg（分1～2）	200mg（分2）	200mg（分2）	（−）
1,500mg（8～12h）	1,500mg（12h）	1,500mg（12h）	（−）
1,200mg（分4～6）	1,200mg（分4）	1,200mg（分4）	（−）
500mg（分1）	500mg（分1）	500mg（分1）	（−）
400mg（分2）	200mg（分1）	200mg（分1）	（−）
1,200mg（6～12h） 重症　2,400mg（6～12h）	1,200mg（6～12h）	1,200mg（12h）	（−）
600mg（分4） 重症　900mg（分3）	900mg（分3～4）	900mg（分3～4）	（−）
4g（6～12h）	2g（12h）	2g（24h） 透析日は透析後	（+）
3g（分3～4）	2g（分2）	2g（分1） 透析日は透析後	（+）
600mg（12h）	1回300mgを24～48hごと	400mg（12h）	（+）
600mg（分3）	300mg（分3）	300mg（分2）	（+）
300mg（分3） 重症　600mg（分3）	1回100mgを48hごと	4日目まで：100mg（分1） 5日目以後：1回100mgを48hごと	（+）
450mg（分2～3） 重症　600mg（分2～3）	300mg（分2）	150mg（分1）	（+）
300mg（分1～2）	200mg（分1）	1回100mgを48hごと	（+）

モキシフロキサシン内服(アベロックス®)	400mg(分1)

注：投与量の記載は1日量(投与間隔)とした。たとえば、レボフロキサシン内服200～300mg(分2)は
1回100～150mgを12時間ごとに投与ということである。

グリコペプチド系

テイコプラニン注(タゴシッド®)	6mg/kg(24h)
バンコマイシン注(バンコマイシン®)	2g(12h)
バンコマイシン内服(バンコマイシン®)	500mg(分4)

*ハイパフォーマンス膜使用の場合

オキサゾリジノン系

リネゾリド注(ザイボックス®)	1,200mg(12h)
リネゾリド内服(ザイボックス®)	1,200mg(分2)

注：投与量の記載は1日量(投与間隔)とした。たとえば、リネゾリド注1,200mg(12h)は
1回600mgを12時間ごとに投与ということである。

その他の抗菌薬

クロラムフェニコール注(クロロマイセチンサクシネート®)	1～4g(6h)
クロラムフェニコール内服(クロロマイセチン®)	米国での発売なし
スルファメトキサゾール・トリメトプリム内服(トリメトプリムとして)(バクトラミン®、バクタ®)	320mg(分2)
スルファメトキサゾール・トリメトプリム注(トリメトプリムとして)(バクトラミン®)	15mg/kg(8h)
メトロニダゾール内服(フラジール®)	2g(分4)

抗真菌薬

アムホテリシンB注(ファンギゾン®)	0.4～1.0mg/kg(24h)
アムホテリシンB脂質製剤(アムビゾーム®)	3～5mg/kg(24h)
フルコナゾール注(ジフルカン®)	100～400mg(24h)
ホスフルコナゾール注(プロジフ®)	100～400mg(24h)
ボリコナゾール注(ブイフェンド®)	初日：12mg/kg(12h) 2日目以降：8mg/kg(12h)
ボリコナゾール内服(ブイフェンド®)	体重40kg以上　初日：800mg(分2) 2日目以降：400mg(分2) 体重40kg未満　初日：400mg(分2) 2日目以降：200mg(分2)
イトラコナゾール注(イトリゾール®)	初日、2日目：400mg(12h) 3日目以降：200mg(24h)
イトラコナゾール内服*(イトリゾール®カプセル)	200～400mg(分2)
フルシトシン内服(アンコチル®)	150mg/kg(分4)

注：投与量の記載は1日量(投与間隔)とした。たとえば、アムホテリシンB注0.5～1.0mg/kg(24h)は体重50kgの人に対して、
1回25～50mgを24時間ごとに投与ということである。
*イトラコナゾールはカプセル剤については腎不全患者および血液透析患者において通常量で投与可能であるが、注射剤では配合剤のため原則禁忌とな

400mg（分1）	400mg（分1）	400mg（分1）	（＋）
初日：800mg（12h） ２日目以降：400mg（24h）	３日目までは腎機能正常者と同様、 ４日以降は３日ごとに投与 （または投与量を1/3にして毎日投与）	３日目までは腎機能正常者と同様、 ４日以降は５日ごとに投与 （または投与量を1/5にして毎日投与）	（－）
2g（6～12h）	TDMに従う	初回20mg/kg 以後７日ごとに15mg/kg投与※	（＋）※
2g（分4）			
1,200mg（12h）	1,200mg（12h） 透析日は透析後	1,200mg（12h）	（＋）
1,200mg（分2）	1,200mg（分2） 透析日は透析後	1,200mg（分2）	（＋）
2g（12h）	通常量	通常量	
2g（分3～4）	通常量	通常量	
320mg（分2）	通常量の50%	投与しない	（＋）
20mg/kg（8h）	通常量の50%	投与しない	（＋）
500mg（分2）	250mg（分1）	250mg（分1） 透析日は透析後	（＋）
1.0mg/kg（24h）	1.0mg/kg（24h）	1.0mg/kg（24h）	（－）
5mg/kg（24h）	通常量	通常量	（－）
200mg（24h） 重症　400mg（24h）	200mg（24h）	初回８～16mg/kg、 ２回目以降は週３回、 透析後に５～10mg/kg	（＋）
プロドラッグであるため、フルコナゾールに準ずる。初日、２日目は倍量のローディングドーズを使用する。			（＋）
初日：12mg/kg（12h） ２日目以降：8mg/kg（12h）	原則禁忌	原則禁忌	
重40kg以上　初日：600mg（分2） ２日目以降：400mg（分2） 重40kg未満　初日：300mg（分2） ２日目以降：300mg（分2）	通常量	通常量	（－）
初日、２日目：400mg（12h） ３日目以降：200mg（24h）	原則禁忌	原則禁忌	（－）
200mg（分1） 注射剤からの切り替えでは400mg（分2）	200mg（分1）	200mg（分1）	（－）
200mg/kg（分4）	100mg/kg（分1）	１回50～100mg/kgを週３回、 透析後	（＋）

欧文索引

T

V

W

和文索引

救急集中治療領域と外科領域における
実例に学ぶ
重症感染症治療
〈検印省略〉

2009年 5月 1日　第1版第1刷発行
2010年10月15日　第1版第2刷発行

定価（本体4,700円＋税）

監　修　橋本　悟，藤田直久
編　著　小林敦子
発行者　今井　良

発行所　克誠堂出版株式会社
〒113-0033　東京都文京区本郷3-23-5-202
電話(03) 3811-0995　振替 00180-0-196804
URL　http://kokuseido.co.jp

デザイン・組版　株式会社北の丸インスティチュート
印刷・製本　株式会社シナノ

ISBN978-4-7719-0355-5 C3047 ￥4700E